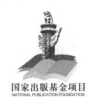

国家出版基金项目
NATIONAL PUBLICATION FOUNDATION

"十三五"国家重点图书出版规划项目

《医学·教育康复系列》丛书

组织单位

华东师范大学中国言语听觉康复科学与 ICF 应用研究院
华东师范大学康复科学系听力与言语康复学专业
华东师范大学康复科学系教育康复学专业
中国教育技术协会教育康复专业委员会
中国残疾人康复协会语言障碍康复专业委员会
中国优生优育协会儿童脑潜能开发专业委员会

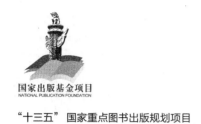

国家出版基金项目
NATIONAL PUBLICATION FOUNDATION

"十三五"国家重点图书出版规划项目

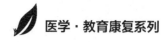

医学·教育康复系列

黄昭鸣　总主编
杜晓新　孙喜斌　刘巧云　副总主编

运动性言语障碍评估与治疗

张奕雯　黄昭鸣　王勇丽　著

Assessment and Treatment of Motor Speech Disorders

南京师范大学出版社
NANJING NORMAL UNIVERSITY PRESS

图书在版编目（CIP）数据

运动性言语障碍评估与治疗 / 张奕雯，黄昭鸣，王
勇丽著 . — 南京 : 南京师范大学出版社，2021.3
（医学·教育康复系列 / 黄昭鸣总主编）
ISBN 978-7-5651-4839-2

Ⅰ.①运… Ⅱ.①张… ②黄… ③王… Ⅲ.①语言障
碍－治疗学 Ⅳ.① R767.92 ② H018.4

中国版本图书馆 CIP 数据核字（2021）第 053095 号

丛 书 名	医学·教育康复系列
总 主 编	黄昭鸣
副总主编	杜晓新　孙喜斌　刘巧云
书　　名	运动性言语障碍评估与治疗
作　　者	张奕雯　黄昭鸣　王勇丽
策划编辑	徐　蕾　彭　茜
责任编辑	张　莉
出版发行	南京师范大学出版社
地　　址	江苏省南京市玄武区后宰门西村 9 号（邮编：210016）
电　　话	（025）83598919（总编办）　83598412（营销部）　83373872（邮购部）
网　　址	http://press.njnu.edu.cn
电子信箱	nspzbb@njnu.edu.cn
照　　排	南京凯建文化发展有限公司
印　　刷	南京爱德印刷有限公司
开　　本	787 毫米 ×1092 毫米　1/16
印　　张	26
字　　数	617 千
版　　次	2021 年 3 月第 1 版　2021 年 3 月第 1 次印刷
书　　号	ISBN 978-7-5651-4839-2
定　　价	79.00 元

出 版 人　张志刚

　　回顾我国言语听觉康复、教育康复行业从萌芽到发展的22年历程，作为一名亲历者，此时此刻，我不禁浮想联翩，感慨万千。曾记得，1996年11月，我应邀在美国出席美国言语语言听力协会（ASHA）会议并做主题报告，会后一位新华社驻外记者向我提问："黄博士，您在美国发明了Dr.Speech言语测量和治疗技术，确实帮助欧洲、巴西、中国香港及一些发展中国家和地区推进了'言语听觉康复'事业的发展，您是否能谈谈我们祖国——中国内地该专业的发展情况？"面对国内媒体人士的热切目光，我竟一时语塞。因为我很清楚，当时，言语听觉康复专业在内地尚处一片空白。没有专家，不代表没有患者；没有专业，不代表没有需要。在此后的数天内，该记者的提问一直在耳畔回响，令我辗转反侧，夜不能寐。

　　经反复思量，我做出了决定：立即回国，用我所学所长，担当起一个华人学子应有的责任。"明知山有虎，偏向虎山行"，哪管他前路漫漫、困难重重。我满怀一腔热忱，坚定报国的决心——穷毕生之力，为祖国言语听觉康复的学科建设，为障碍人群的言语康复、听觉康复、教育康复事业尽自己的一份绵薄之力。

　　如今，我回国效力已22载，近来，我时常突发奇想：如果能再遇到当年的那位记者，我一定会自豪地告诉他，中国内地的言语听觉康复、教育康复事业已今非昔比，正如雨后春笋般繁茂、茁壮地成长……

　　20多年的创业，历尽坎坷，饱尝艰辛。但我和我的团队始终怀着"科学有险阻，苦战能过关"的信念，携手奋进，在学科建设、人才培养、科学研究与社会服务、文化传承与创新等方面取得了众多骄人的成绩。2004年，华东师范大学在一级学科教育学下创建了"言语听觉科学专业"。2009年，成立了中国内地第一个言语听觉康复科学系，同年，建立了第一个言语听觉科学教育部重点实验室。2012年9月，教育部、中央编办等五部委联合下发《关于加强特殊教育教师队伍建设的意见》（教师〔2012〕

12 号），文件提出："加强特殊教育专业建设，拓宽专业领域，扩大培养规模，满足特殊教育事业发展需要。改革培养模式，积极支持高等师范院校与医学院校合作，促进学科交叉，培养具有复合型知识技能的特殊教育教师、康复类专业技术人才。"经教育部批准，2013 年华东师范大学在全国率先成立"教育康复学专业"（教育学类，专业代码 040110TK）。

2020 年华东师范大学增设"听力与言语康复学专业"（医学类，专业代码 101008T），这是华东师范大学开设的首个医学门类本科专业。听力与言语康复学专业旨在通过整合华东师范大学言语听觉科学、教育康复学、认知心理学、生命科学等学科领域的优质师资力量，建设高品质言语语言与听觉康复专业，培养适应我国当代言语语言听觉康复事业发展需要的，能为相关人群提供专业预防、评估、诊断、治疗与康复咨询服务的复合型应用人才，服务"健康中国"战略。

一门新学科的建立与发展，必然面临许多新挑战，这些挑战在理论和临床上都需要我们一起面对和攻克。据 2011 年全国人口普查数据显示，我国需要进行言语语言康复的人群高达 3 000 多万。听力与言语康复专业立足言语听力障碍人群的实际需求，秉持"医工结合、智慧康复"的原则，紧跟国际健康理念的发展，以世界卫生组织提出的《国际疾病分类》（ICD）和《国际功能、残疾和健康分类》（ICF）理念为基础，构建听力与言语康复评估和治疗标准，为医院康复医学科及临床各科，诸如神经内科、耳鼻咽喉头颈外科、儿科、口腔科等伴随言语语言听力障碍的人群提供规范化的康复治疗服务。最令我感到自豪的是：2013 年，我们研究团队申报的"言语听觉障碍儿童康复技术及其示范应用"科研成果，荣获上海市科学技术奖二等奖。

教育康复学专业是我国高等教育改革的产物，它不仅符合当前"健康中国"的发展思路，符合特殊教育实施"医教结合、综合康复"的改革思路，而且符合新形势下康复医学、特殊教育对人才培养的需求。专业的设置有助于发展医疗机构（特别是妇幼保健系统）的康复教育模式，更有助于发展教育机构（特别是学前融合教育机构）的康复治疗模式。2015 年，我们研究团队申报的"基于残障儿童综合康复理论的康复云平台的开发与示范应用"科研成果，再次荣获上海市科学技术奖二等奖。

在新学科建设之初，我们就得到各级政府与广大同仁的大力支持。2013 年，教育部中国教师发展基金会筹资 680 万元，资助听力与言语康复学和教育康复学专业建设。本丛书既是听力与言语康复学和教育康复学专业建设的标志性成果，也是华东师范大学、上海中医药大学等研究团队在 20 多年探索实践与循证研究基础上形成的原创性成果，该成果集学术性、规范性、实践性为一体。丛书编委会与南京师范大学出版社几经磋商，最终确定以"医学·教育康复"这一跨学科的新视野编撰本套丛书。作为"十三五"国家重点图书出版规划项目，本套丛书注重学术创新，体现了较高的学术水平，弥补了"医学·教育康复"领域研究和教学的不足。我相信，丛书的出版对于构建中国特色的"医学·教育康复"学科体系、学术体系、话语体系等具有重要价值。

全套丛书分为三大系列，共 22 分册。其中："理论基础系列"包括《教育康复学概论》《嗓音治疗学》《儿童构音治疗学》《运动性言语障碍评估与治疗》《儿童语言康复学》《儿童认知功能评估与康复训练》《情绪与行为障碍的干预》《儿童康复听力学》《儿童运动康复学》9 分册。该系列以对象群体的生理、病理及心理发展特点为理论基础，分别阐述其在言语、语言、认知、听觉、情绪、运动等功能领域的一般发展规律，系统介绍评估原理、内容、方法和实用的训练策略。

"标准、实验实训系列"为实践应用部分，包括《ICF 言语功能评估标准》《综合康复实验》《嗓音治疗实验实训》《儿童构音治疗实验实训》《运动性言语障碍治疗实验实训》《失语症治疗实验实训》《儿童语言治疗实验实训》《普通话儿童语言能力临床分级评估指导》《认知治疗实验实训》《情绪行为干预实验实训》10 分册。该系列从宏观上梳理残障群体教育康复中各环节的标准和实验实训问题，为教育工作者和学生的教学、实践提供详细方案，以期为"医学·教育康复"事业的发展拓清道路。该系列经世界卫生组织国际分类家族（WHO-FIC）中国合作中心下的中国言语听觉康复科学与 ICF 应用研究院授权，基于 ICF 框架，不仅在理念上而且在实践上都具有创新性。该系列实验实训内容是中国言语康复对标国际，携手全球同行共同发展的标志。

"儿童综合康复系列"为拓展部分，包括《智障儿童教育康复的原理与方法》《听障儿童教育康复的原理与方法》《孤独症儿童教育康复的原理与方法》3 分册。该系列选取最普遍、最典型、最具有教育康复潜力的三类残障儿童，根据其各自的特点，整合多项功能评估结果，运用多种策略和方法，对儿童实施协调、系统的干预，以帮助残障儿童实现综合康复的目标。各册以"医教结合、综合康复"理念为指导，注重原理与方法的创新，系统介绍各类残障儿童的特点，以综合的、融合的理念有机处理各功能板块之间的关系，最终系统制订个别化干预计划，并提供相关服务。

在丛书的编写过程中，我们始终秉承"言之有据、操之有物、行之有效"的学科理念，注重理论与实践相结合、康复与教育相结合、典型性与多样性相结合，注重学科分领域的互补性、交叉性、多元性与协同性，力求使丛书具备科学性、规范性、创新性、实操性。

本套丛书不仅可以作为"医学类"听力与言语康复学、康复治疗学等专业的教材，同时也可以作为"教育学类"教育康复学、特殊教育学等专业的教材；既可供听力与言语康复学、康复治疗学、教育康复学、特殊教育学、言语听觉康复技术等专业在读的专科生、本科生、研究生学习使用，也可作为医疗机构和康复机构的康复治疗师、康复医师、康复教师和护士的临床工作指南。本套丛书还可作为言语康复技能认证的参考书，包括构音 ICF-PCT 疗法认证、言语嗓音 ICF-RFT 疗法认证、孤独症儿童 ICF-ESL 疗法认证、失语症 ICF-SLI 疗法认证等。

全体医疗康复和教育康复的同仁，让我们谨记："空谈无益，实干兴教。"希望大家携起手来，脚踏实地，求真务实，为中国康复医学、特殊教育的美好明天贡献力量！

博士（美国华盛顿大学）

华东师范大学中国言语听觉康复科学与 ICF 应用研究院院长

华东师范大学听力与言语康复学专业教授、博导

华东师范大学教育康复学专业教授、博导

2020 年 7 月 28 日

前 言

随着人口老龄化的加剧，脑梗死、脑出血、帕金森病等疾病呈现高发态势，而由这些疾病引发的诸如言语不畅、构音含糊、嗓音异常等言语障碍也越来越受到关注。运动性言语障碍这一名词可以涵盖所有因神经系统受损所导致的言语障碍，是神经源性言语障碍的统称。现代医疗技术的飞速发展使得神经系统疾病患者的存活率大幅提高，但随之而来的是运动性言语障碍的患病率也逐年增加。相较于庞大的运动性言语障碍患者人群，临床上却缺乏可为这类患者提供专业言语康复服务的人才，现有的康复工作者往往缺乏对运动性言语障碍的了解和重视。

本书系统地介绍了运动性言语障碍的定义、分类、神经病理学机制、评估方法，以及各类型运动性言语障碍的治疗手段，可为相关专业学生、临床康复工作者进入临床实践奠定扎实的理论基础。

本书共十二章：第一章主要介绍了运动性言语障碍的定义、分类及相关神经生理学基础知识（张奕雯、盛凤、王勇丽、陈庆庆）；第二章主要介绍了基于《国际功能、残疾和健康分类》（简称 ICF）的运动性言语障碍综合检查方法，包括 ICF 嗓音综合检查、神经性言语障碍 Frenchay-ICF 综合检查、ICF 言语语言综合检查等（张奕雯、盛凤、黄昭鸣）；第三章主要从言语嗓音功能评估的角度讲述运动性言语障碍的评估方法（张奕雯、盛凤）；第四章则从构音和语音功能评估着手，讲述运动性言语障碍的评估手段（张奕雯、盛凤）；第五章至第十二章则针对不同类型的运动性言语障碍型，分别介绍各类型的定义、神经病理学机制、病因、言语特征及相关治疗原则和治疗方法，并通过案例对 ICF 框架下运动性言语障碍治疗的规范化流程（评估—制订治疗计划—实施治疗—疗效监控）进行详细阐述（谭模遥、黄梓提、葛胜男、陈佳梅、李莹、惠芬芬、张宗云）。

本书在编写过程中非常荣幸地得到了万萍、万勤、刘巧云副教授等专家的悉心指导与斧正。本书适用于听力与言语康复学、教育康复学、康复治疗学等专业本科生和研究生教学，也可供康复医师、康复治疗师，以及临床医师（康复科、儿科、儿童保健科、耳鼻咽喉科等）、护士等阅读参考。

　　在本书即将付梓之际，首先要感谢本套丛书的总主编也是本书作者黄昭鸣教授，以及南京师范大学出版社有关领导与编辑的支持与厚爱；同时感谢本书另一位著者王勇丽以及各位参与者辛勤不懈的努力。此外，还要感谢美国泰亿格康复医疗科技有限公司（Tiger DRS, Inc.）对本项目的技术支持；本书中使用的实验设备主要来自于上海慧敏医疗器械有限公司，在此表示特别感谢；也感谢上海阿伊屋言语发展中心对 ICF 构音参考标准制定的指导以及提供图片和参考文献；感谢上海小小虎康复科技发展有限公司对本项目的临床实践、临床中试的指导。由于学识局限，书中不足和不当之处，敬请各位专家同行批评指正。

张来雯

2020 年 6 月

目 录

第一章

1

运动性言语障碍概述

言语的产生是在中枢神经系统的控制下，通过外周发音器官复杂而精确的运动来实现的。语音产生包括四个阶段：音位编码阶段、言语运动计划阶段、言语运动编程阶段和言语运动执行阶段。

音位编码阶段即语言符号表征的形成阶段，我们会将想表达的意念或想法转化成语言表达的符号表征，把表达的意义用某一种语言来表示，在不同的语言中用于表达的语音也有所不同。这个历程属于认知范畴的心理语言运作历程，也是狭义"语言"的一部分。语言系统有其独特的语音、语义、语法与语用的符号表征或规则，一种语言系统通常包括符号表征系统和这些符号的组合规则。音位编码阶段即将人的意念转换成一连串语言单位的组合，如音位、词汇等。音位编码阶段指定了词的音节数量和词汇重读位置；确定了词的音位数量，并把信息传递给音段选择与填充；音段的选择和填充决定了音位的提取和排序，这样，词的每个音位按顺序被提取。

言语运动计划是制订发音器官的运动目标（如圆唇、舌尖抬高等）。运动计划的基本单位是音位，每个音位系列都有它的空间和时间赋值。在言语产生时，我们会提取发音器官的感觉和运动记忆，这些记忆是本体感觉、触觉、听觉与学过的音位联系形成的。运动计划是按音位序列顺序发声，它具有发音特性，而不是单纯的肌肉运动。当运动计划受到破坏，导致无法回忆核心运动计划或者特定的音位运动目标，以及不能组织连续的言语运动时，音位、音节便会分离，言语速度减慢，语音歪曲。

言语运动编程是对实施运动计划的特定肌群发出指令，即将运动计划信息转换成一系列神经冲动，这些神经冲动使对应的肌肉在恰当的时间进行收缩。言语运动编程涉及发音器官运动的选择、排序和激活，它限定了肌肉收缩程度、位置、时间和序列，从而决定了肌肉的张力、运动方向、力量、范围、速度、关节的灵活性和协调性。

言语运动执行是神经系统发出一系列神经肌肉的运动指令，其促使声带产生震动，声道形状发生变化，同时能够控制呼吸系统、发声系统和构音系统中各器官的运动来执行言语运动的程序，从而产生一系列有序的言语声。

如上所述，言语运动是计划、编程和执行的过程，也被称为运动性言语过程。当多种疾病会影响到言语的运动过程时，就会导致运动性言语障碍（Motor Speech Disorders，简称 MSDs）。

言语的神经生理基础

通常，我们通过言语来表达思想和情感，并对所处的环境及时做出反应和调整。言语是人类拥有的最强大的工具之一，它极大地改善了我们的生活质量。在大多数情况下，人们可以轻而易举地产生言语，但是在言语产生的背后却存在着非常复杂的机制。研究正常言语产生的复杂机制，有助于区分异常言语及其障碍的严重程度。神经系统的功能是言语产生的基础，各种类型的神经系统损伤和疾病都可能会干扰言语产生的程序，这些干扰也能帮助我们了解言语产生的机制，定义言语产生障碍的表现和特征，以便对其进行有效的管理、评估和治疗。

了解神经解剖学和神经生理学知识，是运动性言语障碍鉴别诊断和治疗的前提。本节的目的在于介绍相关基础知识以及各类神经障碍疾病，强调的结构与功能有：① 与言语直接相关的结构和功能；② 运动性言语障碍产生的相关机制。

一、大体神经解剖学与主要神经系统

疾病的临床诊断需要了解受损的结构、功能系统及其神经调控损伤机制，与言语产生相关的结构和功能包括颅骨、脑膜、中枢神经系统下的脑（包括大脑、小脑、间脑、脑干）和脊柱、周围神经系统下的脑神经和脊神经。

（一）颅骨和脊柱

脑位于颅骨内，脊髓位于脊柱内。在此我们主要关注颅骨，因为它包裹了大部分与言语相关的中枢神经系统（Central Nervous System，简称 CNS）结构。如图 1-1-1 和图 1-1-2 所示，颅骨包绕着大脑，具有抵御外部创伤和保护脑组织的功能。当大脑无法负荷某些内部病理状况（如脑出血、脑积水、脑肿瘤）产生的压力时，颅骨的保护作用就会在一定程度上被削弱，脑组织受到压迫以及颅内压的升高可能会导致神经系统结构和功能出现异常。

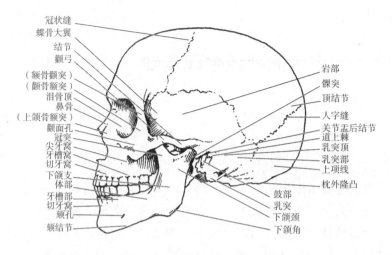

图 1-1-1 颅骨（侧面观）

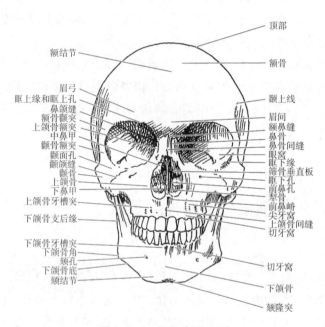

图 1-1-2 颅骨（前面观）

　　颅底有三个明显的浅窝：颅前窝、颅中窝、颅后窝，如图 1-1-3 所示。三个颅窝可以保护大脑的各部分结构，颅窝有许多左右对称的开口或小孔，有血管或成对的颅神经穿过。

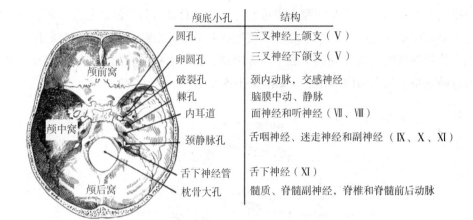

颅底小孔	结构
圆孔	三叉神经上颌支（Ⅴ）
卵圆孔	三叉神经下颌支（Ⅴ）
破裂孔	颈内动脉，交感神经
棘孔	脑膜中动、静脉
内耳道	面神经和听神经（Ⅶ、Ⅷ）
颈静脉孔	舌咽神经、迷走神经和副神经（Ⅸ、Ⅹ、Ⅺ）
舌下神经管	舌下神经（Ⅺ）
枕骨大孔	髓质、脊髓副神经，脊椎和脊髓前后动脉

图 1-1-3 颅底（内面观）

Anterior fossa 颅前窝，Middle fossa 颅中窝，Posterior fossa 颅后窝，Foramen rotundum 圆孔，Maxillary division of trigeminal nerve 三叉神经上颌支（Ⅴ），Foramen ovale 卵圆孔，Mandibular division of trigeminal nerve 三叉神经下颌支（Ⅴ），Foramen lacerum 破裂孔，Internal carotid artery, sympathetic nerve 颈内动脉，交感神经，Foramen spinosum 棘孔，Middle meningeal artery and vein 脑膜中动脉和静脉，Internal acoustic meatus 内耳道，Facial and auditory nerves 面神经和听神经（Ⅶ、Ⅷ），Jugular foramen 颈静脉孔，Glossopharyngeal, vagus and spinal accessory nerves 舌咽神经、迷走神经和副神经（Ⅸ、Ⅹ、Ⅺ），Hypoglossal canal 舌下神经管，Hypoglossal nerve 舌下神经（Ⅺ），Foramen magnum 枕骨大孔，Medulla, spinal accessory nerve, vertebral and anterior and posterior spinal arteries 髓质、脊髓副神经，脊椎和脊髓前后动脉

（二）脑膜

脑膜位于颅骨和脑之间，如图 1-1-4 所示，中枢神经系统的脑膜由三层组成：硬脑膜、蛛网膜和软脑膜。硬脑膜位于最外层，由脑膜层和骨内层两层组织组成，在某些区域分离形成颅内静脉窦。颅腔内的硬脑膜内层折叠成皱襞，形成两个屏障：大脑镰和小脑幕。大脑镰位于两个大脑半球之间，小脑幕则将大脑与小脑分隔开。蛛网膜位于硬脑膜之下，而软脑膜是最里面的一层，与大脑表面紧密相连。

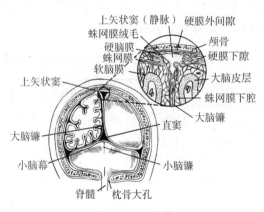

图 1-1-4 脑膜

Superior sagittal sinus（venous）上矢状窦（静脉），Epidural space 硬膜外间隙，Arachnoid villus 蛛网膜绒毛，Skull 颅骨，Dura mater 硬脑膜，Subdural space 硬膜下隙，Arachnoid membrane 蛛网膜，Cerebral cortex 大脑皮层，Pia mater 软脑膜，Subarachnoid space 蛛网膜下腔，Superior sagittal sinus 上矢状窦，Falx cerebri 大脑镰，Straight sinus 直窦，Tentorium cerebelli 小脑幕，Falx cerebelli 小脑镰，Spinal cord 脊髓，Foramen magnum 枕骨大孔

脑膜周围存在间隙，这些间隙有很重要的功能，而且与某些疾病相关。硬膜外腔位于颅骨内侧和硬脑膜之间，硬膜下腔位于硬脑膜的下方，由损伤或感染引起的出血或脓液可能会积聚在硬膜外腔和硬膜下腔中。蛛网膜下腔位于蛛网膜的下方，内部充满脑脊液，通过脑室系统与大脑内部相连，如图 1-1-5 所示。

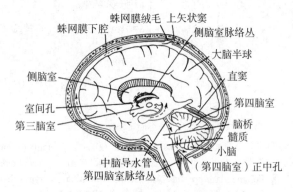

图 1-1-5 蛛网膜下腔与脑室系统

Arachnoid villi 蛛网膜绒毛，Superior sagittal sinus 上矢状窦，Subarachnoid space 蛛网膜下腔，Choroid plexus of lateral ventricle 侧脑室脉络丛，Lateral ventricle 侧脑室，Cerebral hemisphere 大脑半球，Foramen of monro 室间孔，Straight sinus 直窦，Third ventricle 第三脑室，Fourth ventricle 第四脑室，Aqueduct of sylvius 中脑导水管，Pons 脑桥，Choroid plexus of fourth ventricle 第四脑室脉络丛，Medulla 髓质，Cerebellum 小脑，Foramen of magendie（第四脑室）正中孔

大多数可引起运动性言语障碍的脑膜和脑膜间隙损伤，是由感染、静脉血管疾病、脑积水、脑出血或脑水肿等引起的。

（三）神经系统的主要解剖水平

神经系统的主要解剖水平与颅骨和脊柱所包绕组织的边界有关。它们大致由脑脊膜、部分脑室和血管系统来划分。表 1-1-1 总结了神经系统的主要解剖水平及其特征，以及它们与不同类型运动性言语障碍的关系。

表 1-1-1 神经系统的主要解剖水平及其与运动性言语障碍的关系

解剖水平	骨骼	脑脊膜	脑室系统	血管系统	运动性言语障碍
幕上水平	颅前窝颅中窝	位于小脑幕上方、大脑镰外侧	侧脑室、第三脑室、蛛网膜下腔	颈内动脉、眼动脉、大脑中动脉、大脑前动脉、椎基底动脉系统、大脑后动脉	言语失用症神经性言语障碍（痉挛型、单侧上运动神经元型、运动过度型）
颅后窝水平	颅后窝	位于小脑幕下方	第四脑室、蛛网膜下腔	椎基底动脉系统	神经性言语障碍（痉挛型、单侧上运动神经元型、运动不及型、运动过度型、运动失调型、弛缓型）

解剖水平	骨骼	脑脊膜	脑室系统	血管系统	运动性言语障碍
脊髓水平	脊柱	脊膜	脊髓、蛛网膜下腔	脊髓前动脉 脊髓后动脉	神经性言语障碍 （弛缓型）
外周水平 （颅神经、脊神经）	脑颅骨 面颅骨	无	无	肢体主要血管的分支	神经性言语障碍 （弛缓型）

1. 幕上水平

幕上水平位于小脑幕上方，小脑幕是一层几近水平的膜，形成颅后窝的上缘，覆盖小脑的上表面，将颅前窝、颅中窝同颅后窝分隔开。幕上水平包括大脑左右两个半球的额叶、颞叶、顶叶和枕叶，如图1-1-6所示；还包括了基底神经节、丘脑、下丘脑以及颅神经中的嗅神经（Ⅰ）和视神经（Ⅱ）。

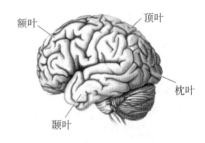

图 1-1-6　脑叶（额叶、颞叶、顶叶、枕叶）

2. 颅后窝水平

颅后窝相关的主要结构有脑干（脑桥、延髓、中脑）、小脑和颅神经中的动眼神经（Ⅲ）至舌下神经（Ⅻ）的起始部位，如图1-1-7所示。

颅后窝背侧至中脑导水管的区域称为顶盖，它包括上丘和下丘，上丘是视觉系统的一部分，下丘是听觉系统的一部分；位于中脑导水管和第四脑室腹侧的区域称为被盖，包含颅神经核，上、下行传导束等结构。小脑位于第四脑室、脑桥和延髓的背侧，分为两个半球，其中线区域称为小脑蚓。

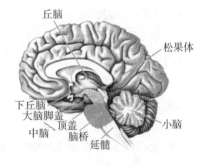

图 1-1-7　脑干

在12对颅神经中，有10对颅神经（除嗅神经和视神经以外）从脑干发出，它们的名称、解剖起始位置、功能如表1-1-2所示。

表 1-1-2　12 对颅神经

颅神经		神经核所在位置	功能
Ⅰ	嗅神经	—	嗅觉
Ⅱ	视神经	—	视觉
Ⅲ	动眼神经	中脑	眼睛和眼睑的运动；瞳孔的收缩
Ⅳ	滑车神经	中脑	眼睛的运动
Ⅴ	三叉神经	脑桥	面部触觉；下颌的运动
Ⅵ	外展神经	脑桥	眼睛的运动

续表

颅神经		神经核所在位置	功能
VII	面神经	脑桥	面部表情肌的运动；抬高舌骨；分泌唾液；流泪；舌前2/3的味觉
VIII	听神经	脑桥、延髓	听觉和平衡觉
IX	舌咽神经	延髓	喉部肌肉的运动（口咽）；舌后1/3的味觉；咽部和舌的感觉
X	迷走神经	延髓	咽部、腭部、喉部的运动
XI	副神经	延髓、脊髓	喉部和颈部肌肉的运动
XII	舌下神经	延髓	舌的运动

3. 脊髓水平

成人脊髓始于枕骨大孔，与延髓相连。脊髓被脊柱所包围，包括25块椎骨（7块颈椎、12块胸椎、5块腰椎、1块骶椎），成人脊髓终止于第一腰椎水平。31对脊神经通过脊神经后根和脊神经前根与脊髓相连。脊神经后根负载感觉性轴突，这些轴突的细胞体位于背根神经节。脊神经前根负载运动性轴突，这些轴突源于腹侧脊髓的灰质。

4. 外周水平

外周水平，或称周围神经系统，由颅神经和脊神经（包含连接脊髓的脊神经后根和脊神经前根）组成。大多数颅神经起源于脑干，通过成对的孔出颅骨，然后到达它们的目标肌肉。

（四）主要纵向功能系统

神经系统疾病的诊断通常始于将临床症状和体征与一个或多个神经系统的主要纵向系统联系起来。[①] 这些系统包含一组具有特定功能的结构，称为纵向系统。

1. 内部调节系统（内脏系统）

内部调节系统包括下丘脑和幕上部分的边缘叶，颅后窝的网状结构和部分颅神经，脑干和脊髓的纵向通路，以及神经节、神经末梢区域的感受器和效应器。

2. 脑脊液系统（脑室系统）

脑室系统位于大脑深处，如图1-1-5所示，脑室内含有脑脊液（Cerebro-Spinal Fluid，简称CSF），脑脊液由位于每个脑室的脉络丛产生。每个大脑半球都包含一个侧

---

① Benarroch E E, Daube J R, Flemming K D, et al. Mayo Clinic medical neurosciences: organized by neurologic systems and levels[M]. New York: Mayo Clinic Scientific Press, Informa Healthcare, 2008.

脑室，侧脑室通过室间孔与位于中线的第三脑室相连。第三脑室和第四脑室由中脑导水管相连。第四脑室的外侧孔和正中孔将脑室系统与蛛网膜下腔连接起来。脑室系统和蛛网膜下腔构成脑脊液系统。脑脊液在脑室和蛛网膜下腔循环，并被大脑的蛛网膜绒毛或脊髓蛛网膜下腔的软脊膜吸收。因此，可在神经系统的几个主要解剖水平上找到脑脊液系统，包括幕上水平、颅后窝水平和脊髓水平。它的主要功能是作为一种缓冲介质保护脑组织免受震荡，并帮助维持稳定的神经活动环境。

3. 血管系统

血管系统是神经系统的"命脉"，它存在于所有的主要解剖水平上，为神经结构提供氧气和其他营养物质，血管系统异常也是导致运动性言语障碍的主要原因之一。

如图 1-1-8 所示，有两对动脉为脑组织供血：椎动脉和颈内动脉。椎动脉在脑桥基底部附近汇聚，形成了不成对的基底动脉。椎动脉和基底动脉为脑干和小脑供血。在中脑水平，基底动脉分成左、右小脑上动脉和大脑后动脉。大脑后动脉发出分支，即后交通动脉，它们与颈内动脉相联系。颈内动脉发出分支，形成大脑中动脉和大脑前动脉。两侧的大脑前动脉通过前交通动脉相联系。因此，在脑组织基底部，大脑后动脉与后交通动脉、颈内动脉、大脑前动脉、前交通动脉形成了一个相互联系的动脉环，这个环被称为大脑动脉环（简称 Willi 氏环）。如图 1-1-9 所示，大脑外侧表面的绝大部分由大脑中动脉供血，这条动脉也为前脑底部的深层结构供血。如图 1-1-10 所示，大脑半球内侧面的绝大部分是由大脑前动脉供血的，大脑后动脉为枕叶和颞叶下部的内侧面供血。

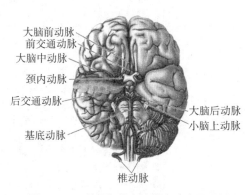

图 1-1-8 脑组织的血液供应（腹面观）

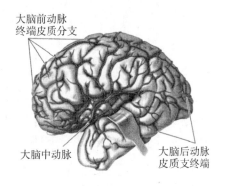

图 1-1-9 脑组织的血液供应（外侧面观）

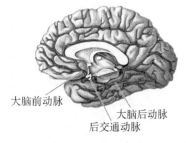

图 1-1-10 脑组织的血液供应（内面观）

　　左或右侧颈动脉、左或右侧大脑前动脉和大脑中动脉的血管异常可能会导致神经性言语障碍。左侧大脑中动脉病变是言语失用症的常见原因。椎基底动脉系统的血管异常也会导致运动性言语障碍。表1-1-3总结了与大脑血液供应相关的血管、血管供应的解剖区域以及血管异常导致的神经体征。

表 1-1-3　大脑的血液供应

血管		供应的解剖区域	神经体征
颈动脉系统	颈内动脉分支	大脑半球的大部分	对侧肢体偏瘫；对侧偏身麻木；偏盲/同侧失明；失语症（左侧）；言语失用症（左侧）；单侧上运动神经元型神经性言语障碍；痉挛型神经性言语障碍（双侧）；运动不及型神经性言语障碍；运动过度型神经性言语障碍
椎基底动脉系统	大脑后动脉	红核、黑质、大脑脚、网状结构、动眼神经核、滑车神经核、小脑上脚、海马体、部分丘脑、颞叶中下部、枕叶	对侧偏身轻瘫；动眼神经麻痹；共济失调和震颤；记忆和注意力受损；单侧感觉受损；同侧偏盲；各种视觉受损运动障碍；非失写的失读症；失语症（左侧）；单侧上运动神经元型神经性言语障碍；痉挛型神经性言语障碍（双侧）；运动失调型神经性言语障碍；运动过度型神经性言语障碍
	基底动脉	脑桥、小脑上脚、小脑中脚、小脑半球、中脑上部、丘脑下部	四肢瘫痪（双侧）；偏瘫；昏迷（双侧）；嗜睡；动眼神经受损；视觉缺陷；眼球震颤；同侧小脑共济失调；眩晕和呕吐；颅神经损伤（Ⅲ-Ⅻ）；痉挛型神经性言语障碍（双侧）；构音障碍；闭锁综合征（双侧）；运动失调型神经性言语障碍；单侧上运动神经元型神经性言语障碍；弛缓型神经性言语障碍；腭喉肌痉挛
	椎动脉	延髓、小脑（后下）	对侧偏瘫和感觉受损；上眼睑下垂；同侧颅神经（Ⅸ、Ⅹ、Ⅺ、Ⅻ）活动减弱；眼球震颤、眩晕；同侧共济失调；同侧面部感觉受损；颅神经（Ⅴ）受损；味觉受损；呃逆、反胃、呕吐；痉挛型神经性言语障碍（双侧）；运动失调型神经性言语障碍；单侧上运动神经元型神经性言语障碍；弛缓型神经性言语障碍

4. 感觉系统

感觉系统存在于神经系统所有的主要解剖水平上，包括外周感受器，颅神经、脊神经和周围神经的传入纤维，背根神经节（脊髓水平），脊髓和脑干的上行传导通路，部分丘脑，以及丘脑与颞叶、顶叶、枕叶等感觉皮质的连接。听觉、视觉等特殊的感觉系统位于外周水平、颅后窝水平和幕上水平。

5. 运动系统

运动系统也存在于神经系统所有的主要解剖水平上，并直接负责所有涉及骨骼肌运动的活动。它包括皮层的传出神经纤维（如额叶），基底神经节、小脑和相关的中枢神经系统通路，通往颅神经和脊神经运动核的下行传导通路，颅神经和脊神经内的传出神经纤维，以及骨骼肌。运动系统维持正常的反射、肌张力及姿势，包括言语在内的运动计划、运动控制和运动执行。

神经系统中非运动区域的损伤可以引起言语异常，但它们只能通过运动系统间接影响言语运动。如血管系统疾病本身不会引起运动性言语障碍，但血管系统疾病引起的运动系统功能障碍可能会导致运动性言语障碍。

二、神经系统的主要结构

神经系统的基本单位是神经细胞，也称神经元，它是具有独特兴奋性的物质，能对刺激产生反应，并且具有传导性，也就是传导神经冲动的能力。神经系统中还有神经胶质细胞，是不能传导冲动的，它们要比神经元大 5—10 倍，而且占据了大脑和脊髓一半以上的空间。神经胶质细胞有许多种类型，它们各自发挥着不同的作用，如形成髓鞘，构成神经组织的网状支架，影响血管的通透性，过滤神经元与血管系统和脑脊液间的营养物质和气体，也可能参与信号的存储。表 1-1-4 列举了神经系统内各细胞的结构和功能。

表 1-1-4　神经系统的结构要素

结构	部位	功能
神经元	CNS 和 PNS（脑干或脊髓至终末器官）	驱动所有神经功能
脑神经、脊神经	PNS	外周神经系统的运动和感觉功能
少突胶质细胞	包绕 CNS 轴突（髓鞘）	协助生物信号高效传递
许旺细胞	包绕 PNS 轴突（髓鞘）	协助生物信号高效传递
星形胶质细胞	填充在神经细胞的胞体及其突起之间	支持和分隔神经细胞，参与形成血脑屏障

续表

结构	部位	功能
室管膜细胞	脑室周围，脉络丛	分离脑室和脑实质，产生 CSF
小胶质细胞	分散在 CNS（较少），形成巨噬细胞	吞噬和消化衰老、死亡细胞及病原微生物等异物
结缔组织	硬脊膜	将 PNS 的神经纤维包裹在一起

（CNS：中枢神经系统；PNS：周围神经系统；CSF：脑脊液。）

（一）神经元和神经递质

1. 神经元

神经系统包含许多不同类型的细胞，其中最重要的是神经元，具有传导神经冲动的能力，人体内所含神经元数量约为 500 亿—1 000 亿。[1] 神经系统中神经元大小、形态、数目上各不相同，但所有神经元都是由树突、一个细胞体和一个轴突组成的，如图 1-1-11 所示。

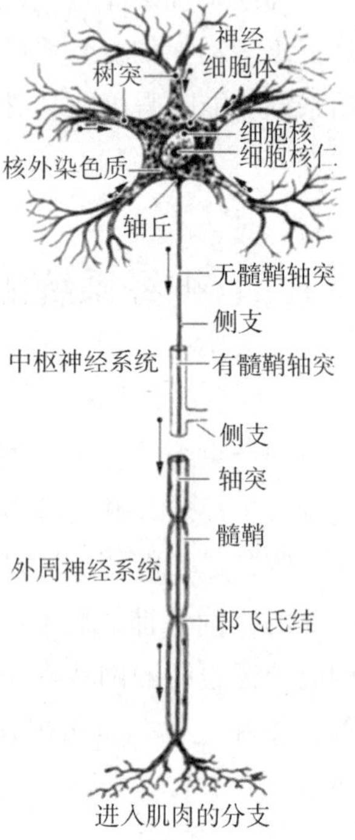

细胞体是神经细胞明显增大的部分，它包含了细胞核和细胞质，并由一层细胞膜包裹着。细胞体是代谢活动的中心（包括神经元通过聚集结构蛋白和酶类来完成一些活动）。细胞质包含常见类型的细胞器，以及许多细小颗粒状或被称为尼氏体的块状物。这些物质反映了颗粒内质网中合成运动的活跃性和神经元的健康状态。当一个神经元受损时，尼氏体的染色就会变淡甚至消失。中枢神经系统中，细胞体的集合体被称为神经核；中枢神经系统以外，类似的集合体就被称为神经节。

神经元的树突是从细胞体发出的大量短分支，并且呈树枝状延伸。它们到达一个环境（一般是在细胞体的附近），从附近的神经元处收集刺激（信号），然后将其传回细胞体。事实上，树突是细胞体的延伸，树突有很多棘状突起，它们可以增加树突的表面积和与邻近神经元接触的位点。

神经元的轴突源自细胞体的一个被称为轴丘的锥形区域，该区域负责将神经冲动传出。轴突的长度从几毫米至一米不等。轴突末端有大量的不规则分支，被称为终端或轴突终末。来源于轴突的分支进入末梢区域，就形成了侧支。终端可进行新陈代谢，其产生的化学物质能促进或抑制神经冲动的传导，这些终端是神经元间（突触）、神经与肌

图 1-1-11　神经元

---

[1]　Nolte J. The human brain: an introduction to its functional anatomy[M]. St Louis: Mosby, 1999.

肉间（神经肌肉接头）、神经与腺体或血管间相联系的区域。

轴突由细小的管道组成，其中包含细胞浆（轴浆），它将物质从细胞体向远端的终末分支传送。轴突被一层脂质的髓鞘所包裹（这可将神经元与外来的刺激相隔离，并且能加快神经冲动的传导速度）。神经纤维髓鞘的组成并非连续不断的，而是呈有规则的节段，两个节段之间的细窄部分称为朗飞氏结。这使有髓神经纤维的冲动传导是跳跃式的，其传导速度快。没有髓鞘包裹的神经元称为无髓鞘神经元，它们传导冲动的速度比有髓鞘包裹的神经元慢。

中枢神经系统内的神经元受损或者坏死，是不可以再生或者更新的。一根神经是神经内膜将轴突聚合在一起而形成的。神经束被称为索，包裹在其外的鞘膜被称为神经束膜。神经束膜将神经束包裹聚集在一起，其间包含了血管和一些筋膜。

2. 神经递质

神经元的作用是将神经冲动进行神经元之间的传递，神经系统传导冲动时，突触前膜释放神经递质与相应的突触后膜受体结合，兴奋或抑制突触后神经。谷氨酸、γ-氨基丁酸（GABA）、乙酰胆碱和多巴胺是神经系统中几种重要的神经递质。

谷氨酸是所有中枢神经系统神经元的主要兴奋递质。γ-氨基丁酸是成熟中枢神经系统的主要抑制递质，活跃于大脑皮层、丘脑、感觉核团和运动核团，在基底神经节和小脑的运动控制、调节肌张力的过程中起重要作用。谷氨酸和γ-氨基丁酸广泛存在于神经系统中，快速兴奋和抑制神经元。

乙酰胆碱（ACh，胆碱能系统）是参与周围神经系统控制骨骼肌功能的唯一神经递质，起兴奋作用。乙酰胆碱也存在于中枢神经系统中，包括与言语运动控制和学习相关的区域，影响神经元的兴奋性。

多巴胺主要由中脑的黑质合成，分布在大脑许多区域，在运动、学习、认知、注意力、情绪等方面发挥作用，帮助启动和控制运动行为，包括言语相关的运动。多巴胺系统调节障碍涉及帕金森病、精神分裂症、图雷特（Tourette）综合征、注意力缺陷综合症等。

神经递质的传导异常与许多神经和精神疾病相关，如癫痫、痴呆、帕金森病、药物成瘾、抑郁症、精神分裂症等；而中枢神经系统与周围神经系统中的神经递质传导与言语运动控制息息相关，神经递质的传导异常会导致运动性言语障碍和其他沟通障碍，如多巴胺与帕金森病导致的运动不及型神经性言语障碍相关，乙酰胆碱与重症肌无力导致的弛缓型神经性言语障碍相关，γ-氨基丁酸与痉挛型脑瘫导致的痉挛型神经性言语障碍相关。

（二）胶质细胞

1. 少突胶质细胞和许旺细胞

少突胶质细胞和许旺细胞形成围绕中枢神经系统和周围神经系统的绝缘层，或称髓鞘。中枢神经系统中，少突胶质细胞形成髓鞘；周围神经系统中，许旺细胞形成髓鞘，包裹着大多数周围神经系统的神经纤维。

2. 星形胶质细胞

星形胶质细胞广泛分布于中枢神经系统，靠近神经元和毛细血管。它们在发育的过程中帮助神经元迁移，调节神经元新陈代谢、神经元周围的离子微环境，改善突触传递，有助于修复中枢神经系统的损伤。同时，星形胶质细胞也是血脑屏障的重要组成部分，阻止代谢物、有毒化合物从血液进入大脑。

3. 室管膜细胞

室管膜细胞存在于脑室系统中，在脑脊液和大脑实质之间形成一道屏障。室管膜还形成脉络丛，产生脑脊液。

4. 小胶质细胞

小胶质细胞数量少、形态小，分布在神经系统的各个区域，通过增殖和转化形成巨噬细胞，吞噬病原体并移除受损的组织。

5. 结缔组织

结缔组织构成脑膜和脊膜，中枢神经系统内存在少量结缔组织；而周围神经系统内，结缔组织在有髓鞘的神经纤维上形成一层薄薄的膜，将神经纤维包裹在一起，类似于环绕中枢神经系统的脑膜。

（三）神经束和神经通路

单个神经元的活动对人类可观察到的行为几乎没有影响，只有许多神经元的活动，才能产生有意义的感觉、运动和认知活动。如，随意运动需要许多神经元在中枢神经系统的多个水平内和水平之间进行综合活动，加上由许多轴突传递至肌肉纤维的神经冲动来产生最终影响。

周围神经系统的主要结构单元是神经，是结缔组织包裹在一起的轴突（神经纤维）的集合。周围神经（颅神经和脊神经）在中枢神经系统（细胞体所在处）和周围终末器官之间，共同支配感觉和运动。

一根神经包含数千根大小不一的神经纤维，与言语、运动和感觉功能相关的神经纤维一般有髓鞘，且相对较大，传递神经冲动的速度较快。神经是指在周围神经系统内，若干条神经纤维构成的神经纤维束；神经束是指在中枢神经系统内，功能相同、起止点基本相同的神经纤维集合在一起形成的束状结构，又称传导束。周围神经系统和中枢神经系统的主要区别在于，中枢神经系统将神经冲动传给其他神经元，而周围神经系统将神经冲动从神经传至终末器官（如肌肉）。

（四）结构元素的病理反应

神经系统的细胞对神经系统疾病做出反应；在某些情况下，结构变化反映了损伤程度或病理过程。有些结构性反应是非特异性的，而有些是特定疾病的特异性反应。

1. 神经元的反应

许多疾病都会导致神经元损伤或缺失。2—5 分钟的缺血（如脑卒中、缺氧和氧化代谢的停止），可能引发神经元的急性肿胀，随后发生萎缩和最终的细胞缺失。

当轴突受到严重损伤时，细胞体可能会肿胀并失去一些内部成分，这一过程被称为轴突反应。这些变化在损伤后几天即可见到，在 2—3 周时达到高峰。与缺血性细胞变化不同，这个过程是可逆的，几个月后会恢复正常。

轴突及其髓鞘在细胞体死亡或因损伤、疾病与细胞体分离时无法存活。轴突外伤断裂后远端轴突的变性称为华勒氏变性。然而，在周围神经系统中，如果细胞体存活，神经可再生。这种再生是通过仍与细胞体相连的轴突部分发芽进行的。如果芽找到了通往退化的远端神经干的路，最终可恢复功能。这种发芽可以每天大约 1—2 毫米的速度进行。在中枢神经系统中轴突不会发生明显的再生。

神经纤维变性的特征是在中枢神经系统神经元的细胞质中形成神经纤维团。它是与阿尔茨海默病相关的最常见的退行性疾病。其内含物则是神经细胞中异常的、离散沉积的不溶性蛋白质颗粒。它们的存在帮助鉴别特定的疾病（如帕金森病、皮克氏病和某些病毒感染）。神经细胞中代谢产物的异常积累被称为储存细胞，某些代谢性疾病会产生这种堆积。

如果支配肌肉的下运动神经元被破坏，会导致肌肉萎缩。相反，中枢神经系统的轴突损伤通常不会导致突触后神经元死亡。然而，突触后神经元的活动可能会因神经纤维传导失能而改变，使神经元的功能出现异常。神经纤维传导失能可以解释中枢神经系统内远离病变部位的神经功能异常。正电子发射型计算机断层扫描（PET）显示，大脑某一区域的神经细胞死亡可导致邻近甚至远处与受损区域有重要解剖联系的区域代谢功能发生改变。

2. 支持细胞的反应

髓鞘可能会因非特异性损伤而收缩或分解。在脱髓鞘疾病中，髓鞘被一些外源性物质攻击、分解和吸收。最常见的脱髓鞘疾病是多发性硬化症（Multiple Sclerosis，简称MS），但其他中枢神经系统和周围神经系统疾病也会发生脱髓鞘，如吉兰－巴雷综合征（Guillain-Barré Syndrome）。脑白质营养不良也是影响髓鞘的典型原因，即髓鞘在新陈代谢存在先天缺陷的情况下异常形成。这种异常最终会导致髓鞘的分解。

星形胶质细胞对许多中枢神经系统损伤的反应是在受损的神经组织中形成"瘢痕"，即星形胶质细胞增生。星形胶质细胞也可能对某些疾病有更特异的反应，特别是代谢性疾病，比如一些使肝脏衰竭的疾病。

三、言语运动系统

言语运动系统（运动系统的一部分）包含组织、控制、执行言语相关运动的复杂网络结构和通路。它存在于神经系统的各个水平，调节许多横纹肌的活动。运动系统根据解剖学和其功能分为四类：最后共同通路（the final common pathway）、直接激活通路（the direct activation pathway）、间接激活通路（the indirect activation pathway）、控制回路（the control circuits）。表 1-1-5 列举了与言语产生相关的运动系统，图 1-1-12 从感觉系统、计划言语运动到产生言语等方面展示了四个通路之间的关联。

表 1-1-5　与言语产生相关的运动系统

主要通路		基本功能		主要参与结构	相关系统
最后共同通路		刺激肌肉收缩和运动		颅神经、脊神经	下运动神经元系统
直接激活通路		有意识地熟练控制随意运动		皮质延髓束、皮质脊髓束	上运动神经元系统（锥体系）
间接激活通路		调节潜意识、姿势、肌张力，调节随意运动		皮质红核束、皮质网状束、红核脊髓束、网状脊髓束、前庭脊髓束、颅神经相关传导束	上运动神经元系统（锥体外系）
控制回路	基底神经节回路	整合或协调直接和间接激活通路的信息来控制运动	控制和调节运动	基底神经节、黑质、下丘脑核团、大脑皮层	锥体外系
	小脑回路		协调随意运动	小脑、小脑脚、网状结构、红核、脑桥核、下橄榄核、丘脑、大脑皮层	小脑

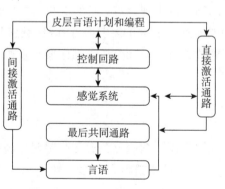

图 1-1-12　主要通路之间的关联

虽然运动系统中强调传出通路，但不可忽视感觉通路或传入通路的作用。感觉系统和运动系统整合是进行正常运动所必需的，感觉运动系统中感觉部分的损伤也可能导致运动行为异常。

（一）最后共同通路

1. 最后共同通路的基本结构与功能

最后共同通路（FCP）通常指下运动神经元（Lower Motor Neuron，简称 LMN）系统。运动系统的所有其他部分都须通过该通路来发挥作用。要了解 FCP 在运动中的作用，需要了解它与肌肉的相互作用。参与言语的 FCP 在骨骼或肌肉中产生活动，使这些肌肉可以相对轻松地进行随意运动。一块单独的肌肉无法产生复杂的动作，它只能进行放松、伸展或收缩活动。当它与较大的相邻或远距离肌群的动作相结合时，才能进行复杂的运动。

（1）运动单位、α 运动神经元和梭外肌纤维。

梭外肌纤维是让骨骼肌进行收缩的关键，它们受下运动神经元或 α 运动神经元的直接调控，这些神经元起源于脑干和脊髓的前角。下运动神经元控制一群肌纤维的活动，下运动神经元及其支配的肌纤维的联合称为运动单元，几十万个运动单元支配着人体的肌肉。

α 运动神经元的轴突作为颅神经或脊神经的一部分离开脑干或脊髓到达目标肌肉，然后分出大量与肌纤维接触的末端分支，即每个轴突能支配几个肌纤维，同时每个肌纤维可能接受来自几个不同的 α 运动神经元分支的输入，这也使得肌肉收缩具有一定的渐进性。

运动单位的大小取决于单个运动神经元支配的梭外肌纤维数量。每个轴突支配的肌纤维数量称为神经支配率。进行精细运动的肌肉的神经支配率相对较小，对于面部、喉部肌肉，一个神经元只能支配 10—25 个肌纤维，而对肢体近端肌肉的神经支配率可能超过 500 : 1。[1][2]

除了支配梭外肌纤维之外，α 运动神经元还可通过轴突侧支支配中间神经元或闰绍细胞。闰绍细胞能抑制 α 运动神经元，有效地产生负反馈效应，并为再次启动做好准备。

（2）γ 运动神经元、肌梭、γ 运动系统和牵张反射。

运动神经元除了 α 运动神经元之外，还有 γ 运动神经元（Gamma Motor Neuron）。与 α 运动神经元不同，γ 运动神经元支配与梭外肌纤维（Extrafusal Muscle Fiber）平行的肌梭（Muscle Spindle）或梭内肌纤维。与 α 运动神经元相比，γ 运动神经元的直径更小，传导速度更慢。γ 运动神经元的活性受到小脑、基底神经节和中枢神经系统间接激活通路的影响，而 α 运动神经元的活动更多地与直接激活通路联系在一起。

γ 运动神经元在称为 γ 环的功能单位中起作用，它们与 α 运动神经元的关系，以及中枢神经系统直接和间接激活通路的活动对运动控制十分重要。γ 运动神经元对保持肌张力至关重要，正常的肌张力源于自然的组织弹性，以及肌肉因被拉伸而产生的轻微阻力；不正常的肌张力，尤其是肌张力过高，往往与牵张反射密切相关。正常的肌张力是

---

① Darley F L, Aronson A E, Brown J R. Motor speech disorders[M]. Philadelphia: WB Saunders, 1975.

② Mcneil M R. Clinical management of sensorimotor speech disorders[M]. 2nd. ed. New York: Thieme, 1997.

一种持续现象，因为肌肉永远不会完全放松，从某种意义上说，它们始终保持在运动准备状态。肌张力的持续性使其成为一种理想的支撑机制，可以在其上叠加快速、非持续、熟练的动作。这种支持是通过 γ 运动系统进行调节的。

γ 运动神经元是 γ 运动系统的传出部分，能使肌梭收缩（缩短）。这种缩短是由肌梭中的感觉感受器（环螺形末梢）接收到的，这些感觉感受器通过感觉神经元将脉冲发送回脊髓或脑干，在那与 α 运动神经元形成突触。α 运动神经元将神经冲动引导回梭外肌纤维，刺激它们收缩，直到它们与肌梭长度相等。当产生这种平衡时，感觉感受器接收不到肌梭的缩短，这个循环就失活了。实际上整个运动过程是连续的。

γ 环由 γ 运动神经元、肌梭、牵张感受器和感觉神经元、下运动神经元和梭外肌纤维组成。通过这种机制，肌肉长度可以根据肌梭的相对长度进行反射性调整。中枢神经系统的间接激活通路可使用这种机制来"预设"静态姿势（如，伸展手臂并保持其稳定，使杓状软骨处于持续发声的位置）所需的肌梭长度。α 运动神经元和 γ 运动神经元、肌梭和 γ 环之间的关系如图 1-1-13 所示。

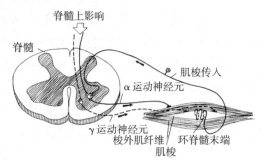

图 1-1-13　α 运动神经元和 γ 运动神经元、肌梭和 γ 环之间的关系

Supraspinal influence 脊髓上影响，Muscle spindle afferent 肌梭传入，Spinal cord 脊髓，Alpha motor neuron α 运动神经元，Gamma motor neuron γ 运动神经元，Extrafusal muscle fiber 梭外肌纤维，Muscle spindle 肌梭，Annulospinal ending 环脊髓末端

（3）最后共同通路的影响。

下运动神经元整合了多种来源的活动，包括外周感觉系统、直接激活通路和间接激活通路。下运动神经元系统综合作用来产生运动。

感觉系统与 α 运动神经元涉及脊髓和脑干水平的突触。这些突触允许简单刻板的非自主反射，这些反射仅限于特定的肌肉和身体部位，如呕吐反射。最后共同通路的损伤可能使反射丧失或减弱。

随意运动比感觉 - 运动反射更复杂。真正的意志运动，甚至是相对自动的复杂运动都是依赖中枢神经系统中直接和间接激活通路以及控制回路，但是这些活动只有通过最后共同通路才能顺利进行。

（4）最后共同通路受损的影响。

运动单元受损会阻止肌纤维的正常激活。然而，每个肌纤维可能由多个 α 运动神经元支配，单个 α 运动神经元的损伤通常不会影响肌肉纤维进行收缩。因此，如果支配肌肉的所有 α 运动神经元都没有受损，即除 α 神经元以外的最后共同通路受损可能会导致无力或轻度瘫痪。但如果一块肌肉的所有下运动神经元的输入均被剥夺，就会导致麻痹或重度瘫痪。

当失去神经支配时，肌肉最终会出现萎缩。此外，运动单元疾病还可能出现自发运动单元活动异常和放电阈值降低的现象。这些自发的运动单元放电时在皮肤表面可以看到短暂的、局部的抽搐。最后，被剥夺下运动神经元输入的肌肉会产生缓慢、重复的动作电位，并规律地进行收缩，这个过程称为纤颤。

弛缓型神经性言语障碍的言语特征与运动系统这一层面的损伤有关。

2. 最后共同通路与言语

言语相关的最后共同通路包括两方面：一是支配发声、共鸣、构音和韵律相关肌肉的成对颅神经；二是与言语呼吸和韵律相关的成对脊神经。以下是对言语产生过程中所涉及的最重要的颅神经和脊神经的简要介绍。

（1）三叉神经（V）。

成对的三叉神经是最大的颅神经。它的感觉功能包括传递来自面部、前额、鼻腔和口腔黏膜、牙齿和部分颅骨硬脑膜的疼痛、热感和触觉；它还传递来自牙齿、牙龈、硬腭和颞颌关节的深层压力和运动信息，以及下颌伸展感受器的感觉。其运动成分负责支配咀嚼肌、下颌舌骨肌、二腹肌前腹、鼓膜张肌和腭帆张肌。

三叉神经从脑桥的中外侧表面发出，具有一个较大的感觉根和较小的运动根。它分为眼支、上颌支和下颌支，这些分支都源自三叉神经节，三叉神经的大部分感觉神经细胞体都位于三叉神经节。

上颌支较为复杂，它的多个分支从上颌、上颌窦、口腔黏膜、鼻腔、腭部、鼻咽、牙齿、耳道下部、面部、颅前窝和颅中窝的脑膜等传递感觉。其纤维源自三叉神经节，位于颅中窝底岩骨凹陷内，这些纤维从颅中窝的圆孔穿出，沿神经节向内行进到脑桥的中外侧，然后带有面部触觉的纤维与脑桥神经的主要感觉核在此形成突触。与所有外周感觉纤维一样，上颌支的初级感觉神经元也有中枢神经系统的联结，有些会与相邻的网状结构形成突触。在丘脑的突触中，三叉丘脑束的交叉和非交叉纤维中也传递相应信息，丘脑的神经元通过内囊投射到大脑皮层同侧中央后回的下 1/3 处，在那里产生有意识的感觉。上颌支的痛觉和温度觉纤维在脑干内沿延髓和颈髓上段下降到不同的地点。这些轴突与三叉神经脊束核内的细胞体形成突触。在这些突触之后，纤维以不同的水平交叉到对侧，并在三叉丘脑束中上升到丘脑，丘脑皮质神经元将感觉信息传递到顶叶。

下颌支是三叉神经最大的分支，包括感觉纤维和运动纤维。它的运动核位于脑桥中部，靠近神经的主要感觉核。当运动纤维通过卵圆孔离开颅骨时，会反复分出分支，将纤维送至腭帆张肌、鼓膜张肌、咀嚼相关肌肉（翼外肌、颞肌、咬肌、翼内肌）。下颌支的感觉支管理口腔黏膜、颊部、下颌和舌前 2/3 处传来感觉。它们还将本体感觉信息从参与下颌运动的肌肉传递至三叉神经中脑核。

单侧三叉神经损伤对言语的影响不明显，但双侧三叉神经损伤会导致下颌无法闭合、下颌运动缓慢、下颌运动受限等运动障碍，从而使面部、双唇和舌在构音运动过程中出现发音位置或发音方式错误。

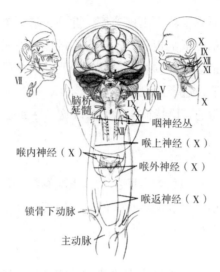

图 1-1-14　与言语相关的颅神经

Pons 脑桥，Medulla 延髓，Internal laryngeal nerve 喉内神经（Ⅹ），Subclavian artery 锁骨下动脉，Aorta 主动脉，Pharyngeal plexus 咽神经丛，Superior laryngeal nerve 喉上神经（Ⅹ），External laryngeal nerve 喉外神经（Ⅹ），Recurrent laryngeal nerve 喉返神经（Ⅹ）

（2）面神经（Ⅶ）。

成对的面神经包含了运动神经和感觉神经，运动支支配面部表情肌肉和镫骨肌，感觉支支配着颌下腺、舌下腺、泪腺、舌前 2/3 的味觉感受器和鼻咽。其中运动支对言语有明确的作用。支配面部肌肉的运动纤维构成神经的最主要的部分，位于脑桥下 1/3 的面神经核中。神经纤维从内侧穿过背部，围绕外展神经核形成一个环，然后到达脑桥外侧表面，形成面神经。当它们从脑桥发出时，运动纤维与感觉纤维相邻，面神经的运动支和感觉支与听神经一起从耳部下方的茎乳孔出颅，经过腮腺。面神经的颊支和下颌支支配面部表情肌肉，面神经的运动纤维也支配镫骨肌、颈阔肌等。

面神经的下运动神经元受损会使整个面部同侧的肌肉瘫痪（周围型面瘫），影响所有的自主性、情绪性和反射性运动，引发面部肌肉萎缩，导致面部不对称、口角下垂等。

（3）舌咽神经（Ⅸ）。

成对的舌咽神经包括运动神经和感觉神经，与言语相关的是它对茎突咽肌和咽上缩肌的运动支配，以及它从咽、舌和咽鼓管传递的感觉信息。茎突咽肌的运动纤维起源于疑核，位于延髓外侧的网状结构内。疑核是一组复杂的细胞体，含有舌咽神经和迷走神经的纤维，以及部分副神经。

舌咽神经的运动支出现在迷走神经根的正上方的髓质中，与迷走神经和副神经一起通过颈静脉孔来支配茎突咽肌，在吞咽和说话的过程中抬高咽部。

舌咽神经的传入纤维来自颈静脉孔内下神经节的细胞体，从咽部和舌部传出感觉，最后止于孤束。孤束位于迷走神经背侧运动核的腹外侧，并沿着髓质的长度延伸。孤束也接受来自面神经和迷走神经的内脏传入纤维。

在髓质内有咽部感觉和运动神经元之间的反射性连接，与呕吐反射相关。带有疼痛、温度、触觉和压力觉的中枢神经系统神经元离开髓质，穿过中线，上升到对侧丘脑，丘脑皮质神经元再传到中央后感觉皮层，在那里产生有意识的知觉。

舌咽神经损伤通常也会损害迷走神经。舌咽神经受损时可能出现咽部感觉减弱、呕吐反射减少和吞咽时咽部抬高减少。口腔分泌物过量可反映腮腺控制能力减弱。舌咽神经损伤可能会导致不明原因的一侧咽部舌根部及扁桃体区发作性放射性疼痛，称为舌咽神经痛，可由吞咽、言语诱发。

（4）迷走神经（Ⅹ）。

成对迷走神经是一种复杂又长的混合神经，包括运动神经和感觉神经，对言语有重要的功能。其相关的运动功能包括支配软腭、咽部和喉部的横纹肌。相关的感觉功能包括传递软腭、咽部和喉部等结构的感觉。此外还包括调节胸腔和腹部内脏的活动和传导感觉冲动，以及来自外耳道和后咽味觉感受器的感觉神经支配。在此仅介绍与言语相关的分支。

支配软腭、咽和喉的迷走神经运动纤维来自延髓外侧的疑核（连同舌咽神经和部分副神经的运动纤维）。迷走神经从小脑下脚和下橄榄核之间的延髓外侧发出，与舌咽神经和副神经一起通过颈静脉孔出颅。其咽支在颈内动脉和颈外动脉之间沿颈部走行，在咽中缩肌的上缘进入咽部，与来自舌咽神经和喉外神经的分支汇合，形成咽丛。咽支将纤维分布到咽部和软腭所有的肌肉，还支配腭舌肌，但茎突咽肌（舌咽神经支配）和腭帆张肌（三叉神经的下颌支支配）除外。咽支主要负责咽部的收缩，以及在腭咽闭合时软腭的下降和抬高。

迷走神经的喉上神经支紧邻咽部下降，首先到达颈内动脉的后方，然后到达颈内动脉的内侧。下神经节下方约2厘米处，迷走神经分为喉内神经和喉外神经。喉内神经将感觉冲动从喉黏膜带到声带、会厌、舌根、会厌皱襞和杓状软骨背部，还从喉部的肌梭和其他牵张感受器传递信息。喉外神经支配咽下缩肌和环甲肌。环甲肌的神经支配对发声尤为重要，可通过环甲肌拉长声带来改变音调。

迷走神经的第三个主要分支是喉返神经支。右侧喉返神经从迷走神经分支到锁骨下动脉的前方，然后在锁骨下动脉下方和后方环行，在颈总动脉后方的气管和食管之间的沟槽中上行，进入甲状腺下角和环状软骨之间的喉部。左侧喉返神经比右侧长，起源于主动脉弓部位的迷走神经。它走行于心脏附近的主动脉弓下方，在气管和食道之间的沟槽中上升，在甲状腺下角和环状软骨之间进入喉部。左、右喉返神经均支配除环甲肌以外的所有喉内肌。声带和位于声带下方的喉部的一般感觉是由喉返神经的感觉纤维传递的。即喉上神经和喉返神经负责与发声和吞咽有关的所有喉部感觉和运动活动。

迷走神经损伤带来的影响与受损神经的特定分支相关，其所有分支的损伤均会导致软腭、咽部和喉部的肌力下降。单侧下运动神经元病变会影响共鸣、嗓音音质和吞咽，但通常对发声的影响更大。双侧下运动神经元受损很大程度上会影响共鸣和发声，继而会影响韵律和构音准确性，吞咽功能也表现出明显异常。

（5）副神经（Ⅺ）。

成对的副神经由颅根和脊髓根组成。颅根起自疑核，从髓质侧面伸出，穿过颈静脉孔，形成副神经内支，并加入迷走神经，成为迷走神经的咽支、喉上神经支和喉返神经支的一部分。颅根支配悬雍垂肌、腭帆提肌和喉内肌。脊髓根起自延髓和脊髓内的副神经核，其轴突在脊髓外侧的椎管内上升，通过枕骨大孔进入颅后窝，而后通过颈静脉孔与舌咽神经、迷走神经和副神经的颅根一起出颅，支配胸锁乳突肌和斜方肌。

枕大孔区域（上行神经进入颅骨的区域）或颈静脉孔区域（副神经出颅的区域）发生病变时，头部向病变对侧的旋转（胸锁乳突肌无力）减弱，还会降低抬高或耸立病变同侧肩膀的能力。

（6）舌下神经（Ⅻ）。

成对的舌下神经是一种运动神经，支配所有舌内肌和除腭舌肌以外的舌外肌（腭舌肌由迷走神经支配）。舌下神经起自延髓内的舌下神经核，它的纤维在延髓和下橄榄核之间从延髓腹侧穿出，汇合后穿过颅后窝的舌下神经孔。出颅后，舌下神经位于舌咽神经、迷走神经和副神经的内侧，行于颈总动脉和颈内静脉附近。它最终在舌骨大角上方向前，并进入舌内肌和舌外肌。

舌下神经核从孤束核和三叉神经感觉核接收味觉和触觉信息。这些感觉过程对言语、咀嚼、吞咽和吸吮都有重要意义。舌下神经核或其轴突受损可导致病变同侧的舌头萎缩、无力，伸舌时舌头偏向病变的一侧。

（7）脊神经。

颈上脊神经支配颈部和肩部肌肉，这些肌肉间接影响嗓音、共鸣和构音。实际上，脊神经对言语的贡献主要集中在呼吸方面。

服务于呼吸的下运动神经元从颈部通过脊髓的胸段传出。支配膈肌的神经来自脊髓的第三、第四和第五颈段。支配肋间肌和呼吸直接相关的腹部肌肉肌的神经分布在脊髓的胸段。支配辅助呼吸的肌肉（特定的颈部和肩带肌肉）如胸锁乳突肌的神经通过上、中颈髓向下延伸到第六颈段。

来自第三、第四和第五颈段神经的纤维在颈丛结合，形成成对的膈神经。每条膈神经支配膈肌的一半，膈肌是最重要的吸气肌和言语呼吸肌。其余的吸气肌（如肋间外肌、肋间内肌、胸锁乳突肌、斜角肌和胸大肌）由来自下颈神经、肋间神经、膈神经、胸前神经和内侧胸神经的神经分支进行支配。

平静呼吸状态下的呼气运动主要是通过将胸腔和吸气肌回到它们的静止位置的被动力而产生的。用力呼气时腹部肌肉发挥作用，由第 7—12 肋间神经、髂腹下神经和髂腹股沟神经的分支、下 6 对胸神经和上 2 对腰神经支配。

中枢神经系统负责将呼吸频率与各种活动（包括言语）产生的新陈代谢需求进行匹配。自动（或代谢性或非自主性）有节奏地进行呼吸中枢，是由延髓和脑桥中广泛分布的、位于两侧的几组神经元组成的[1]，如图 1-1-15 所示，这一区域的损伤可能会导致严重的呼吸异常甚至死亡。

① Guz A. Brain, breathing and breathlessness[J]. Respiration Physiology, 1997, 109（3）: 197-204.

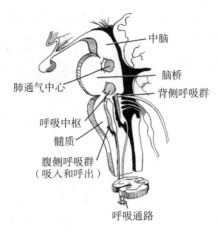

图 1-1-15　呼吸中枢

Pneumotaxic center 肺通气中心，Apneustic center 呼吸中枢，Medulla 髓质，Ventral respiratory group（inhalation and exhalation）腹侧呼吸群（吸入和呼出），Midbrain 中脑，Pons 脑桥，Dorsal respiratory group（inhalation）背侧呼吸群，Respiratory pathways 呼吸通路

　　背侧呼吸群沿着延髓网状结构和孤束核（即迷走神经和舌咽神经感觉神经元的终末端）的长度定位。这些神经元接收刺激会引发吸气，是保持平稳呼吸节奏的重要结构。腹侧呼吸群位于延髓的腹侧，刺激引发呼气或吸气，但其中以呼气神经元为主。长吸中枢位于脑桥下部，是激发吸气的额外动力。呼吸调节中枢位于脑桥上部，通过抑制吸气来调节吸气量。

　　中枢神经系统损伤会产生异常的呼吸模式，这在神经性言语障碍的患者身上就可能出现。言语病理学家最常观察到的是潮式呼吸，通常是由双侧大脑半球中风引起的，也可能由幕下病变引发。长吸式呼吸是由脑桥背外侧下半部受损引起的，其特征是吸气时长时间喘息。共济失调式呼吸通常伴随髓质损伤，其特点是呼吸频率和节律不规则。

　　由于支持呼吸肌群的下运动神经元分布广泛，弥漫性损伤会干扰呼吸，尤其是言语呼吸。脊髓的第三、第四和第五颈段的受损可使双侧膈肌瘫痪，从而严重影响呼吸。言语呼吸肌群的肌力减弱会影响嗓音、响度、句长和韵律。

（二）直接激活通路

　　直接激活通路与 FCP 有直接联系，被称为锥体束或直接运动系统，分为皮质延髓束和皮质脊髓束。皮质延髓束影响许多颅神经的活动，皮质脊髓束影响脊神经的活动，它们共同构成上运动神经元（UMN）系统的一部分。

　　上运动神经元和下运动神经元系统之间的区别是临床神经学的基石，对理解每个系统内病变对运动行为（包括言语）的影响至关重要。表 1-1-6 汇总了这两个系统之间的解剖学和生理学方面的差异。

表 1-1-6　上运动神经元和下运动神经元的对比

	下运动神经元	上运动神经元	
		直接激活通路	间接激活通路
起点	脑干和脊髓	大脑皮层	大脑皮层
终点	肌肉	颅神经核和脊神经核	颅神经核和脊神经核
功能	收缩和放松肌肉 执行上运动神经元的指令进行 随意运动并调整姿势	直接自主、熟练地运动	控制姿势、调节肌张力 和随意运动
病变表现	所有运动都减弱 反射减弱 肌张力降低 肌肉萎缩	熟练动作/动作灵活性 减弱、消失 反射减弱 巴宾斯基征阳性 肌张力增高	痉挛 阵挛 极度活跃的牵张反射 肌张力增高 去大脑强直

　　上运动神经元系统的概念在很大程度上包含了直接和间接激活通路、基底神经节和小脑控制回路，所有这些通路中的神经元均为上运动神经元。[①] 上运动神经元由大脑皮层、小脑和基底神经节直接或间接进行控制。上运动神经元系统是运动系统的一部分，它属于中枢神经系统，与下运动神经元系统的位置和功能有明显的区别。

　　直接激活通路对形成最后共同通路的颅神经和脊神经产生言语有着重要作用，它将大脑皮层直接与最后共同通路相连。直接激活通路与精细运动相关，如言语所需的运动。

1. 大脑皮质

　　直接激活通路中与言语产生相关的部分源于每个大脑半球的皮质（主要是额叶），主要控制运动的是初级运动皮质（又称 M1、中央前回或 Brodmann 4 区），如图 1-1-16 所示，它位于中央沟的正前方（中央沟是额叶和顶叶之间的分界线）。虽然初级运动皮质是言语相关锥体束的聚集区域，但它并不是唯一的起始点。它的一些纤维还来自位于额叶外侧初级运动区正前方的外侧运动前区皮质，以及位于每个半球内侧的辅助运动皮质（SMA）和前扣带运动区的一部分。外侧运动前区皮质和辅助运动皮质能投射到初级运动皮质，与执行动作相比，它们更关注运动前的准备（计划和规划）。还有一些上运动神经元纤维起源于顶叶的躯体感觉区。[②]

① Gilman S, Newman S W. Manter and Gatz's essentials of clinical neuroanatomy and neurophysiology, 10th edition[M]. Philadelphia, FA Davis, 1982.

② Benarroch E E, Daube J R, Flemming K D, et al. Mayo Clinic medical neurosciences: organized by neurologic systems and levels[M]. New York: Mayo Clinic Scientific Press, Informa Healthcare, 2008.

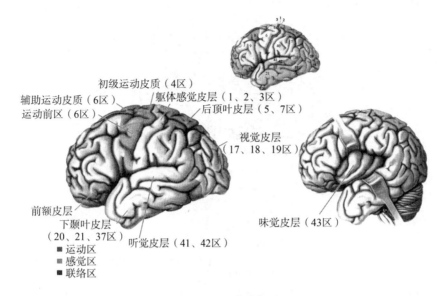

初级运动皮质（4区）
辅助运动皮质（6区） 躯体感觉皮层（1、2、3区）
运动前区（6区） 后顶叶皮层（5、7区）
视觉皮层
（17、18、19区）
前额皮层
下颞叶皮层
（20、21、37区） 味觉皮层（43区）
■ 运动区 听觉皮层（41、42区）
■ 感觉区
■ 联络区

图 1-1-16　大脑皮质

运动皮层组织有如下三个特征，这些特征也进一步帮助我们了解直接激活通路的皮层解剖和生理组织。

初级运动皮质的神经元控制身体的方位顺序是由上至下颠倒的，向支配面部、舌和喉部肌肉的下运动神经元发送轴突的细胞体受到脑回底部神经元的影响，而负责传递冲动到手、手臂、腹部、腿和脚的肌肉的神经元按升序出现在其上部和上部的内侧，如图 1-1-17 所示。

精细控制随意运动的程度取决于支配骨骼肌的运动神经元数量，而非肌肉的大小。面部、舌头、下颌、腭部和喉部相对较小的肌肉由大量初级运动皮质的神经元支配。

大脑皮层代表的是运动而非肌肉，神经外科手术中会刺激癫痫发作患者的皮层来控制癫痫。刺激这类患者的运动皮层能出现发声、伸舌和软腭上抬等动作，[①] 这些动作需要肌群共同配合完成。然而，刺激运动皮层无法触发患者说字、词、句或进行有意义语言的表达，表明运动皮层区域中未包括与字、词、句相关的语言的部分。

位于中央后回的初级感觉皮层的组织与初级运动皮质类似，如感觉神经元在相对较小的言语相关肌肉中的分布更多，体现了感觉过程在言语控制中的重要性。此外，颞叶上部的听觉区域与额叶和运动前区相连，在听觉语言处理和语言表达之间建立了联系。

---

① Penfield W, Roberts L. Speech and brain mechanisms[M]. New York: Athenium, Priceton university press, princeton. 1959. 1974.

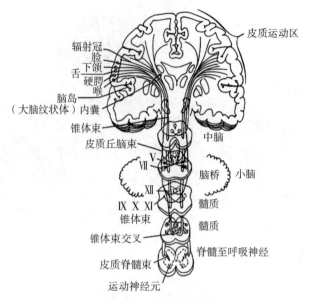

图 1-1-17   直接激活通路

Corona radiata 辐射冠，Cortical motor areas 皮质运动区，Face 脸，Jaw 下颌，Midbrain 中脑，Tongue 舌，Palate 硬腭，Larynx 喉，Pons 脑桥，Cerebellum 小脑，Insula 脑岛，Internal capsule（大脑纹状体）内囊，Medulla 髓质，Pyramidal tract 锥体束，Spinal cord to respiratory nerves 脊髓至呼吸神经，Corticobulbar tract 皮质丘脑束，Decussation of pyramidal tract 锥体束交叉，Corticospinal tract 皮质脊髓束，Motor neuron α 运动神经元

2. 传导束

言语相关直接激活路径的轴突分布在皮质延髓束和皮质脊髓束中。皮质延髓束主要由与颅神经Ⅴ、Ⅶ、Ⅸ、Ⅹ、Ⅺ和Ⅻ的脑干核直接连接的神经纤维组成，如图1-1-17所示。皮质脊髓束中包含脊髓前角中与脊神经直接相连的支配呼吸肌的脊神经纤维。

每个大脑半球的皮质延髓束和皮质脊髓束排列成扇形的纤维团，称为放射冠，从皮质汇聚到脑干。在基底神经节和丘脑附近，放射冠汇聚成为内囊。内囊包含所有进出皮层的传入纤维和传出纤维。内囊中的传入纤维主要来自丘脑，并投射到大脑皮层。

图 1-1-18 显示了内囊的三个主要部分。前肢位于尾状核和壳核之间，含有丘脑前辐射、皮质脑桥束，以及从眶皮质投射到下丘脑的纤维。后肢两侧分别是丘脑和苍白球，含有皮质脊髓束、额桥束、丘脑上辐射（将躯体感觉信息传递到中央后回），以及一些皮质顶盖纤维、丘脑皮质束和皮质网状束。膝部位于前肢和后肢之间，含有皮质延髓束和皮质网状束。因为内囊中紧凑地分布着丘脑皮质束、皮质延髓束和皮质脊髓束，所以内囊即使受到很小的损伤也会产生严重的运动功能障碍。膝部和后肢的病变比内囊其他部位的病变对言语的影响更大。

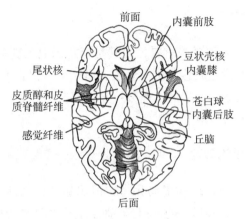

图 1-1-18 内囊、丘脑、基底神经节

Caudate nucleus 尾状核，Corticobulbar and corticospinal fibers 皮质醇和皮质脊髓纤维，Sensory fibers 感觉纤维，Anterior limb of internal capsule 内囊前肢，Putamen 豆状壳核，Genu of internal capsule 内囊膝，Globus pallidus 苍白球，Posterior limb of internal capsule 内囊后肢，Thalamus 丘脑

　　一般来说，每个大脑半球的上运动神经元通路主要支配身体对侧的下运动神经元（如起源于左侧的神经纤维支配右侧的颅神经和脊神经）；上运动神经元通路的下行纤维在脑桥或延髓处与对侧交叉（如上运动神经元纤维在脑桥和延髓交界处交叉支配对侧的舌下神经）。然而，一些言语功能相关颅神经的上运动神经元进行神经支配的模式主要是双侧的，如表 1-1-7 所示。

表 1-1-7 上运动神经元对言语相关颅神经支配的模式

颅神经		支配模式
三叉神经		双侧
面神经	上半面部	双侧
	下半面部	大部分对侧
舌咽神经		双侧
迷走神经		双侧
副神经		双侧
舌下神经		对侧与双侧支配均存在，对侧支配多过双侧支配

　　皮质延髓束并非全部都是直接从皮层投射到颅神经的运动核的，它们通过网状结构中的突触连接至颅神经核，使它们成为间接激活通路的一部分。直接皮质延髓系统是一个新生系统，很可能是以控制精细协调、熟练运动（如言语）为主要目的而发展的。

　　皮质延髓束和皮质脊髓束不是纯粹的运动传导束，它们还含有作用于中间神经元上的纤维，这些纤维影响感觉传入系统中的局部反射弧和感觉核。在脑干中，这些感觉核包括三叉神经感觉核和孤束核等，三叉神经感觉核和孤束核都与言语和其他口部运动功能相关。

3. 直接激活通路的功能

直接激活通路对随意运动至关重要，尤其是有意识地控制熟练、快速的随意运动。通过它产生的运动可以由特定的感官刺激触发，但这个过程并不是反射。运动也是由介于感觉和运动之间的认知活动产生的，需要一系列复杂的计划。很显然，言语是属于通过直接激活通路介导的运动类型。

4. 直接激活通路受损的影响

直接激活通路受损会导致运动虚弱无力，但比起下运动神经元病变引发的运动功能障碍，从严重程度来看相对轻一些。上运动神经元为单侧受损时，影响的是身体对侧的运动功能。因为最后功能通路和外周感觉不在直接激活通路中，所以正常反射得以保留。

由于颅神经Ⅴ、Ⅸ、Ⅹ和Ⅺ受双侧上运动神经元支配，单侧上运动神经元损伤对下颌运动、腭咽功能、喉功能和呼吸功能的影响较小。[①] 但可能会导致对侧舌肌无力，对侧下半面部肌肉无力。单侧上运动神经元受损导致的神经性言语障碍通常表现出无力、运动减少等现象，称为单侧上运动神经元型神经性言语障碍。言语相关的双侧上运动神经元受损会对言语产生不同程度的影响，一般是直接和间接激活通路功能障碍的综合作用。由此产生的言语障碍表现为双侧运动无力，熟练运动的减少或丧失，以及间接激活通路参与导致的肌张力的改变（痉挛），这统称为痉挛型神经性言语障碍。

（三）间接激活通路

间接激活通路相对比较复杂，通常被称为锥体外系或间接运动系统。从解剖和功能的角度来看，很难将其与基底神经节和小脑控制回路完全分开。间接激活通路是下运动神经元的输入源，而控制回路不是。此外，将控制回路与间接激活通路分离是有临床价值的，因为一部分神经性言语障碍与控制回路相关，而另一部分神经性言语障碍与间接激活通路（不包括主要控制回路）相关。

1. 间接激活通路相关的皮层和传导束

如图1-1-19所示，间接激活通路起始于大脑皮层，最终与颅神经核和脊髓前角细胞进行相互作用。

---

① Chen C. H, Wu T, Chu N. S. Bilateral cortical representation of the intrinsic lingual muscles[J]. Neurology, 1999:（2）: 411–413.

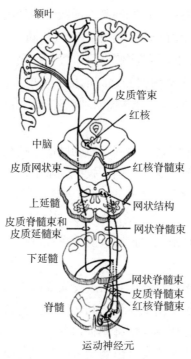

图 1-1-19　间接激活通路

Frontal lobe 额叶，Corticorubral tract 皮质管束，Midbrain 中脑，Red nucleus 红核，Corticoreticular tract 皮质网状束，Rubrospinal tract 红核脊髓束，Upper medulla 上延髓，Reticular formation 网状结构，Corticospinal and corticobulbar tracts 皮质脊髓束和皮质延髓束，Reticulospinal tract 网状脊髓束，Lower medulla 下延髓，Spinal cord 脊髓，Motor neuron 运动神经元

　　皮质网状束从皮质投射到网状结构，主要来自运动皮层、运动前区和躯体感觉皮层。它们与直接激活通路的皮质脊髓束和皮质延髓束的神经纤维合并向下进入中脑、延髓和脑桥的网状结构，在那里它们的纤维呈双侧分布，但以对侧为主。接收这些纤维的网状结构区域有上行投射和下行投射，也有到小脑和颅神经核团的投射。该间接系统还通过皮质红核束将神经纤维从皮质连接至红核，这也是从皮质到下运动神经元的另一条间接路径。

2. 网状结构、前庭神经核和红核在运动功能中的作用

　　网状结构是位于延髓、脑桥和中脑的核团和纤维束之间的细胞区域，是意识的神经生理学位置。[①] 它还介导感觉信息的上行传递，在感觉、运动中起着关键作用，并对下运动神经元有复杂的影响，在肌张力的调节中起促进和抑制的作用。一部分网状结构能兴奋伸肌运动神经元，抑制屈肌运动神经元，这一过程有助于调控肌张力，这些网状脊髓束中的纤维终止于 γ 运动神经元。其他部分网状结构抑制伸肌运动神经元，兴奋屈肌

---

① Giacino J T. Disorders of consciousness: differential diagnosis and neuropathologic features[J]. Seminars in neurology, 1997, 17（2）: 105–111.

运动神经元，由幕上运动通路兴奋这些抑制性网状结构纤维，这些通路的神经纤维终止于脊髓（与直接激活通路中皮质脊髓束终止的区域相同）。网状结构对颅神经运动功能的具体影响尚不明确。然而，网状结构侧支纤维投射到颅神经核上，并且延髓网状结构的外侧与涉及吞咽和呕吐的多个颅神经之间的协调反射有关。[1][2] 刺激网状结构可以促进和抑制皮层定向的随意运动，可以影响相位呼吸活动，促进和抑制感觉信息的上行传导，同时产生言语运动。[3]

前庭神经核位于脑桥和延髓之间第四脑室的底部，接收来自内耳前庭器官、颈部肌肉本体感受器和小脑的感觉信息输入，然后投射到脑干、小脑和脊髓。前庭神经核在内侧纵束内进行上行和下行投射直至脑干，调节眼睛和颈部肌肉的活动。前庭和小脑对脊髓的影响是通过前庭脊髓束介导的，前庭脊髓束终止于 α 运动神经元和 γ 运动神经元，这个区域能促进反射活动和肌张力的控制。前庭系统也投射到颅神经运动核团，但其在言语中的具体作用尚不确定。

红核是位于中脑的椭圆形细胞团。它通过皮质红核束接受皮质投射，并作为小脑回路中的中继站，通向丘脑的腹外侧核，最终到达皮层。来自小脑和基底神经节的输入也可以改变红核的下行传导。红核脊髓束抑制伸肌的 α 运动神经元和 γ 运动神经元，但其主要影响是四肢的屈肌。红核对涉及言语的颅神经的影响尚不明确，但它与某些影响言语结构运动的障碍（如腭咽肌阵挛）有关。

间接激活通路影响最后共同通路的 α 运动神经元和 γ 运动神经元的活动。然而，γ 运动神经元的反应阈值低于 α 运动神经元，因此它们对间接运动系统的输入更敏感，也更容易给出反应。

3. 间接激活通路的功能

间接激活通路有助于调节反射、维持姿势和肌张力等相关活动，通常需要整合许多支撑肌肉的活动，确保进行特定的言语运动时不会对其速度、范围和方向产生干扰。

4. 间接激活通路受损的影响

间接激活通路受损会影响肌张力和反射，主要表现为痉挛和反射亢进。间接激活通路受损对屈肌和伸肌的影响各不相同。损伤中脑和红核上方的皮质网状纤维可以抑制所有的下行通路，并增加腿部伸肌张力和手臂屈肌张力（即腿部较难弯曲，手臂较难伸直）。红核以下前庭神经核以上的中脑水平的病变会抑制手臂屈肌的兴奋，导致所有伸肌的兴奋性和肌张力增加。延髓以下的病变可能导致丧失下行传导，并且脊神经支配的肌肉表现出全身性松弛。

①   Giacino J T. Disorders of consciousness: differential diagnosis and neuropathologic features[J]. Seminars in Neurology, 1997, 17（2）：105-111.

②   Benarroch E E, Daube J R, Flemming K D, et al. Mayo Clinic medical neurosciences: organized by neurologic systems and levels[M]. New York：Mayo Clinic Scientific Press, Inform Healthcare, 2008.

③   Carpenter, Malcolm B. Core text of neuroanatomy[M]. 3nd ed. The William and Wilkins Company, 1985.

网状结构受损的脑干损伤通常会导致死亡。然而，高于该水平的间接激活通路受损会产生一些可预测的障碍。当大脑皮层的控制不起作用时，网状结构系统会使某些肌肉过度兴奋，临床上表现为肌张力增加或痉挛。肌肉的痉挛程度取决于通路受损的程度，通常在轴向和近端的肌肉（朝向身体中心）痉挛特别严重。

大脑半球的运动通路损伤通常称为上运动神经元损伤。损伤的同时往往影响直接和间接激活通路。因此，临床表现可能包括由于间接激活通路受损而导致的痉挛和肌肉牵张反射增加，以及由于直接激活通路受损而导致无法进行熟练运动。直接或间接激活通路受损均可能导致运动乏力，间接激活通路损伤与直接激活通路损伤的影响可见表 1-1-6。

上运动神经元受损的临床表现可能会随着时间的推移而改变。当通向 α 运动神经元和 γ 运动神经元的中枢神经系统下行通路被破坏时，运动、肌张力和反射活动会大幅减少。然而，由于 α 运动神经元和 γ 运动神经元仍能受到其他输入（如外周感觉输入）的影响，最终可能会恢复，甚至呈现过度兴奋的状态。由于中枢通路的抑制影响消失了，即使随意运动缺失或减少，也可能出现反射过度活跃的情况。

一般说来，痉挛对言语的影响是在发声过程中减缓声带运动并使声带过度闭合。当单侧上运动神经元受损时，这些影响较为轻微。但当双侧上运动神经元受损时，这些影响可能较为严重，常伴有反射过度活跃、病理反射、吞咽困难和情感生理表达的去抑制现象。间接激活通路受损和直接激活通路受损引起的神经性言语障碍通常会同时出现，包括双侧受损时的痉挛型神经性言语障碍和单侧受损时的单侧上运动神经元型神经性言语障碍。

（四）控制回路

控制回路有助于控制与运动功能相关的许多结构和通路的活动，控制或计划运动。与上运动神经元直接和间接激活通路不同的是，控制回路不与下运动神经元直接接触。

直接激活通路和间接激活通路在产生运动的过程中起到不同作用，在中枢神经系统中存在着协调、整合和控制运动的机制是有意义的。例如，通过直接激活通路激活的熟练运动需要在了解动作的姿势、空间方向、肌张力和动作发生的物理环境（通过间接激活途径调节的运动）后进行计划和控制。同时，保持适当的姿势和肌张力需要了解随意运动（通过直接激活途径调节的运动）的目的。这种整合和控制是通过小脑和基底神经节控制回路的活动来完成的。这些回路把信息传至大脑皮层（或输入来自大脑皮层的信息），在那里通过直接和间接激活通路来影响运动。

1. 小脑控制回路与言语

（1）小脑结构与小脑控制回路。

小脑可分为绒球小结叶和小脑体两部分。绒球小结叶与调节头部和眼睛平衡及方向的前庭机制有关，其主要功能是控制眼球运动。小脑体包括蚓部、小脑外侧半球，两者都可细分为前叶和后叶，如图 1-1-20 所示。前叶是脊髓小脑本体感觉信息的投射区，对调节姿势、步态和躯干肌张力起重要作用。位于后叶的小脑外侧半球负责协调熟练、顺序性的随意运动。每个小脑半球都与对侧的丘脑和大脑半球相连，控制着身体同侧的运动。

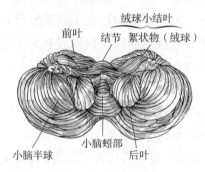

图 1-1-20 小脑

Anterior lobe 前叶，Flocculonodular lobe 绒球小结叶，Cerebellar hemisphere 小脑半球，Nodule 结节，Flocculus 絮状物（绒球），Vermis 小脑蚓部，Posterior lobe 后叶

传导束通过两侧的三个结构进入或离开小脑：小脑上脚、小脑中脚和小脑下脚。小脑上脚含有传入和传出纤维，是小脑深部核团（主要是齿状核）传出小脑的主要通路，从小脑深部核团传出，到脑桥和延髓，再到对侧的中脑和丘脑，最后到达大脑皮层（小脑 - 丘脑 - 皮层回路）。[1] 小脑中脚是对侧脑桥核的传入通路，是大脑皮层传入小脑的主要通路（皮层 - 脑桥 - 小脑回路）。小脑下脚也含有传入和传出纤维，它的兴奋传入纤维包括来自延髓的下橄榄核的神经纤维，在将运动命令与反映其执行结果的感觉反馈进行比较后，这些纤维向小脑发送信号，这种输入随时间推移可能会改善运动功能。进出小脑的传导束中传入纤维与传出纤维的比率约为 40：1[2]，表明感觉信息在运动控制中的重要性，特别是对小脑的重要性。

小脑皮质的输出神经元是浦肯野氏细胞，浦肯野氏细胞轴突与小脑深部核团形成突触，小脑通过小脑上脚或小脑下脚输出信号。这些小脑深部核团包括齿状核、球状核、栓状核和顶核，如图 1-1-21 所示。齿状核对言语的控制特别重要，它负责启动运动、执行预先计划的运动任务和调节姿势。[3]

①   Benarroch E E, Daube J R, Flemming K D, et al. Mayo Clinic medical neurosciences: organized by neurologic systems and levels[M]. New York：Mayo Clinic Scientific Press, Informa Healthcare, 2008.

②   Bhatnager S C. Neuroscience for the study of communicative disorders[M]. 2nd ed. Philadelphia: Lippincott Williams & Wilkins, 2002.

③   Gilman S. Cerebellar control of movement[J]. Annals of Neurology, 1994, 35（1）：3-4.

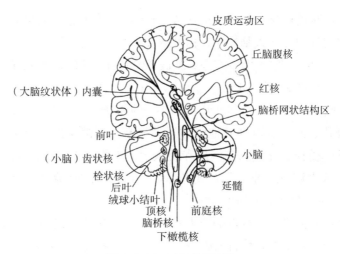

图 1-1-21　小脑控制回路

Internal capsule（大脑纹状体）内囊，Cortical motor areas 皮质运动区，Anterior lobe 前叶，Thalamus-ventral nuclei 丘脑腹核，Dentate nucleus（小脑）齿状核，Red nucleus 红核，Emboliform nucleus 栓状核，Pontine reticular formation 脑桥网状结构区，Posterior lobe 后叶，Cerebellum 小脑，Flocculonodular lobe 绒球小结叶，Medulla 延髓，Fastigial nucleus 顶核，Vestibular nucleus 前庭核，Pontine nucleus 脑桥核，Inferior olive 下橄榄核

　　小脑中涉及言语控制最多的区域是小脑半球。双侧小脑功能障碍可能导致运动失调型神经性言语障碍；在计划言语表达和言语过程中右侧小脑半球激活，这与左侧大脑半球有主要联系；言语的产生与双侧小脑半球的激活有关。小脑的上部参与计划言语运动的回路（辅助运动皮质、侧额叶皮质、前脑岛、小脑），而小脑的下部参与执行言语运动的回路（运动皮层、壳核/苍白球、丘脑、小脑）。言语相关的小脑控制回路包括与大脑皮层的纤维联系，与间接激活通路中脑干的纤维联系，以及来自言语相关肌肉、肌腱和关节的听觉和本体感觉反馈。

　　（2）小脑控制回路的功能。

　　小脑控制回路在言语中的作用与在运动过程中的作用是类似的。[1] 小脑在运动过程中维持动作的稳定性，皮质–脑桥回路在快速启动肢体运动的过程中起作用，这两点也适用于言语运动。小脑控制回路通过一系列动作的组合来参与运动学习、运动记忆和运动执行，从而在无意识情况下熟练地进行运动行为，这也符合言语控制的需要。[2][3] 在言语产生过程中，音节产生的模式作为模板存储在左半球运动前区，小脑在调节那些存储的模式并以适当的速率、节奏、情感压力等来产生韵律正常的言语方面具有关键作用。

　　小脑在言语中的作用是它从大脑皮层收到关于话语中音节的信息，然后提炼出言语表达的时长和韵律特性，并准备好在来自外周的与言语相关肌肉、肌腱和关节的听觉和

———————————

① Diener HC, Dichgans J. Pathophysiology of cerebellar ataxia[J]. Movement Disorders Official Journal of the Movement Disorder Society, 2010, 7（2）: 95.

② Bhatnager S C. Neuroscience for the study of communicative disorders[M]. 2nd ed. Philadelphia Pennsylvania: Lippincott Williams, 2002.

③ Laforce R, Doyon J. Distinct contribution of the striatum and cerebellum to motor learning[J]. Brain & Cognition, 2001, 45（2）: 189–211.

其他反馈信息到达时进行监控执行。小脑基于外周反馈的信息对计划指令进行进一步调整后，再将改进的计划传入大脑皮层，由此改变随后大脑皮层的输出。[①] 这些程序的修改有助于使收缩肌和拮抗肌的活动更平滑，从而产生流畅、具有恰当时长的、协调的言语。

（3）小脑控制回路受损的影响。

小脑控制回路受损会产生与其脑叶功能相关的体征。绒球小结叶受损会导致躯体共济失调、步态障碍、眼球震颤和其他眼球运动异常。蚓部受损可能会出现共济失调步态。小脑半球外侧受损会导致意向震颤和随意运动不协调（时间、方向和程度上）。随意运动不协调反映为辨距困难（无法预估运动范围）、运动失调（协调的运动是按顺序分段产生的），以及交替运动的速度异常。

小脑或小脑控制回路受损对言语产生的影响通常归因于随意运动不协调和肌张力低下，可能导致运动失调型神经性言语障碍。蚓部、双侧小脑半球或脑干中的小脑输出通路受损比控制回路中其他部位受损对言语的影响更严重。

2. 基底神经节控制回路与言语

成对的基底神经节具有认知、情感和运动控制等功能，本书中只强调它们在运动控制方面的功能。

（1）基底神经节的结构与基底神经节控制回路。

基底神经节运动回路除了与锥体外系或间接运动通路有很强的功能联系外，还与大脑皮层的不同区域有重要的联系。基底神经节的核心结构包括纹状体和苍白球，如图1-1-22所示，纹状体包括尾状核和豆状核，豆状核又包括壳核和苍白球。中脑的黑质（SN）和丘脑底核（STN）也是基底神经节的重要组成部分。

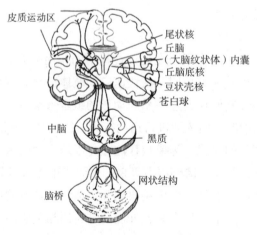

图 1-1-22　基底神经节控制回路

Cortical motor areas 皮质运动区，Subthalamic nucleus 丘脑底核，Midbrain 中脑，Putamen 豆状壳核，Pons 脑桥，Globus pallidus 苍白球，Caudate nucleus 尾状核，Substantia nigra 黑质，Thalamus 丘脑，Reticular formation 网状结构，Internal capsule（大脑纹状体）内囊

---

① Force related activations in rhythmic sequence production[J]. Neuroimage, 2005, 27（4）：909-918.

基底神经节回路的神经生理学特征极其复杂，包括其独特的灰质结构，多个双向抑制和兴奋连接通路，以及几个关键的神经递质。从言语产生的角度来看，应该理解以下简化的解剖和生理学知识。

① 输入：纹状体（壳核）是基底神经节的主要接收部分。它主要接收来自前额叶皮质输入的兴奋信号，丘脑底核也是如此。壳核还接收来自黑质输入的信号。

② 回路内的抑制和兴奋：基底神经节有三条内在通路，均由皮层驱动。第一，从皮层到壳核再到内侧苍白球（简称 GPi），抑制 GPi。第二，从皮层到壳核，再到外苍白球（简称 GPe）再到丘脑底核，最终兴奋 GPi。第三，从皮层到丘脑底核，最终也兴奋了 GPi。这些复杂通路的核心功能是壳核抑制苍白球，而丘脑底核兴奋苍白球。

③ 输出：基底神经节的主要输出通路起源于 GPi。许多抑制性纤维进入丘脑，继而返回额叶的辅助运动皮质和运动前区，这两个区域对运动启动起重要作用。GPi 对影响肌张力和运动的中脑和脑干（如丘脑底核、红核、网状结构）也有抑制性输出。

④ 神经递质：基底神经节运动功能由几种神经递质驱动，包括多巴胺、乙酰胆碱、谷氨酸和 GABA。多巴胺在黑质中产生，并通过黑质－纹状体束传到纹状体，在基底神经节中，多巴胺影响神经元对兴奋性和抑制性输入的敏感性。乙酰胆碱是纹状体内有轴突终末的神经元传递的递质，它的作用往往与多巴胺的作用相反。谷氨酸对丘脑底核向苍白球的输入信号起兴奋作用。大部分从纹状体至苍白球的传出纤维和从苍白球至黑质的传出纤维释放抑制性 GABA。这些神经递质之间的平衡对运动控制至关重要。任何失衡都会影响基底神经节的输出，降低对运动的控制，并导致与几种基底神经节疾病相关的运动功能障碍（包括神经性言语障碍）。

（2）基底神经节控制回路的功能。

基底神经节控制回路包括以下几个功能。

① 静息状态下，在大脑皮层、中脑和脑干的水平上抑制随意运动的启动。

② 启动运动需要皮层对纹状体的神经元进行大量输入，这些神经元向 GPi 和黑质进行抑制性输入，对 GPi 和黑质产生短暂的抑制效果，对丘脑或脑干中的相关神经元产生抑制效果，有效启动特定的运动。

③ 回路的某些部分促进预期运动的同时，皮层也向丘脑底核传递兴奋性输入，激活 GPi 和黑质的抑制性输出，增强对丘脑和脑干结构中与预期运动无关的神经元的抑制。

④ 基底神经节对特定运动的促进与抑制能力之间的平衡取决于来自黑质的多巴胺输入。多巴胺输入还可以防止基底神经节控制回路中的异常振荡活动。

⑤ 大脑皮层发起的运动冲动若超出了实现目标运动所需的冲动，基底神经节可以抑制这些冲动或将其调节到适当的程度。

⑥ 姿势和肌张力的调整：调整肌张力以维持正常姿势和静态肌肉收缩，在此基础上，可以叠加包括言语在内的随意运动。该回路有助于控制与目标导向的活动相关的运动（如行走过程中摆动手臂）、随意运动（如咀嚼和行走），以及必须根据发生这些活动的环境而调整的运动（如在下颌运动受限的状态下说话）。

⑦ 运动范围：在执行运动计划的过程中调整动作的力度、幅度和持续时间。[①]

⑧ 设定转换：中断正在进行的行为，促进对新刺激或不断变化的环境做出适当的非常规反应。[②]

（3）基底神经节控制回路受损的影响。

基底神经节控制回路功能障碍对运动的影响可通过两种方式表现：一种是活动减少，或运动不足；另一种是不随意运动增多，或运动亢进。兴奋性和抑制性通路之间的平衡被改变是出现这些异常的基础。如多巴胺活性的降低会导致丘脑底核、GPi 和黑质过度输出，导致投射到辅助运动皮质的丘脑神经元受到过度抑制，从而降低启动运动程序的能力。这会导致帕金森病的运动不足现象。相反，丘脑底核中活性的降低会导致运动亢进。

运动功能减退常与黑质病变有关，使得基底神经节缺乏多巴胺，导致肌张力增高，运动阻力增加，动作缓慢且僵硬，启动或停止困难。这种对运动的限制反映在运动不及型神经性言语障碍表现出的运动范围缩小上。运动功能减退－强直伴震颤综合征通常是由于黑质多巴胺神经元的缺失引起的，阻断多巴胺受体的药物（如抗精神病药物和止吐药物）和某些毒素也会引发这类障碍。

基底神经节除了控制肢体自主运动之外，还会对言语产生影响。如帕金森病患者可能表现出"面具脸"（面无表情的现象），这类神经性言语障碍患者进行言语表达时，表达的内容可能传递了情绪信息，但产生的言语可能是没有情感的。神经性言语障碍不仅能影响言语的音段－音素－语言成分，还能影响超音段－韵律－情感成分。

多巴胺神经纤维的过度活动可能导致运动亢进，从而降低回路对皮层放电的阻尼效应。这会导致不随意运动（如舞蹈症、手足徐动症、肌张力障碍），这些运动的轨迹、速度、规律性、促进或抑制它们发生的条件有很大的不同。运动过度及肌张力和运动经常出现不可预测的变化是与运动过度型神经性言语障碍相关的异常言语特征的基础。

基底神经节受损导致的运动性言语障碍通常比控制回路的皮质成分受损导致的更严重，分别涉及运动不及型神经性言语障碍和运动过度型神经性言语障碍。

---

① Pope P, Wing A M, Praamstra P, et al. Force related activations in rhythmic sequence production[J]. Neuroimage, 2005, 27（4）：909-918.

② Monchi O. Functional role of the basal ganglia in the planning and execution of actions.[J]. Annals of Neurology, 2006, 59（2）：257.

运动性言语障碍分类与病理机制

本节着重从运动性言语障碍的定义、分类及病理机制三个方面进行讨论，帮助读者厘清运动性言语障碍相关的基本概念，为后续针对性学习运动性言语障碍的评估与治疗奠定基础。

一、运动性言语障碍的定义与分类

言语病理学行业权威专家达菲（Duffy）将运动性言语障碍定义为"由于神经缺损影响言语的计划、编程、控制或执行而导致的言语障碍，包括神经性言语障碍（Dysarthria）和言语失用症（Apraxia of Speech，AOS）"[1]。弗里德（Freed）对运动性言语障碍的定义为"由运动系统的异常功能引起的言语产生缺陷的集合，这一集合由七种类型的神经性言语障碍和一种失用症组成"[2]。

（一）神经性言语障碍

弗里德从字面上对"dysarthria"进行了解释，"希腊语中'dys'的意思为障碍或异常，'arthria'的意思为清楚表达"，"dysarthria"更全面的定义为"由于言语机制的肌肉控制失调而导致言语产生受损"，部分人认为"dysarthria"的概念为"口齿不清"，但"这一障碍包括的言语产生缺陷不仅

---

① 原文为：Motor speech disorders（MSDs）can be defined as speech disorders resul ting from neurologic impairments! affecting the planning, programming, control, or execution of speech. MSDs include the dysarthrias andapraxia of speech.

② 原文为：Motor speech disorders, therefore, are acollction of speech production deficits that are causedby the abnormal functioning of the motor system. Altogether, this collection of motor speech disordersconsists of seven types of dysarthria and one type of apraxia.

仅是构音问题，也包括呼吸、韵律、共鸣和发声的缺陷"[1]。达菲对"dysarthria"的定义与弗里德一致，即"反映言语产生的呼吸、发声、共鸣、构音或韵律方面所需要运动的力量、速度、范围/幅度、稳定性或准确性出现异常的一组神经言语障碍的总称"[2]。

根据以上两个定义，本书将"dysarthria"译为神经性言语障碍。神经性言语障碍是一组神经源性言语障碍的统称，表现在神经损伤导致的言语产生的涉及呼吸、发声、共鸣、构音和韵律方面所需要的力量、速度、范围/幅度、稳定性或准确性方面的异常。针对这一定义，需要明确地指出以下三点：① 神经性言语障碍是由神经系统疾病引发的；② 它是运动性障碍；③ 它可以被分为不同的类型，每种类型都有其不同的言语病理表现，以及特异的、可推测的神经病学特征和伴随症状。

神经性言语障碍主要表现为构音不准确，咬字不清晰，响度、音调、速度和节律异常以及鼻音过重等言语听觉感知特征的改变。但患者言语表达的内容和语法都正常，在理解他人的语言方面也没有困难，而仅仅是口语表达上有障碍。导致神经性言语障碍的疾病主要有脑卒中、脑肿瘤、脑外伤、脑性瘫痪、帕金森病、肌萎缩侧索硬化症、重症肌无力等。因为神经系统对肌肉信息的干扰而引起一个或多个感觉运动的异常，包括瘫痪，痉挛，不协调、不随意的运动或运动过多，肌张力低下等。

根据神经系统损害部位的不同和病理言语特征，本书将神经性言语障碍分为七种类型：弛缓型障碍、痉挛型障碍、运动失调型障碍、运动不及型障碍、运动过度型障碍、单侧上运动神经元型障碍和混合型障碍。

1. 弛缓型神经性言语障碍

弛缓型神经性言语障碍是由脑或脊神经中细胞核、轴突或由神经肌肉连接组成的下运动神经元通路损害而引起的一种运动性言语障碍。肌力弱、肌张力低下、反射减弱是弛缓型麻痹的主要临床特点，常出现肌萎缩和肌束震颤，肌肉运动时肌力迅速减弱和休息后恢复是其显著的特征。这些特征的存在或缺失程度取决于一些已损坏的运动单位的损伤程度。它可以出现在任一个或所有的言语成分（呼吸、发声、共鸣、构音及韵律）中。弛缓型神经性言语障碍也是一种神经、肌肉的执行问题，而不是计划、编程或控制的问题，反映了肌力减弱和肌肉张力降低导致正常言语所需的运动速度减缓与范围的减少，以及对语音准确性的影响。基于梅奥临床言语病理学实践主要沟通障碍的诊断数据，弛缓型神经性言语障碍占所有神经性言语障碍的8.4%，占运动性言语障碍的7.8%。

弛缓型神经性言语障碍的临床表现为肌肉运动障碍、肌力减弱、肌张力降低、肌萎

---

[1]　原文为：He literal definition of dysarthria is "disordered utterance" ("dys" means disordered or abnormal; "arthria" means to utter distinctly, from the Greek, arthroun). A more comprehensive definition is that dysarthria is the impaired production of speech because of disturbances in the muscular control of the speech mechanism. The layperson's concept of dysarthria is someone with slurred speech, but this disorder certainly includes many more speech production deficits than just poor articulation. It can involve respiration, prosody, resonance, and phonation as well.

[2]　原文为：Dysarthria is a collective name for a group of neurologic speech disorders that reflect abnormalities in the strength, speed, range, steadiness, tone, or accuracy of movements required for the breathing, phonatory, resonatory, articulatory, or prosodic aspects of speech production.

缩及腱反射减弱。该类型的患者会出现说话时鼻音过重、辅音发音不准以及伴有气息音的嗓音特性，有时可闻及气体从鼻孔逸出的声音及吸气声，说话时因气流较弱而出现语句短促、音调低、音量小及有不恰当的停顿等现象。患者可表现出动作缓慢且费力的构音行为，并伴有吞咽困难、唇闭合、外展差、舌抬高及两侧运动困难等症状。病因主要有颅神经麻痹、球麻痹、肌肉本身障碍、进行性肌营养不良等。

2. 痉挛型神经性言语障碍

痉挛型神经性言语障碍是由于双侧上运动神经元的锥体系和锥体外系均损害而导致的一种特征明显的运动性言语障碍。[①] 锥体系损害导致精细分离运动的损害或丧失；椎体外系的损伤则影响它们在运动控制中的主要抑制作用，病变往往引起过度的阳性体征，如肌张力增高、痉挛和高兴奋性反射。单纯的锥体系或锥体外系损伤很少见，因为两者的通路在大脑皮质和靠近下运动神经元的区域是非常邻近且部分重叠的。即痉挛型瘫痪的人通常表现出因锥体系的损伤而导致已熟练的运动减少和肌力低下，以及因锥体外系的损害而导致肌张力增高和痉挛。因此影响言语运动功能的主要异常（痉挛、力弱、运动范围的减少和运动迟缓）可以出现在任何或所有的言语成分（呼吸、发声、共鸣、构音及韵律）中，而不是局限于某一个单独成分。痉挛型神经性言语障碍是一种神经、肌肉的执行问题，而不是计划、编程或控制的问题，反映了痉挛和肌力弱导致正常言语所需的运动速度、范围和力量的减少。基于梅奥临床（Mayo Clinic）言语病理学实践主要沟通障碍诊断数据，痉挛型神经性言语障碍占所有神经性言语障碍的 7.3%，占运动性言语障碍的 6.3%。[②]

痉挛型神经性言语障碍表现为随意运动出现异常模式，言语相关肌群的肌张力增高，病理反射亢进，咽反射、下颌反射亢进，一般会导致舌、唇运动差，软腭的抬高异常。其主要表现为说话缓慢费力、字音不清、鼻音重、音拖长、不自然的中断、粗糙音、费力音、元音和辅音歪曲、缺乏音量控制、重音减弱、语调异常等，常伴有强哭、强笑等情绪控制障碍。其主要病因是脑血管疾病、假性球麻痹、痉挛型脑瘫、脑外伤、脑肿瘤、多发性硬化等。

3. 运动失调型神经性言语障碍

运动失调型神经性言语障碍是与小脑或连接小脑到其他中枢神经系统的神经通路病变有关的一种运动性言语障碍。小脑围绕在脑桥和大脑脚的周围，与脑桥、大脑脚以及脊髓相联系，主要调节锥体外系的功能，使传入的感觉信息（本体感觉、运动觉、触觉、听觉以及视觉）与运动反应达成精确协调。共济失调是小脑损伤患者言语障碍的一个重要因素，它可以表现在言语的呼吸、发声、共鸣、构音和韵律的任何一个或

---

① Freed D B. 运动性言语障碍：诊断与治疗 [M]. 2 版. 陈雅资，译. 新北：合记图书出版社，2014：290–294.

② Benarroch E E, Daube J R, Flemming K D, et al. Mayo Clinic medical neurosciences: organized by neuologic systems and levels[M]. New York: Mayo Clinic Scientific Press, Informa Healthcare, 2008.

所有成分，但其最明显的特点是构音和韵律障碍。运动失调型神经性言语障碍主要反映了运动的控制问题，由于神经、肌肉不协调和肌张力低下的影响，导致言语运动的力量、范围、时间和方向变缓慢或不准确。基于梅奥临床言语病理学实践的主要沟通障碍诊断数据，运动失调型神经性言语障碍占所有神经性言语障碍的 10.1%，占运动性言语障碍的 9.4%。[①]

运动失调型神经性言语障碍表现为言语肌群运动不协调（运动的力量、方向、范围、时间控制），肌张力低下，运动速度减慢，震颤。其言语特征主要以韵律失常为主，声音的高低强弱呆板震颤，音量、重音和语调单一，初始发音困难，声音大，发音中断明显，间隔停顿不当，如同"醉酒"后的言语行为，有辅音发音不准、元音歪曲的现象，且这种现象在表达不同言语时表现会有所不同，常伴有肢体的共济失调，多由脑肿瘤、多发性硬化、酒精中毒、外伤所致。

4. 运动不及型神经性言语障碍

运动不及型神经性言语障碍是与基底神经节控制回路有关的运动性言语障碍。运动范围的减少是引起该障碍的主要因素，因此被命名为运动不及型神经性言语障碍。它可以表现在言语的呼吸、发声、共鸣、构音和韵律的任何一个或所有成分，但在发声、构音和韵律方面表现最为明显。运动不及型神经性言语障碍的临床特征反映了控制和支持适当言语的神经、肌肉活动的快速离散和阶段性言语运动的叠加，表现为言语运动的力度和范围的减少，但有时言语活动快速重复。运动不及型神经性言语障碍主要影响言语运动控制，即运动程序的准备、持续、启动和结束。其常常给人一种印象，它的潜在运动"都在那里"，但在范围和振幅上减弱了，而且在灵活性和速度上受到限制。基于梅奥临床言语病理学实践的主要沟通障碍诊断数据，运动不及型神经性言语障碍占所有神经性言语障碍的 10%，占运动性言语障碍的 9.3%。[②]

其临床主要表现为运动范围和速度受限、动作僵硬。因言语肌群的不随意运动和肌张力改变，造成发音低平、单调，可有颤音及第一字音的重复，似口吃，说话时言语速度加快，同时伴有流涎，说话时舌运动不恰当，舌抬高困难。多见于帕金森病。

5. 运动过度型神经性言语障碍

运动过度型神经性言语障碍是与基底神经节控制回路紊乱相关的一种运动性言语障碍。它是一种运动功能亢进的障碍，可以表现在言语的呼吸、发声、共鸣、构音和韵律的任何一个或所有成分，但对韵律和速度有突出影响。[③] 患者的异常言语特征是因为异常的、有节奏的、不规则的、不可预测的、快速或缓慢的无意识动作对随意运动的影响而导致的；通常会给人以正常的言语正在被执行的印象，但那是被非常规或不可预测的

① Benarroch E E, Daube J R, Flemming K D, et al. Mayo Clinic medical neurosiences: organized by neuologic systems and levels[M]. New York: Mayo Clinic Scientific Press, Informa Healthcare, 2008.

② Freed D B. Motor speech disorders, diagnosis and treatment [M]. Delmar: Cengage Learning, 2012.

③ Freed D B. 运动性言语障碍：诊断与治疗 [M]. 2 版 . 陈雅资，译 . 新北：合记图书出版社，2014.

无意识干扰扭曲、缓慢或打断的动作，反映了言语运动控制的感觉运动整合问题。基于梅奥临床言语病理学实践的主要沟通障碍诊断数据，运动过度型神经性言语障碍占所有神经性言语障碍的 20.2%，占运动性言语障碍的 18.9%，然而神经源型痉挛和器质型声音震颤占了近 70% 的运动过强型障碍病例数据。如果这两种疾病被排除在外，剩下的运动过度型障碍的比例为 7%。[①]

其临床表现为言语肌群不随意运动和肌张力改变，导致言语器官的不随意运动，破坏了有目的的运动而造成元音和辅音的歪曲、失重音、不适宜的停顿、费力音、发音强弱急剧起伏、鼻音过重、嗓音嘶哑紧张、言语缓慢。病因有舞蹈症、肝豆状核变性、手足徐动型脑瘫等。

6. 单侧上运动神经元型神经性言语障碍

单侧上运动神经元型神经性言语障碍与把神经冲动传递给言语肌肉的颅神经和脊神经的上运动神经元通路的损伤有关。它可以在语言的任何成分中表现出来，但在发声、构音和韵律上最常见。它的异常特征反映了肌力弱的影响，但有时也会有痉挛和不协调的现象。主要表现为单侧的上运动神经元损伤对对侧面部和舌头的影响。但在某些情况下，其整体言语模式很难与痉挛或共济失调型障碍进行区分。与其他类型神经性言语障碍不同的是，这种神经性言语障碍的命名是解剖层面的而不是病理生理学层面的。这是因为近年来才开始仔细地描述它的临床特征和理解其解剖和生理。基于梅奥临床言语病理学实践的主要沟通障碍诊断数据，单侧上运动神经元型神经性言语障碍占所有神经性言语障碍的 8.5%，占运动性言语障碍的 7.9%。[②]

其主要的言语特征为辅音发音不准。患者有明显的对侧下面部、双唇、舌及对侧肢体无力的现象。在多数的病例中，患者的发音仅受到轻微的影响，许多轻症患者在数日或数周后便能自然恢复。在较重的病例中，此类障碍常合并到失语症、言语失用症或认知障碍。

7. 混合型神经性言语障碍

对神经系统施加功能和解剖上的分类，可以帮助我们建立一个神经系统疾病分类与定位的框架，然而神经系统疾病并不能局限于我们给它界定的分类里，神经系统疾病的影响经常是"混合"或分布在两个或更多的神经系统部分的。由于神经系统不具有局部性和区域化的特点，造成损害的神经性言语障碍经常不局限于运动系统的单一部位，所以神经性言语障碍的类型经常是混合的，表现为两种或多种类型的混合。在所有神经性言语障碍中，混合型神经性言语障碍是最常见的，在医疗实践中比任何单一类型的神经性言语障碍出现的比例都要高得多。基于梅奥临床言语病理学实践的主要沟通障碍诊断数据，混合型神经性言语障碍占所有神经性言语障碍的 29.9%，占运动性言语障碍的

---

① Benarroch E E, Daube J R, Flemming K D, et al. Mayo Clinic medical neurosiences: organized by neuologic systems and levels[M]. New York: Mayo Clinic Scientific Press, Informa Healthcare, 2008.

② Benarroch E E, Daube J R, Flemming K D, et al. Mayo Clinic Medical neurosiences: organized by neuologic systems and levels[M]. New York: Mayo Clinic Scientific Press, Informa Healthcare, 2008.

27.9%。[1]混合型神经性言语障碍中几乎任何两种或更多类型的神经性言语障碍的组合都是可能的，而且在混合的情况下通常有一种类型占主导地位。常见于威尔森氏症、肌萎缩侧索硬化症、脑干病变、多发性卒中、多发性硬化等。

（二）言语失用症

失用症是指患者在无运动或感觉障碍时，计划做出有目的的动作或精细动作时表现无能为力的状况，有时虽然不能在全身动作的配合下，正确地使用一部分肢体去做已形成习惯的动作，但在不经意的情况下却能自发地完成此类动作的一类病症。言语失用症是由于大脑言语运动计划阶段受损引起的。这类患者知道他们想说的话，但是他们大脑无法正常地协调运用发出语音的有关肌肉，因此常常呈现不一致的言语错误。

达菲对言语失用症的定义是："反映产生正常言语（语音和韵律正常）定向运动所必需的计划或编程感觉运动命令的能力受损的一种运动性言语障碍。"[2]弗里德将言语失用症定义为："流利地对舌、唇、下颌和言语机制的其他部分的言语产生运动进行排序的能力受损。"

本书沿用达菲和弗里德关于言语失用症的定义，即言语失用症是指在言语产生过程中，因脑损伤等原因造成计划言语运动序列的大脑通路受损，影响患者将有意识的言语计划转化为运动计划的能力，从而导致其言语功能受限，出现言语困难。这种失用不能用初级的感觉障碍和运动障碍来解释，也不能用痴呆、情感障碍、失语、失认、精神症状和不合作来解释，并且排除言语肌肉的麻痹或瘫痪。言语失用症的大脑定位至今仍有争论，已经有过描述的部位包括运动性言语中枢（Broca 区）、左侧额颞顶回、岛叶的左上前部位、左侧皮质下区域，特别是基底核。

言语失用症最常见的临床特点是发音缓慢、发音错误、构音歪曲和多音节词在词中被分割，而且往往出现明显的搜寻发音动作、错误的构音动作。[3]严重的言语失用症经常会伴随口颜面失用症。口颜面失用症是指患者不能按指令或模仿检查者完成面部动作，如眨眼、舔唇、伸舌、吹灭火柴，但不经意时能完成上述动作。

言语失用症可以单独发生，也经常伴随构音障碍、神经性言语障碍或失语症出现，然而其本质、定位和治疗都不同于构音障碍、神经性言语障碍和失语症。根据美国言语语言听力协会发布的《失语症和失用症概述》（2016）以及国际上学者们提出的诊断言语失用症的一致性标准，评估言语失用症患者的主要诊断标准为：① 言语速率较慢导致发音延长、音段间隔增加；② 发音错误，包括歪曲和替代；③ 发音错误类型以及错误在言语中的位置相对稳定；④ 韵律异常，音节重音增加和单一化。此外，言语失用症

① Benarroch E E, Daube J R, Flemming K D, et al. Mayo Clinic medical neurosiences: organized by neuologic systems and levels[M]. New York: Mayo Clinic Scientific Press, Informa Healthcare, 2008.

② Duffy J R. Motor speech disorders: substrates, differential diagnosis, and management[M]. St. Louis: Mosby, 2013.

③ Freed D B. 运动性言语障碍：诊断与治疗 [M]. 2 版 . 陈雅资，译，新北：合记图书出版社，2014.

患者还可能存在其他症状：① 构音摸索，患者似乎总在摸索正确的发音位置及其顺序。② 发音启动困难。例如患者试图说出对方的名字（张××），"——啊——昂——j——"。③ 持续性错误。④ 发音错误随词句的长度和难度增加而增多。⑤ 言语不流畅，错误多样。⑥ 患者通常能够觉察自己的错误并试图自我纠正。⑦ 重复同样的词时会出现不同的错误发音。例如家人问患者（指着杯子）："这是什么？"患者说："鞋子，椰子。"患者也会试图纠正，但是无法说对。⑧ 前置性置换错误和后置性置换错误。这类错误是指英语患者把位于首字母的辅音替换为处于末位或中间位置的辅音，常见于擦音，比如 pancakes（蛋糕）说成 canpakes。对于汉语患者，则置换声母，如"打开"说成"卡开"或者"卡呆"。⑨ 自发性言语和自动化言语（1—10 数数、报告星期、问候语等）的错误少，有目的性、主动的言语错误反而较多。

　　上述症状在其他语言障碍中也可能存在，因此这些症状不能作为言语失用症的鉴别诊断标准。言语速率较慢和韵律异常目前被认为是言语失用症的两个显著特征，因此，言语速度正常/较快、韵律正常则可以作为诊断言语失用症的排除标准。注意言语失用症患者表现出音素替代是由构音歪曲导致的，本质是歪曲的错误知觉导致了音素替代。言语失用症患者的言语错误还表现为言语产出时机的不一致性，即同一个单词有时候出现错误，有时却能说对，或者出现不一致的错误，但是患者所表现出来的构音错误类型（歪曲）和构音错误在言语中的位置（音节首位、中间或者末位）是相对一致的。表 1-2-1 对言语失用症与神经性言语障碍进行了鉴别诊断，从病灶、言语肌肉麻痹、构音错误的种类等方面进行了区分。

表 1-2-1　言语失用症与神经性言语障碍的鉴别诊断

	病灶	言语肌肉麻痹	构音错误的种类				构音错误的一致性	启动困难、延迟、反复	发音摸索动作	共鸣障碍
			歪曲	替换	遗漏	添加				
神经性言语障碍	双侧皮质下损伤均有可能	有	有	有	有	有	一致	无	无	有
言语失用症	优势半球 Broca 区周围	无	有	有	无	无	不一致	有	有	无

二、运动性言语障碍的病理机制

　　引起神经性言语障碍的主要疾病是脑卒中、脑性瘫痪、肌萎缩侧索硬化症、多发性硬化、帕金森病、重症肌无力、多系统萎缩症、威尔森氏症、小脑病变等。

（一）脑卒中

脑卒中（Cerebral Stroke，简称 CS）是一种急性脑血管疾病，是由于脑部血管突然破裂或因血管阻塞导致血液不能流入大脑而引起脑组织损伤的一组疾病，包括缺血性卒中和出血性卒中。

目前报道由核磁共振（MRI）或尸检证实与神经性言语障碍有关的幕上损伤，主要位于皮层、皮层运动区下、放射冠和内囊，有报道尾状核和双侧丘脑梗死也可引起神经性言语障碍。幕下起源的神经性言语障碍可见于脑桥基底、大脑脚以及脑桥延髓接合处腹侧、中脑、延髓的卒中。双侧皮质延髓束和皮质脊髓束损伤所引起的假性球麻痹对言语影响较明显。脑卒中所致神经性言语障碍常见的类型有痉挛型、弛缓型、单侧上运动神经元型和运动失调型，其中痉挛型最为多见，占 87.8%。主要异常言语特征是：吸气时间短；发音时间短，费力音，粗糙音，音量偏高，鼻音化；元音、辅音歪曲；语速慢，不自然的中断，音量、音调急剧变化，说话费力。低位脑干卒中可引起弛缓型神经性言语障碍，该类型的患者临床表现为音量弱、有气息音、吐字不清晰等。[①]

（二）脑性瘫痪

脑性瘫痪（Cerebral Palsy，简称 CP）是一组持续存在的中枢性运动和姿势发育障碍、活动受限症候群，这种症候群是由于发育中的胎儿或婴幼儿脑部非进行性损伤所致。脑性瘫痪的运动障碍常伴有感觉、知觉、认知、交流和行为障碍，以及癫痫和继发性肌肉、骨骼问题。脑瘫患儿根据临床分型不同，一般都会伴有相关神经控制的躯干运动障碍，这会对患儿的发音器官造成一定的影响，使得患儿在学习发音以及构音上存在很大的困难，主要表现在舌、下颌、口唇以及鼻咽等器官和胸廓周围的呼吸肌上，这种器官的运动障碍会直接影响患儿的语音速度、清晰度以及音调。加之个体的生理、智力、心理及生活和社会环境等内外因素的共同影响，限制了正常模式的言语语言发育，也导致其对言语的理解、运用及表达方面都存在着诸多问题。70%—75%的脑瘫儿童存在言语语言障碍，其中最常见的言语障碍是神经性言语障碍，最常见的语言障碍是语言发育迟缓。

1. 构音器官运动障碍

脑瘫儿童的口唇、舌、下颌、软腭、鼻咽等构音器官运动障碍，会直接影响到言语的清晰度。其异常表现为：① 不随意的下颌上抬运动、口唇运动、张口和伸舌运动。② 不能进行口唇开合、撅嘴、龇牙等交替运动或运动范围受限，速度低下。③ 舌运动能力低下，或有不随意运动所导致的构音运动准确性障碍。④ 下颌开合困难，轮替运动速度低下所致的言语速度缓慢，清晰度低。⑤ 鼻咽腔闭锁功能不全所致的鼻音过重。

---

① Freed D B. 运动性言语障碍：诊断与治疗 [M]. 2 版 . 陈雅资，译 . 新北：合记图书出版社，2014.

2. 呼吸障碍

脑瘫儿童常伴有呼吸功能问题，主要表现为：呼吸不规则；呼吸表浅导致发音动力不足，继而出现声音响度低；呼吸调节困难呈硬起音或软起音；反向呼吸以及呼吸肌群因不随意运动导致发音无力、发音短促等。生理呼吸向言语呼吸过度时，因呼吸调节过度或呼吸保持困难而导致发音困难。呼吸不随意运动导致声带调节困难，声门关闭不全，继而出现发音困难、说话中途突然中断等现象。呼吸功能的改善，有利于儿童言语能力的发展。

3. 言语障碍

痉挛型脑瘫儿童多因舌、唇运动功能差，软腭上抬困难而表现出说话缓慢、费力、鼻音较重，言语语调异常。① 偏瘫儿童言语表达不受阻，主要表现为部分发音欠清晰，部分辅音歪曲或置换。② 双瘫儿童言语表达轻度受阻，主要表现为音调稍低、发音急促、费力、清晰度下降、辅音歪曲或置换性错误。③ 四肢瘫儿童言语表达受阻，主要表现为发音比较费力，语速缓慢，音量低。语言清晰度下降，元音、辅音歪曲。

共济失调型脑瘫儿童多由构音肌群运动控制能力差，舌抬高和交替运动不能或欠佳而引起，表现为发音不清、含糊、重音过度或无重音，言语速度慢等特征。

不随意运动型脑瘫多因说话时舌运动不恰当引起，表现为语调差、语速快、伴有颤音。

混合型脑瘫其表现因病变部位不同而不同，如发音费力、音调降低、气息音、语句变短，说话中可察觉到明显的吸气，可见完全的言语丧失等。

（三）肌萎缩侧索硬化症

肌萎缩侧索硬化症（Amyotrophic Lateral Sclerosis，简称 ALS），俗称渐冻人症，是运动神经元病的一种，累及上运动神经元（大脑、脑干、脊髓）及下运动神经元（颅神经核、脊髓前角细胞）及其支配的躯干、四肢和头面部肌肉，多为中年后发病，多数患者发病年龄在 50—70 岁。患病早期主要表现为较轻微的局部肌肉无力、肌肉萎缩及锥体束症，逐渐发展为全身肌肉萎缩和吞咽困难。英国物理学家斯蒂芬·威廉·霍金（Stephen William Hawking）正是该疾病的罹患者，其运动功能受损越来越严重，逐步累及言语表达功能，后期只能通过辅助设备来进行"表达"。多数患者在发病后 3—5 年内因呼吸麻痹而死亡，目前尚无有效的治疗方法。该疾病男性患者较多，男女之比约为 1.5∶1—2∶1。由于 ALS 的病人并存上、下运动神经元混合性损害，其言语障碍的特点常表现为混合型障碍，以参与发音的呼吸肌、口面部肌肉及舌肌无力、萎缩等症状最为常见，病变的神经、肌肉使患者讲话时的语速减慢，对音量及音调的控制出现障碍，并伴随鼻音过重等问题。

ALS 病程初期只有一项或两项运动神经群会受到损伤。但随着病程的发展四个运动神经皆可能受到损伤。病程末期，由于无力和肌肉萎缩的缘故，患者几乎无法做任何动作。ALS 患者初期可能会出现下列四种症候群中的一种，至于是哪一种则取决于哪些运动神经元最先受影响。① 若脊神经受影响，患者会出现手脚无力、肌张力丧失、肌肉萎缩和反射动作减少。② 若脑神经受影响，患者会出现弛缓型神经性言语障碍、呕吐反射减少、舌肌萎缩、吞咽困难、脸部及口部无力。③ 若皮质脊髓束的上运动神经元受影响，患者会出现手脚无力和痉挛、反射动作增加、四肢肌肉疼痛与抽筋。④ 若皮质延髓束中的上运动神经元受影响，病人则会出现痉挛型神经性言语障碍、呕吐反射过强、脸部和口部无力，以及吞咽困难。

多数 ALS 患者的认知能力几乎不会受到损伤，但可能会出现命名缺失、言语的流畅性等能力受损。

ALS 患者早期有舌肌萎缩和明显纤颤，甚至可为首发症状。随着病情发展，肌无力和肌萎缩蔓延至躯干、颈部，最后到面肌和延髓支配肌，表现为构音不清，吞咽困难，咀嚼无力等。但由于双侧皮质延髓束受损，言语和吞咽障碍可由假性球麻痹引起，主要表现如下。① ALS 早期言语症状：发音含糊、发声时间短、语调异常、语速下降、唇音和齿音严重受累、早期鼻音不明显、语言清晰度下降。② ALS 进展中期言语症状：说话费力，音拖长，不自然中断，音量、音质急剧变化，粗糙声、费力音、元音和辅音歪曲，鼻音过重，吸气时间短，语言清晰度明显受损。③ ALS 后遗症期言语症状：言语重度障碍，可能出现难以发声或只能复述个别音节。部分患者可以发声，但不能说话，表现为发声时间极短，音质粗糙、费力，鼻音化明显，吸气时间极短，呼气相短而弱。

（四）多发性硬化

多发性硬化（Multiple Sclerosis，简称 MS）是一种中枢神经系统脱髓鞘疾病，病程中常有缓解、复发的神经系统损害症状。MS 可导致不可逆的中枢神经系统损害，病灶的常发部位为视神经、脊髓、脑干，是青中年人群中非外伤性致残的最常见原因。该疾病在欧美地区患病率约为 3‰，发病率约为 2.22‰。我国是 MS 的低发区，北京地区报道的发病率约为 0.023‰，广东省发病率约为 0.1‰。MS 发病危险年龄为 10—60 岁，10 岁前发病的患者仅占 0.3%—0.5%，儿童期后发病率增加，30 岁为发病高峰期，60 岁后发病率较低。有研究表明 10 岁前发病的 MS 患者中男孩较女孩多，且儿童 MS 预后效果较好。青少年 MS 疾病进程与发病年龄及症状的严重性无关；早期治疗可显著改善预后；发病患者中女生多于男生，比例约为 1.7∶1。关于 MS 的病因，医学界尚未明确，推断其发病可能受遗传基因和环境两种因素的影响。

MS 可影响中枢神经系统（CNS）中几乎任何一处的髓鞘，含有丰富髓鞘的白质区和外覆髓鞘的灰质区都会遭受侵害，所以 MS 可能发生在脑干、小脑、大脑半球以及脊髓。有些患者呈现的症状显示出 MS 的局灶性损伤仅位于脑中单一处。若患者的主要症状为运动失调型，则表示其局灶性损伤位于小脑；如果病人呈现其他弥漫性的许多症状，这表示 MS 的病灶损伤已扩及 CNS 的多处区域。MS 的症状主要包括视觉障碍、运动障碍、感觉障碍、言语障碍和认知障碍，总体来看该病症的发展有四个进程。

约 40% 的患者在病症初期会经历症状复发——缓和的病程。但数年之后，患者会开始缓慢而稳定地发展出更为显著的症状。

约 20%—30% 的患者一生都会经历症状复发——缓和的病程，却不会经历症状稳定持续恶化的阶段。

约 10%—20% 患者的症状从发病初期就开始缓慢且稳定地发展，并持续恶化。

约 20% 患者终其一生仅发生过一次或两次复发——缓和的症状，除此之外并不会受到此病的其他影响。

中枢神经系统损伤的多样性、疾病严重程度、恶化和缓解模式不同所致的言语障碍多为混合型障碍，言语特征表现为：说话时气短，音调音量不定，震颤，初始发音困难，呈硬起音，重音和语调异常，发音中断明显，可能出现鼻音化，元音辅音歪曲较轻，主要以韵律失常为主，声音的高低强弱呆板震颤。随着病情逐渐加重，多化性硬化患者可能出现难以发声、发音动力不足等症状。

（五）帕金森病

帕金森病（Parkinson's Disease，简称 PD）主要是由黑质纹状体变性、脑内多巴胺含量显著减少所致。原发性帕金森病约占帕金森病的 80%。[1]

1. 神经性言语障碍

帕金森病患者常见的神经性言语障碍类型是运动不及型，主要表现如下。① 音质音量变化：最早表现为音质改变，声音像气丝，发颤或嗓音嘶哑，或高音调，或刺耳；随时间推移，病情进展，音量降低，严重者甚至让人无法听见。② 发声障碍：表现为低音调，音调单一，响度单一，粗糙声和持续性的气息声。③ 发音障碍：表现为句子、元音、辅音时程延长，重音降低，有很多停顿错误，并且缺乏停顿间期，停顿变成摩擦音，导致发音模糊，吐字不清。④ 韵律障碍：表现为重音减少，不恰当的无声停顿，言语的间歇性波动，字、词、短语的语速多变且增加。⑤ 共鸣障碍：表现为轻度鼻音功能亢进、重复音位等。⑥ 清晰度下降：言语清晰度不准确、不协调，缺乏音节的精确分节，不能完成目标清晰度，例如爆破音未完全完成即终止。⑦ 呼吸障碍：包括肺活量减少，呼吸不规则，呼吸频率加快等。

2. 自发言语障碍

流畅性障碍：早期帕金森病患者就有言语流畅性障碍、倒数月份障碍，并且词语产生速度逐渐变慢；无语法错误，但在句子开头均有一犹豫过程，并且增加在句子中成语与短语的数目，使一个句子产生尽可能多的信息。

---

[1] 罗佳，庄佩耘，张天宇，蒋家琪 . 帕金森病患者的言语障碍及励 - 协夫曼言语治疗的应用 [J]. 听力学及言语疾病杂志，2007，（15）6：502-505.

找词困难：表现为讲话前突然卡顿，即讲话启动困难，持续交谈中无法保持稳定的语调，在每一个句子开始都有停顿，而且言语非常简短。

言语重复：单音节、单字、单词、词组和句子无意识且难以控制的重复，句子结束后还经常喃喃自语。

语速变化：在大多病例中，言语表达迟缓，另外也有言语速率趋于变化或比正常语速稍微增快，吐字及音节融合在一起，而无任何停顿，从句子开始到句尾吐字持续加速。

可理解性下降：帕金森病患者自发言语的可理解性比复述、阅读要差。

（六）重症肌无力

重症肌无力（Myasthenia Gravis，简称 MG）全称为获得性自身免疫性重症肌无力，是乙酰胆碱受体抗体介导的、细胞免疫依赖的和补体参与的神经－肌肉接头处传递障碍的自身免疫性疾病，病变主要累及神经－肌肉接头突触后膜上的乙酰胆碱受体。

重症肌无力发病初期患者往往感到眼或肢体酸胀不适，或视物模糊，容易疲劳，天气炎热或月经来潮时疲乏加重。随着病情发展，骨骼肌明显疲乏无力，显著特点是肌无力于下午或傍晚劳累后加重，晨起或休息后减轻，此种现象称之为"晨轻暮重"。此时面肌、舌肌、咀嚼肌及咽喉肌极易受累，软腭肌无力，发音呈鼻音，谈话片刻后音调低沉或声嘶。常表现为吞咽及发音困难，饮水呛咳，咀嚼无力，舌运动不自如，无肌束颤动，面部表情呆板，额纹及鼻唇沟变浅，口角下垂，颈部无力等，严重时可因发生急性呼吸功能不全而猝死。患者说话时表现为清晰度下降，说话费力，鼻音过重，声音的高低强弱呆板震颤，重音和语调异常。[①]

（七）多系统萎缩症

多系统萎缩症（Multisystems Atrophy，简称 MA）是另一种会引发混合型神经性言语障碍的渐进性疾病，是多种退化性疾病的总称。下面以 Shy-Drager 综合征、进行性核上眼神经麻痹症和橄榄核桥脑小脑萎缩症三种典型疾病为例，进行阐述。

1. Shy-Drager 综合征

Shy-Drager 综合征（Shy-Drager Syndrome，简称 SDS）是一种原因不明的进行性中枢神经系统变性疾病，主要影响脑干、基底核和自主神经系统中的神经元。此综合征通常于中年发病且发展缓慢，但患者多在发病后数年内死亡。

在此综合征中有许多类似帕金森病的症状，如运动徐缓、运动不能和动作僵直，但通常不会出现震颤的情形。然而，用于治疗帕金森病的左多巴等药物无法改善此病

①　Freed D B. 运动性言语障碍：诊断与治疗 [M]. 2 版. 陈雅资，译. 新北：合记图书出版社，2014.

中与帕金森病一样的症状。Shy-Drager 综合征的其他症状还包括因上运动神经元的双侧性退化所引起的轻微性的四肢、面部或颈部痉挛。自主神经系统的损伤可能会引发血压调节方面的问题，也会导致阳痿，肠、膀胱功能障碍（排便和排尿困难），以及瞳孔对光反应的衰退。此外，该症也会影响到小脑或其控制回路，进而引起运动失调。

Shy-Drager 综合征中可能出现的混合型神经性言语障碍有数种形式，由于基底核上运动神经元和小脑方面的神经退化，最常见的三种为痉挛 – 运动失调 – 运动不及型、运动不及 – 运动失调型和运动失调 – 痉挛型混合神经性言语障碍。

2. 进行性核上眼神经麻痹症

进行性核上眼神经麻痹症是一种罕见的多系统退化性障碍，会引起脑干、基底核和小脑的神经元退化现象。此症多发于中年晚期，病程的进展稳定，病因不明，每 10 万人口中约有 1.4 人罹患该症 。患者眼球的随意性运动会逐渐受到限制，使得病患下楼梯或阅读变得困难，或对周边物体的察觉能力会大幅受限。患者呈现出步行僵直和颈部僵直等较为明显的帕金森病的症状，但是会逐渐发展成为全身性僵直。此外，由于累及双侧上运动神经元，患者的四肢、脸部和颈部会出现轻微的痉挛、吞咽困难、眼睑强直等症状。

该症与数类神经性言语障碍有关联，以运动不及型、痉挛型和运动不及 – 痉挛型混合神经性言语障碍在这类病症中较为常见。但也可能会出现运动失调型神经性言语障碍，尤其常会伴随运动不及型或痉挛型神经性言语障碍一起出现。

3. 橄榄核桥脑小脑萎缩症

橄榄核桥脑小脑萎缩症是一种罕见的病症，此症会导致下橄榄核、桥脑和小脑的神经元逐渐产生退化，下橄榄核为位于脑干且靠近小脑脚的众多神经元细胞体的集结，病因至今不明。一般而言，此症通常发病于三四十岁，症状包括运动失调型的平衡障碍、手脚动作的不协调、震颤、四肢麻木、肌肉痉挛、神经性言语障碍等。该症目前尚无法治愈，病程进展得相当缓慢。

因为这种退化症会影响到脑部的许多部位，故其引发的神经性言语障碍类型多为混合型，如运动失调型、痉挛型、弛缓型或运动不及型神经性言语障碍等类型的组合。

（八）威尔森氏症

威尔森氏症是一种极为罕见的体内微量元素铜代谢异常导致的遗传性疾病。虽然身体所需铜元素较少，威尔森氏症者却因为无法正常代谢铜，造成过量的铜堆积在眼角膜、肾脏、肝脏和脑（尤其是基底核），进而导致患者认知、运动和精神方面受损。威尔森氏症通常在青少年时期首次发病，患者初期表现为笨拙不灵活、认知能力轻微减退、性格上细微的转变，后期会出现肢体僵直、动作徐缓、震颤、四肢运动失调、失智症、吞咽障碍以及神经性言语障碍等症状。威尔森氏症患者可通过口服青霉胺等方法得到有效改善，消除这些症状。然而，此症若不及时治疗，将对身体造成永久性的损伤。

（九）小脑病变

小脑病变常伴随构音障碍的出现，以运动失调型障碍为主，主要是因为构音肌群运动范围、运动方向的控制能力差而引起。临床上以声音的高度和强度急剧变动，说话呈中断性且突然爆出一句为其特征，还可表现为发音不清、含糊、不规则、言语速度减慢。言语特征表现为元音辅音歪曲较轻，主要以韵律失常为主，初始发音困难，硬起音，重音和语调异常，发音中断明显。[①]

---

① Freed D B. 运动性言语障碍：诊断与治疗 [M].2 版 . 陈雅资，译 . 新北：合记图书出版社，2014.

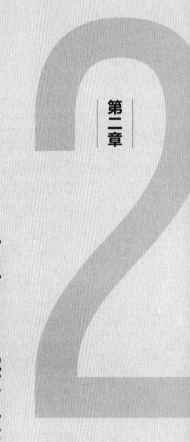

第二章

言语 ICF 综合检查

临床工作者需要通过一系列的问诊、临床检查、功能评估等方式了解运动性言语障碍患者的言语异常情况及损伤程度，并得出结果，形成相应的报告。在整个过程中，第一步是问诊环节，了解患者的病史、主诉等。第二步是临床检查，临床检查结果决定了患者是否需要继续接受各专项功能的评估，以及需要进行哪些方面的功能评估。第三步则是根据综合检查结果进行各言语相关功能的专项评估。

　　鉴于运动性言语障碍患者存在不同程度的嗓音言语功能、构音和语音功能、语言功能（如伴随失语症）等方面的异常，针对运动性言语障碍患者的临床检查应包含对上述功能的初步筛查，以嗓音言语功能和构音语音功能检查为主，语言功能检查为辅，结合主观检查和客观测量的结果得出患者言语综合检查报告。此外，根据问诊环节得到的信息，若患者曾在其他康复机构进行过言语语言功能相关治疗，并提供了相应的评估报告或治疗记录，则综合检查实施者可以选择适合患者的综合检查项目，如帕金森病患者前来就诊（初诊），问诊过程中可以确定患者不存在语言功能异常，但存在嗓音震颤、语速异常等问题，则综合检查实施者可选择对患者进行嗓音言语功能、构音和语音功能方面的综合检查，无须进行语言功能方面的综合检查。本章讨论了三类临床适用的言语综合检查方法，包括 ICF 嗓音综合检查、神经性言语障碍 ICF-Frenchay 综合检查、ICF 言语语言综合检查。这三种综合检查方法是基于《国际功能、残疾和健康分类》(International Classsification of Functioning, Disabilities, and Health, 简称 ICF)[1] 提出的主客观结合的综合检查方法，可以帮助医生、康复师对患者的功能损伤有一个初步的了解，一般用于初次就诊的患者。

①　Rauch A, Cieza A, Stucki G. How to apply the international classification of functioning, disability and health（ICF）for rehabilitation management in clinical practice[J]. European Journal of Physical and Rehabilitation Medicine, 2008, 44（3）: 329–342.

ICF 嗓音综合检查

ICF 嗓音综合
检查——嗓音
疾病 C 版

运动性言语障碍患者大多表现出一定程度的言语嗓音功能方面的异常，许多障碍程度较轻的患者在病程发展的初期可能仅表现出诸如嗓音震颤、嘶哑声、语调单一或语调怪异等嗓音功能异常（本书中的嗓音功能是指言语功能中的嗓音功能，亦称言语嗓音功能）。对这些仅存在嗓音功能异常的患者进行临床综合检查时，可选用 ICF 嗓音综合检查，对患者言语嗓音功能中的呼吸功能、发声功能与喉的运动功能进行初步检查，对呼吸发声功能的损伤程度有一个初步了解，为后续的专项评估提供指导意见。

本节讨论了 ICF 嗓音综合检查的流程与方法，包括就最长声时、最大数数能力、言语基频、声带接触率和接触率微扰共五个嗓音产生功能相关参数的损伤程度判定，以及对基频微扰、声门噪声和幅度微扰共三个嗓音音质功能相关参数进行损伤程度判定。[①] 在进行上述八个参数损伤程度判定之前，需要对这八个参数进行客观测量，即对呼吸功能、发声功能、喉功能分别进行测量。完整的 ICF 嗓音综合检查表见附录 1。

1. 呼吸功能测量项目

ICF 嗓音综合检查中包含两个呼吸功能测量参数，即最长声时（Maximum Phonation Time，简称 MPT）和最大数数能力（continuous Maximum Couting Ability，简称 cMCA）。

最长声时测量是为了初步掌握患者为言语提供的呼吸支持能力状况。最长声时测量过程中，要求患者深吸气后，尽可能长地发 /ɑ/ 音，记录患者稳定发音的时间。在综合检查过程中，可采用秒表进行简便测量，初步得出最长声时测量结果；也可采用软件测量，截取稳定发音段，其时长作为最长声时的精准测量结果（最长声时的标准测量步骤与要求详见第三章第二节）。将测得结果填入表 2-1-1 所示的呼吸功能测量表（最长声时测量）中。

---

① 张奕雯，Lancy Huang，邱卓英，等 . 基于世界卫生组织国际分类家族构建言语嗓音功能障碍的诊断，评估和康复体系 [J]. 中国康复理论与实践，2020，26（1）：37-44.

表 2-1-1 呼吸功能测量表（最长声时）

日期	最长声时 MPT	MPT 状况 （偏小、正常）	实际年龄	是否腹式呼吸

最大数数能力测量是为了初步判定患者呼吸与发声是否协调。最大数数能力测量过程中，要求患者深吸气后，尽可能长地持续说"1"或"5"，记录患者最长发音的时间。可采用秒表进行简便测量，也可采用软件测量进行精准测量（最大数数能力的标准测量步骤与要求详见第三章第二节）。将测量结果填入表 2-1-2 所示的呼吸功能测量表（最大数数能力）中。

表 2-1-2 呼吸功能测量表（最大数数能力）

日期	最大数数能力 cMCA	cMCA 状况 （偏小、正常）	实际年龄	呼吸和发声是否 协调

2. 发声功能测量项目

ICF 嗓音综合检查中包含一个发声功能测量项目，即言语基频（Fundamental Frequency，用 F_0 表示）测量。

言语基频测量是通过专用软件对患者的言语进行分析，了解患者的音调是否处于正常水平。言语基频测量过程中，可采用交谈的形式，让患者回答"姓名及年龄"等问题，进行精准测量；若患者无法完成交谈，可采用任何语料进行测试（言语基频的标准测量步骤与要求详见第三章第三节），也可采用电子琴模仿跟唱进行初步测量，治疗师弹奏某个琴键，要求患者进行模仿跟唱，查看患者发声的音调是否能与该琴键的音调相匹配。钢琴上中央 C 的基频为 262 Hz，D 为 294 Hz，E 为 330 Hz，F 为 349 Hz，G 为 392 Hz；成年男性基频为 130 Hz 左右，成年女性基频在 230 Hz 左右，儿童基频为 250 — 400 Hz，平均 330 Hz（即 E 键）。以成年女性为例，进行言语基频测试时可从 C 键开始测，若患者的音调明显低于弹奏 C 所产生的音，则向下降一阶弹奏，直至匹配到患者所能发的最低音阶为止，患者匹配的最高音阶计为 Max，最低音阶计为 Min，初步匹配下的言语基频 $F_0=$（Max +Min）/2。将测量结果填入表 2-1-3 所示的发声功能测量表（言语基频）中。

表 2-1-3 发声功能测量表（言语基频）

日期	言语基频 F_0	F_0 状况 （偏低、正常、偏高）	实际年龄	是否音调正常

3. 喉的运动测量项目

ICF 嗓音言语综合检查中包含三个声学测量项目，即基频微扰（Jitter）、幅度微扰

（Shimmer）和声门噪声（NNE），以及两个电声门图测量项目，即声带接触率（Contact Quotient，简称 CQ）和声带接触率微扰（Contact Quotient Pertubation，简称 CQP）。喉的运动功能测量项目是通过专用软件分别对患者稳定发持续元音 /æ/ 时的声学信号和电声门图信号进行分析，得出患者嗓音音质、声门闭合及声带振动规律性状况（具体测量步骤详见第三章第三节）。将测量结果填入表 2-1-4 和表 2-1-5 所示的喉的运动测量表。

表 2-1-4 喉的运动测量表（声学测量）

日期	基频微扰 Jitter	幅度微扰 Shimmer	声门噪声 NNE	是否嗓音漏气

表 2-1-5 喉的运动测量表（电声门图测量）

日期	声带接触率 CQ	声带接触率微扰 CQP	是否挤压喉咙	是否声带振动失调

上述测量参数均与《国际功能、残疾和健康分类》功能部分第三章"嗓音和言语"的二级类目匹配，如见表 2-1-6 所示，所获得的测量结果可通过 ICF 转换器进行 ICF 标准化等级转换，将定量的数据输入 ICF 转换器，与 ICF 转换器中的数据库进行定性等级匹配，得到 ICF 功能损伤等级，从而初步确定患者嗓音言语功能的损伤程度，为后续患者是否需要进一步进行的呼吸、发声功能的精准评估提供参考意见，并指导治疗方案的制订。

表 2-1-6 ICF 言语嗓音功能转换表

身体功能：即人体系统的生理功能损伤程度			无损伤	轻度损伤	中度损伤	重度损伤	完全损伤	未特指	不适用
			0	1	2	3	4	8	9
言语嗓音功能评估 （如果：MPT ≤ 1 秒，或无法测得，b3100 记为 3 或 4 级，可进入呼吸、发声放松训练）									
b3100	嗓音产生	最长声时 MPT	☐	☐	☐	☐	☐	☐	☐
		最大数数能力 cMCA	☐	☐	☐	☐	☐	☐	☐
		言语基频 F_0	☐	☐	☐	☐	☐	☐	☐
		声带接触率 CQ	☐	☐	☐	☐	☐	☐	☐
		声带接触率微扰 CQP	☐	☐	☐	☐	☐	☐	☐
b3101	嗓音音质	基频微扰 Jitter （粗糙声）	☐	☐	☐	☐	☐	☐	☐
		声门噪声 NNE （气息声）	☐	☐	☐	☐	☐	☐	☐
		幅度微扰 Shimmer （嘶哑声）	☐	☐	☐	☐	☐	☐	☐
检查结果：☐ 建议进行言语嗓音功能专项评估　☐ 无明显功能损伤									

神经性言语障碍 Frenchay-ICF 综合检查

神经性言语障碍
Frenchay-ICF 综合
检查—脑外伤 B 版

神经性言语障碍是一种因大脑中枢神经系统或周围神经系统受损所产生的言语障碍，[①] 会使与言语产生相关的功能中任一项功能受到影响。神经性言语障碍并非语言障碍（如失语症）、认知障碍，也非解剖结构异常（如唇腭裂）、感觉丧失（如耳聋）或精神方面的障碍所引起的，而是一种因神经运动性损伤而造成的言语异常。

因此，运动性言语障碍在临床检查过程中，需要进行言语产生相关功能板块的初步检查。本节具体介绍基于 ICF 进行神经性言语障碍综合检查的流程与方法，包括神经性言语障碍 Frenchay 主观检查及 ICF 言语功能客观检查，结合主客观检查结果对患者言语功能损伤进行初步判定。完整的神经性言语障碍 Frenchay-ICF 综合检查表见附录 2。

一、神经性言语障碍 Frenchay 主观检查

在国内，神经性言语障碍 Frenchay 主观检查临床应用较广的是由河北省人民医院康复中心根据 Frenchay Dysarthria Assessment（第 1 版，1983）改编的 Frenchay 构音障碍评定法，但该版本发行时间较早，许多内容有待结合近年来的研究进行版本更新，且 Frenchay Dysarthria Assessment 原作者于 2008 年已对第 1 版进行了修订，出版了第 2 版。因此，本书中主要介绍由华东师范大学黄昭鸣教授根据 Frenchay Dysarthria Assessment（第 2 版），[②] 并结合汉语特点进行改良的神经性言语障碍 Frenchay 主观检查，包括反射、呼吸发声、喉的运动、软腭运动、唇的运动、舌的运动和可懂度 7 个项目，每个项目又包含若干个子项目，共 27 个子项目，每个子项目设定 5 个级别（a、b、c、d、e）的评分标准，依据患者的表现可选择相应的等

① Fontoura D R D, Rodrigues, J D C, Brandão L, et al. efficacy of the adapted melodic intonation therapy: A case study of a broca`s aphasia patient[J]. Disturb. Comun, 2014, 26（4）: 641–655.

② Enderby P. Frenchay Dysarthria Assessment[J]. International journal of language & communication disorders, 2011, 15（3）: 165–173.

级，若患者的表现介于两个等级之间，则可记为两个级别之间的中间等级（ab、bc、cd、de），即每个子项目共有 9 个等级。此检查可用于神经性言语障碍的综合检查，具体指导语和等级描述可见附录 2。

表 2-2-1　神经性言语障碍 Frenchay 主观检查表（部分）

呼吸发声	描述等级
1. 静止状态 根据患者坐着且没有说话时的情况，靠观察做出评价；当评价有困难时，向患者提出下列要求：闭嘴深吸气，然后尽可能带有呼吸声地、缓慢地呼出。做示范，并对第二次尝试计分。观察患者能正常平稳地呼出而且平均用时超过 5 s。	a 级——没有困难。 b 级——吸气或呼气较浅或不平稳。 c 级——有明显的吸气或呼气中断，或深吸气时有困难。 d 级——吸气或呼气的速度不能控制，可能显出呼吸短促，比 c 更加严重。 e 级——患者不能完成上述动作，不能独立控制。
2. 言语时 同患者谈话并观察呼吸：问患者在说话时或其他场合下是否有气短。 下面的要求常用来辅助评价：让患者尽可能快地一口气数到 20（10 s 内），检查者不应注意受检者的发音，只注意完成所需呼吸的次数。正常情况下可以一口气完成，但是对于腭咽闭合不全者很可能被误认为呼吸控制较差的结果，这时可让患者捏住鼻子来区别。	a 级——没有异常。 b 级——由于呼吸控制较差，偶尔出现因中断所致的不流利，患者可能申明他偶尔感到必须停下来，做一次外加的呼吸完成这一要求。 c 级——因为呼吸控制不良，患者必须说得很快，声音可能逐渐消失，可能需要 4 次呼吸才能完成这一要求。 d 级——在吸气和呼气时都说话，或呼吸非常表浅只能说几个词，不协调且有明显的可变性。患者需要 7 次呼吸来完成这一要求。 e 级——由于整个呼吸缺乏控制，言语受到严重障碍。可能一次呼吸只说一个词。
……	……
喉的运动	描述等级
1. 发声时间和音质 让患者尽可能长地说"啊 /ɑ/"，评估发声的音质和时长。如果患者的发音持续嘶哑，则评为"e"。只计算嗓音清晰的时间，排除非声带振动产生的声音（如喉部振动、咽部振动）。	a 级——患者能清晰发"啊"15 s。 b 级——患者能清晰发"啊"10 s。 c 级——患者能发"啊"5—9 s，发声断续嘶哑或中断。 d 级——患者能清晰发"啊"3—4 s。 e 级——患者不能清晰地发"啊"3 s，嗓音持续紧张 / 停顿或喉音。
2. 音调（音高） 让患者唱音阶（至少 6 个音符），示范并记录第二次尝试。可以使用音调（音高）的视觉指示，例如：电声门图（larygograph）或类似显示方式，可以使该项目的评估更具有信度。	a 级——无异常。 b 级——好，但是患者显出一些困难，嗓音中断或吃力。 c 级——患者能表现 4 个清楚的音调（音高）变化，不均匀地上升。 d 级——音调（音高）变化极小，但能显出高低音之间有差异。 e 级——音调（音高）无变化。
3. 响度（音量） 让患者从"1"数到"5"，逐次增大响度（音量）。以耳语声开始，以非常响亮的声音结束。示范并记录第二次尝试。	a 级——患者能用有控制的方式来改变响度（音量）。 b 级——患者表现出最小困难，偶尔有数字，听起来响度（音量）很相似。 c 级——响度有变化，但是有明显的不均匀改变。 d 级——响度（音量）只有轻微的变化，很难控制。 e 级——响度（音量）无变化或者如果患者的音量过大或过小，即使患者的响度（音量）有轻微的变化，也要评为此级。

续表

4. 言语时 注意患者在会话中是否发音清晰，及其音调（音高）和响度（音量）是否适宜。患者应该使用声带来发声，即不应振动咽部等。	a 级——无异常。 b 级——轻微的嘶哑，或偶尔不恰当地运用音调（音高）或响度（音量），只有训练有素的耳朵能注意到这一轻微的改变。 c 级——发声需要努力和专注力，发声变差且无规律。发声调整、清晰度或响度（音量）变化可能存在问题，但患者偶尔能够控制。 d 级——在大多数情况下，发声是无效且不适当的。使用声带清晰发声或调整响度（音量）以适应环境、用语调表示副语言信息方面有困难。 e 级——声音严重异常，可以明显出现两个或下面的全部特征：连续的嘶哑或挤压嗓子，连续不恰当地运用音调（音高）和响度（音量）。发声对于一般沟通目的是无效的。
……	……
可懂度	**描述等级**
1. 音位（读词）：下面的词应一个词写在一张卡片上。 （1）包 猫 刀 河 （2）抛 套 高 铐 闹 （3）飞 鸡 七 吸 （4）鹿 紫 四 肉 （5）粗 猪 出 书 方法：以上是五个阶段的卡片，在每个阶段中任选两张卡片，共选出 10 张卡片。让患者进行朗读或者跟读的方式，为了保证分析结果的准确性，要求患者每个字发音 3 遍，每个音的发音时间以及音与音之间的间隔时间均约 1 s，通过听觉感知来判断患者构音的构音的准确性。	a 级——10 个词均正确，且构音清晰。 b 级——10 个词均正确，但是康复师必须特别仔细听，并猜测所听到的词。 c 级——7—9 个词说得正确。 d 级——3—6 个词说得正确。 e 级——只说对 1—2 个词。
2. 音位对（读句）： C1、鞭炮爆了。　　大厅有地毯。 顾客带了钢盔。 C2、琴键上有请柬。　　橙汁在茶桌上。 册子在脆枣旁。 C3、男孩在烤火。　　伯父没有白发。 C4、夹心糖就在积雪上。手上有折扇。 C5、赠送比萨。　　大娘那有豆奶。 C6、货物在河岸上。　　表妹喜欢斑马。 C7、葡萄在蟠桃旁。　　扑克在瓶口旁。 土块在坦克旁。 C8、被单上有斑点。　　表哥在吃冰棍。 蛋糕在大鼓上。 C9、猪仔在架子上。　　用陈醋炒菜。 上司吃寿司。 C10、李宁喝牛奶。　　两人看落日。 以上 C1—C10 是 10 组卡片，每组卡片中任选一句，共 10 句，让患者进行朗读或者跟读，通过听觉感知来判断患者句子构音的准确性。	a 级——10 个句子均正确，且句子的构音清晰。 b 级——10 个句子均正确，但康复师必须特别仔细听，并猜测所听到的词。 c 级——7—9 个句子说得正确，且 7—9 个句子的构音清晰。 d 级——5 个句子说得正确，且 5 个句子的构音清晰。 e 级——至多 2 个句子说得正确。

续表

3. 韵律（朗读） 今天老邓逛超市，他走到果蔬区，把香菜、茭白、茴香、姜、香蕉等都买完后，打电话给老张，问："你孙子过生日要买什么？""我想买玩具。""快来超市吧，这些玩具打折呢！" 让患者朗读以上内容，其中： "今天老邓逛超市……等都买完后"，可监控**节奏**。（① 连续语音中某一片段语速过快；② 连续语音中某一片段语速过慢；③ 词间或音节间有过长的无声停顿；④ 话语有突然不当的无声停顿；⑤ 词语中常带有停顿，词语短促；⑥ 音节拉长时间，拖拉不干脆。） "你孙子过生日要买什么？"可监控**语调**。（① 疑问句在句尾没有表现出明显的上扬。） "我想买玩具，……打折呢！"可监控**重音**。（② 在该有重音的位置上没有重音，不该有重音的位置却有重音。）	a 级——无异常。 b 级——韵律轻度异常，重音、语调、节奏仅有一方面损伤，但都能听懂。 c 级——韵律中度异常，重音、语调、节奏两方面损伤，朗读内容中能明白一半。 d 级——韵律重度异常，重音、语调、节奏三方面都损伤，偶尔能听懂。 e 级——韵律极重度异常，完全不能理解。
4. 言语可懂度（会话） （1）你叫什么名字？ （2）你今年多大了？ （3）你最喜欢吃什么水果？ （4）你休闲娱乐喜欢做什么？ （5）你家住在哪里？ （6）你家里都有谁？ （7）你以前是做什么工作的？ 以上是七组问句，随机从中选择 5 组问句。鼓励患者会话，大约持续 5 分钟。	a 级——无异常。 b 级——言语异常，但可理解，偶尔需患者重复。 c 级——言语严重障碍，其中能明白一半，经常重复。 d 级——偶尔能听懂。 e 级——完全听不懂患者的语言。

二、ICF 言语功能客观检查

在开展神经性言语障碍 Frenchay 主观检查的同时可结合部分客观声学参数的测量，作为患者入院时的综合检查，用于进行神经性言语障碍诊断，并初步筛查患者在呼吸、发声、共鸣、构音、韵律（语音）五个方面存在的障碍问题和严重程度，为后续需要进一步进行的精准评估和治疗提供指导。

1. 最大数数能力测量

在开展表 2-1-1 所示 Frenchay 神经性言语障碍主观检查中"呼吸发声"项目评估的同时，可进行最大数数能力 cMCA 测量并记录结果，如表 2-2-2 所示，具体测量方法可参见第三章第二节。

表 2-2-2 最大数数能力 cMCA 测量结果

日期	最大数数能力 cMCA	cMCA 状况 （偏小、正常）	实际年龄	呼吸和发声是否协调

2. 最长声时测量、噪音声学测量及电声门图测量

在开展神经性言语障碍 Frenchay 主观检查中"喉的运动"项目评估的同时，可进行最长声时 MPT、噪音声学和电声门图测量并在表 2-2-3、表 2-2-4 和表 2-2-5 中记录结果，具体测量方法可参见第三章第二节。

表 2-2-3 最长声时 MPT 测量结果

日期	最大声时 MPT	MPT 状况 （偏小、正常）	实际年龄	是否腹式呼吸

表 2-2-4 噪音声学测量

日期	基频微扰 Jitter	幅度微扰 Shimmer	声门噪声 NNE	是否嗓音漏气

表 2-2-5 电声门图测量

日期	声带接触率 CQ	声带接触率微扰 CQP	是否挤压喉咙	是否声带振动失调

3. 言语基频测量、言语基频标准差测量及言语速率测量

在开展神经性言语障碍 Frenchay 主观检查中"可懂度"的"韵律"子项目评估时，可同时进行言语基频 F_0、言语基频标准差 F_0SD 的测量以及言语速率的测量，测量语料主要为："你孙子过生日要买什么？""我想买玩具。""快来超市吧，这些玩具打折呢！"言语基频 F_0、言语基频标准差 F_0SD 的测量方法具体可参见第三章第三节，言语速率的测量则首先截取每个句子的发音总时长并记录音节数，如图 2-2-1 所示，再根据公式（言语速率 = 音节数 / 总时长）分别计算每个句子的言语速率，最后再取所有句子的平均值，并在表 2-2-6 和表 2-2-7 中记录以上测量结果。

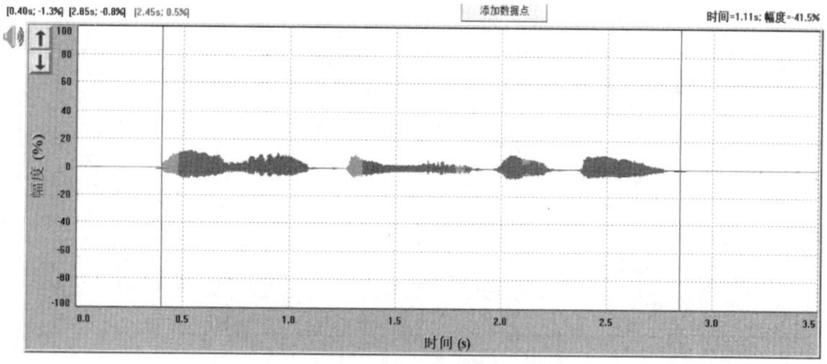

图 2-2-1 句子总时长的截取

表 2-2-6 言语基频 F_0 测量

日期	言语基频 F_0	F_0 状况 （偏小、正常、偏大）	实际年龄	是否音调正常

表 2-2-7 言语基频标准差 F_0SD 和言语速率的测量

日期	言语基频标准差 F_0SD	言语速率

上述测量参数均与《国际功能、残疾和健康分类》功能部分第三章《嗓音和言语》的二级类目进行匹配，如表 2-2-8 所示，所获得的测量结果可通过 ICF 转换器进行 ICF 标准化等级转换，从而初步确定患者嗓音言语功能及构音语音功能的损伤程度，为后续需要进一步进行的嗓音产生功能、构音和语音功能相关精准评估提供参考意见，并指导治疗方案的制订。

表 2-2-8 ICF 言语功能转换表

身体功能，即人体系统的生理功能损伤程度			无损伤	轻度损伤	中度损伤	重度损伤	完全损伤	未特指	不适用
			0	1	2	3	4	8	9
言语嗓音功能评估 （如果：MPT ≤ 1 秒，或无法测得，b3100 记为 3 或 4 级，可进入呼吸、发声放松训练）									
b3100	嗓音产生	最长声时 MPT	☐	☐	☐	☐	☐	☐	☐
		最大数数能力 cMCA	☐	☐	☐	☐	☐	☐	☐
		言语基频 F_0	☐	☐	☐	☐	☐	☐	☐
		声带接触率 CQ	☐	☐	☐	☐	☐	☐	☐
		声带接触率微扰 CQP	☐	☐	☐	☐	☐	☐	☐

续表

b3101	嗓音音质	基频微扰 Jitter（粗糙声）	☐	☐	☐	☐	☐	☐	☐
		声门噪声 NNE（气息声）	☐	☐	☐	☐	☐	☐	☐
		幅度微扰 Shimmer（嘶哑声）	☐	☐	☐	☐	☐	☐	☐
构音语音功能评估									
b3302	语速	连续语音能力言语速率	☐	☐	☐	☐	☐	☐	☐
b3303	语调	言语基频标准差	☐	☐	☐	☐	☐	☐	☐
检查结果：☐建议进行专项评估（○言语嗓音 ○语言 ○构音） ☐无明显功能损伤									

三、神经性言语障碍 Frenchay-ICF 综合检查报告

综合神经性言语障碍 Frenchay 主观检查和上述客观测量结果的 ICF 等级，可进行神经性言语障碍 Frenchay-ICF 综合检查结果汇总，形成如表 2-2-9 所示的神经性言语障碍 Frenchay-ICF 综合检查报告。

神经性言语障碍 Frenchay-ICF 综合检查报告能让临床工作者、患者与其家属对患者言语相关的功能和障碍程度获得更为直观的认识。另外根据各项的评估结果可确定是否进行进一步的精准评估和治疗：若"反射"项目存在问题（某一子项目等级不是 a），可进行吞咽功能评估和治疗；若"呼吸发声"和"喉的运动"存在问题，需要开展呼吸、发声、共鸣功能的评估和治疗；若"软腭运动"项目存在问题，应进一步进行鼻音功能的客观测量；若"唇的运动""舌的运动"以及"可懂度"中前两个子项目存在问题，可采用黄昭鸣、韩知娟编制的词表进行构音能力评估；若"可懂度"项目中"韵律"子项目存在问题，可采用尹敏敏编制的《言语韵律功能评估量表》进行进一步的言语韵律功能精准评估，如附录 4 所示；若"可懂度"项目中"会话"子项目存在问题可采用张梓琴编制的言语可懂度评估量表进行言语可懂度精准评估，如附录 5 所示。

表 2-2-9 神经性言语障碍 Frenchay-ICF 综合检查报告

正常/功能异常	反射	呼吸发声	喉的运动	软腭运动	唇的运动	舌的运动	可懂度				
a（正常）		0 0	0 0 0 0 0				言语基频标准差 0				a–b
b		1 1	1 1 1 1 1				言语语速率 1				b–c
c		2 2	2 2 2 2 2				音位对–朗读句 2				c–d
d		3 3	3 3 3 3 3				音位对–朗读词 3				d–e
e（功能异常）		4 4	4 4 4 4 4				会话 4				

各区子项目：

- 呼吸发声：最大数能力、发音时间和音质、静止状态言语时
- 喉的运动：言语基频、音调、言语响度、声带接触率、接触率微扰、基频微扰、声门噪声、幅度微扰
- 软腭运动：言语时抬高、返流
- 唇的运动：静止状态、唇角外展、闭唇鼓腮、言语时交替动作
- 舌的运动：静止状态、伸出、两侧运动抬高、言语时交替动作
- 可懂度：言语基频标准差、言语语速率、音位对–朗读句、音位对–朗读词、会话
- 反射：咳嗽、吞咽、流涎

需要专项评估：

项目	是	否
吞咽治疗	□	□
ICF 言语嗓音功能评估（根据主客观评估进行分析）	□	□
鼻音功能评估	□	□
ICF 构音功能评估	□	□
ICF 韵律功能评估	□	□
言语可懂度评估	□	□

填写说明：

1. 综合检查报告有从"a"（功能正常）到"e"（无功能）五个"最符合"的描述等级。这些描述展示了关于言语障碍的类型和程度的整体印象，旨在帮助康复评估师在特定领域的表现。准确来说，描述不可能完全符合患者的表现。

2. 如果患者对某个条目的反应介于两个不同描述之间，则可以使用中间行（半分），"e"对应"0"，"a"对应"9"。因此，评分表有 9 个不同分值。例如，患者的行为表现为稍好于等级 c，但不如等级 b，则在两者之间做一个标记。

3. 描述结果绘制在综合检查报告上，表的纵轴为等级刻度（a–e），横轴为对应条目。将相应列涂黑至对应条目。将相应列块及对应条目。严重程度等级，如"e"对应"0"，此栏不涂色；"a"对应"9"，此栏涂满色。

ICF 言语语言综合检查

当患者初次就诊时，临床工作者仅通过简单的问诊难以确定影响患者言语表达的是言语功能损伤还是语言功能损伤（除运动性言语障碍外，脑损伤通常会导致语言障碍或者言语障碍），两者均会对患者表述语句的过程产生影响。言语功能与语言功能的评估及后续治疗的方式各不相同，因此在对运动性言语障碍患者进行临床检查的过程中，不仅需要对患者言语功能的损伤情况进行初步判定，还需要了解患者的语言功能是否存在损伤，确定患者是否需要进行进一步的言语功能或语言功能的评估。当患者初次就诊尚不明确语言功能是否受损以及受损的程度如何时，可以通过 ICF 言语语言综合检查确定患者是否存在言语或语言功能损伤。若患者存在语言功能损伤（如脑损伤患者），则需要进行失语症评估或语言功能相关的评估；若患者仅存在言语功能损伤，则需要进行言语各项功能的专项评估。

本节具体介绍言语语言功能综合检查的流程与方法，包括 Frenchay-ICF 综合检查与 ICF 语言功能客观检查，结合言语功能和语言功能检查结果对患者整体言语语言功能损伤程度进行初步判定，确定患者所需进行的专项评估。完整的 ICF 言语语言综合检查表见附录 3。

一、Frenchay-ICF 综合检查

运动性言语障碍患者的言语功能综合检查需要从吞咽相关反射功能，呼吸发声功能，喉的运动功能，软腭、唇、舌等构音器官运动功能与言语可懂度等方面进行主观与客观检查，各功能板块的综合检查结果指导临床工作者还需对患者进行哪些方面的评估。Frenchay-ICF 综合检查包括神经性言语障碍 Frenchay 主观检查与 ICF 言语功能客观检查两个部分，详见本章第一节，本节不做赘述。

二、ICF 语言功能客观检查

脑损伤患者较多伴随言语语言损伤（如脑卒中导致的失语症），针对脑损伤患者进行综合检查时，建议增加语言功能损伤的筛查，[①] 包括口语理解、口语表达方面的临床检查，进行如表 2-3-1 至表 2-3-5 所示的 ICF 语言功能客观检查。若患者仅存在运动性言语障碍（如帕金森病导致的神经性言语障碍），可直接采用表 2-2-2 至表 2-2-9 所示的 ICF 言语功能客观检查结合神经性言语障碍 Frenchay 主观检查结果进行诊断。言语功能相关声学参数的测量见表 2-2-2 至表 2-2-7。涉及语言功能的综合检查项目具体如下。

1. 听觉理解能力客观检查

采用电子图卡进行如表 2-3-1 所示的听觉理解能力客观检查，包括对患者听回答、听选择以及执行口头指令三方面能力的筛查（若某项连续三题均回答错误或无反应，可直接结束该项检查）。具体检查方法参见《失语症治疗实验实训教程》。

表 2-3-1　听觉理解能力客观检查

听回答					
	口语回答		非口语回答		得分
	是	不是	是	不是	
你叫王芳，是吗？					/3
你今年 28 岁，是吗？					/3
你现在在医院，是吗？					/3
今年是 2000 年，是吗？					/3
夏天很热，是吗？					/3
听选择					
测试内容	得分		测试内容		得分
铅笔	/1		牙刷		/1
脚	/1		香烟		/1
手表	/1		刀		/1
剪刀	/1		杯子		/1
线	/1		电视机		/1

[①] Enderby P M, Crow E. Frenchay aphasia screening test: validity and comparability[J]. Disability & Rehabilitation, 1996, 18（5）: 238-240.

续表

执行口头指令	
测试内容	得分
指一指门	/3
看一看天花板	/3
指一指窗户,再拍一拍书桌	/6
跺一跺脚,然后摇摇头	/6
把手放在自己的头上,闭上眼睛,然后点点头	/9
一手握拳,回头看一下后方,然后咳嗽一下	/9

	听回答	听选择	执行口头指令	总分
得分	/15	/10	/36	/61
正确率	%	%	%	%

2. 词语命名能力客观检查

采用电子图卡进行如表 2-3-2 所示的词语命名能力的客观检查,对患者分别进行视觉刺激与听觉刺激的词语命名测试,从而判断患者词语命名能力的情况(若某项连续三题均回答错误或无反应,结束该项,继续进行下一项检查)。具体检查方法参见《失语症治疗实验实训教程》。

表 2-3-2 词语命名能力客观检查

视觉刺激		听觉刺激	
测试内容	得分	测试内容	得分
手	/2	生病的时候一般会去哪里看病?	/2
床	/2	用什么梳头发?	/2
头发	/2	下雨天用什么挡雨?	/2
电池	/2	口渴的时候喝什么?	/2
自行车	/2	如果触犯了法律,会被送去哪儿?	/2

	视觉刺激	听觉刺激	总分
得分	/10	/10	/20
正确率	%	%	%

3. 词语复述能力客观检查

采用电子图卡进行如表 2-3-3 所示的词语复述能力客观检查,包括对单字词、双字词、三字词及四字词复述能力的评判(若单字词能够复述则继续进行双字词项目的检查,否则停止检查,依次类推)。

表 2-3-3 词语复述能力客观检查

序号	测试内容	得分	序号	测试内容	得分
1	爸	/2	5	玻璃杯	/2
2	猫	/2	6	卫生间	/2
3	毛衣	/2	7	欣欣向荣	/2
4	汽车	/2	8	锦上添花	/2
	单字词	双字词		三字词	四字词	总分
得分	/4	/4		/4	/4	/16
正确率	%	%		%	%	%

4. 言语语言综合能力客观检查

对患者进行如表 2-3-4 所示的言语语言综合能力客观检查，记录双音节词"熊猫"和"跳舞"的时长与基频，评判患者言语语言综合能力。具体检查方法参见《失语症治疗实验实训教程》。

表 2-3-4 言语语言综合能力客观检查

序号	双音节词语	时长 /s	基频 /Hz
1	跳舞		
2	熊猫		
双音节词平均时长、平均基频			

上述语言功能检查均与《国际功能、残疾和健康分类》功能部分第一章《语言精神功能》的二级类目进行匹配，如表 2-3-5 所示，所获得的检查结果与前述言语功能测量参数的结果均可通过 ICF 转换器进行 ICF 标准化等级转换，综合转换结果判定患者言语语言功能的损伤程度。

表 2-3-5 ICF 言语语言功能转换表

身体功能，即人体系统的生理功能损伤程度			无损伤	轻度损伤	中度损伤	重度损伤	完全损伤	未特指	不适用
			0	1	2	3	4	8	9
言语嗓音功能评估 （如果：MPT ≤ 1 s，或无法测得，b3100 记为 3 或 4 级，可进入呼吸、发声放松训练）									
b3100	嗓音产生	最长声时 MPT	☐	☐	☐	☐	☐	☐	☐
		最大数数能力 cMCA	☐	☐	☐	☐	☐	☐	☐
		言语基频 F_0	☐	☐	☐	☐	☐	☐	☐
		声带接触率 CQ	☐	☐	☐	☐	☐	☐	☐
		声带接触率微扰 CQP	☐	☐	☐	☐	☐	☐	☐

b3101	嗓音音质	基频微扰 Jitter（粗糙声）	□	□	□	□	□	□	□
		声门噪声 NNE（气息声）	□	□	□	□	□	□	□
		幅度微扰 Shimmer（嘶哑声）	□	□	□	□	□	□	□
成人语言功能评估（失语症）									
b16700	口语理解	听觉理解	□	□	□	□	□	□	□
b16710	口语表达	词语命名	□	□	□	□	□	□	□
		词语复述	□	□	□	□	□	□	□
		双音节词时长 2cvT	□	□	□	□	□	□	□
		双音节词基频 $2cvF_0$	□	□	□	□	□	□	□
构音语音功能评估									
b3302	语速	连续语音能力言语速率	□	□	□	□	□	□	□
b3303	语调	言语基频标准差	□	□	□	□	□	□	□
检查结果：□建议进行专项评估（○言语嗓音　○语言　○构音）　□无明显功能损伤									

三、ICF 言语语言综合检查报告

　　综合神经性言语障碍 Frenchay 主观检查和上述 ICF 言语功能、ICF 语言功能客观检查结果，可进行 ICF 言语语言综合检查结果汇总，形成如表 2-3-6 所示的 ICF 言语语言综合检查报告。

　　通过 ICF 言语语言综合检查报告，能对患者言语语言功能损伤程度有一个初步的判断。尤其是对存在脑损伤的患者（如失语症）进行 ICF 言语语言功能检查，能帮助临床工作者快速地筛查患者言语与语言功能的损伤程度。与神经性言语障碍 Frenchay-ICF 综合检查不同的是，ICF 言语语言综合检查还涵盖了对语言功能的初步筛查，其评估结果除了可确定是否进行进一步的言语、吞咽功能相关的精准评估和治疗，还可对患者是否需要进行进一步的失语症评估及语言治疗提供临床指导意见。

表2-3-6 ICF言语语言综合检查报告

需要专项评估	反射	呼吸发声	喉的运动	语言功能		软腭运动	唇的运动	舌的运动	可懂度	
				理解	表达					
正常 a		静止状态 / 最大数数能力 / 最长声时 / 言语基频 / 言语响度	声带接触率 / 接触率微扰 / 基频微扰 / 声门噪声 / 幅度微扰	听觉理解 / 词语命名 / 词语复述	双音节词时长 / 双音节词基频	静止状态 / 返流 / 抬高	静止状态 / 唇角外展 / 闭唇鼓腮 / 言语时交替动作	静止状态 / 伸出抬高 / 两侧运动 / 言语时交替动作	音位对-读词 / 音位对-读句 / 朗读 / 言语速率 / 言语基频标准差 / 会话	a-b
b		0	0	0	0	0			0	b-c
c		1	1	1	1	1			1	c-d
d		2	2	2	2	2			2	d-e
功能异常 e		3	3	3	3	3			3	
		4	4	4	4	4			4	
需要专项评估	吞咽治疗 □是 □否	ICF语音噪音客观评估（根据主客观评估进行分析） □是 □否		ICF失语症功能评估 □是（ICF≠0） □否（不需要语言治疗）		鼻音功能评估 □是 □否	ICF构音功能评估 □是 □否	ICF韵律功能评估 □是 □否	言语可懂度评估 □是 □否	

填写说明：

1. 综合检查报告有从"a"（功能正常）到"e"（无功能）五个"最符合"的描述等级。这些描述了关于障碍的类型和程度的整体印象，旨在帮助康复师评估患者在特定领域的表现。

2. 如果患者对某个条目的反应介于两个描述之间，准确来说，描述不可能完全符合患者的表现，则可以使用中间评级（半分）。例如，患者的行为稍好于等级b，但不如等级c，则在两者之间做一个标记。因此，评分表有9个不同分值，"e"对应0，"a"对应9。

3. 描述结果绘制在综合检查报告上，表的纵轴为9个等级刻度（a~e），横轴为七个模块及对应条目，以反映患者在给定任务上的严重程度等级，如"e"对应"0"，此栏不涂色；"a"对应"9"，此栏涂满色。将相应列涂黑至对应分值，以反映患者在给定任务上的严重程度等级。

第三章

运动性言语障碍的言语嗓音功能评估

言语治疗师评估言语障碍并结合神经系统损伤的部位来定位障碍类型的过程，与神经内科医生诊断疾病的过程类似。但两者的不同之处在于，言语可能只是神经损伤引发的众多功能障碍中的一个，而且言语嗓音功能评估并非是对特定神经系统疾病的诊断。某些情况下患者的主诉是言语障碍，甚至仅表现出言语嗓音功能障碍，这可能也是唯一可被检测到的神经异常，可由此辅助医生进行诊断。因此，言语嗓音功能评估是许多神经系统检查的重要组成部分。针对运动性言语障碍的患者所进行的评估主要分为两个组成部分：一是言语嗓音功能评估；二是构音和语音功能评估。[①] 以《国际功能、残疾和健康分类》身体功能部分第三章《嗓音和言语功能》的二级类目 b3100 嗓音产生的各项功能为例，其对患者的呼吸功能、发声功能进行损伤程度的判定，并对患者的最长声时能力进行描述，且给出适当的治疗计划建议，帮助康复师为患者实施针对性的康复治疗。

　　本章讨论了对运动性言语障碍患者进行言语嗓音功能评估的方法及相应的评估工具。构音和语音功能评估将在第四章进行介绍；评估结果和特定类型运动性言语障碍诊断之间的关系将在第五章至第十二章中讨论。

---

① Mackenzie C. Cognition and its assessment in motor speech disorders[J]. Plural Publishing, 2010.

言语嗓音功能评估概述

评估是为了了解患者的问题，对言语产生器官的运动规划能力及运动功能进行评估，可以判断运动性言语障碍的言语嗓音功能情况及受损程度，进一步指导治疗并观察疗效，改善该类患者的交流能力，提高生活质量。评估是后续干预的基础，在临床治疗的过程中，任何言语障碍都需要经过评估才能开展治疗，切勿在未经评估的情况下进行治疗。本节介绍了言语嗓音功能评估的目的与原则，以及言语功能评估与治疗过程中涉及的专用设备。

一、言语嗓音功能评估的目的

言语嗓音功能评估的目的因实施治疗的地点和干预阶段而有所不同。首次评估的目的是诊断言语嗓音功能障碍程度；其他情况下，评估是为了确定优先治疗的顺序并安排具体治疗项目。这里概括了言语嗓音功能评估的几个目的，包括对言语嗓音障碍表现出的特征进行描述、对言语嗓音障碍进行鉴别诊断、明确受损部位和疾病诊断的含义以及明确障碍的严重程度。同时，这也是构音和语音功能评估的目的。

（一）描述言语嗓音功能障碍的表征

言语嗓音功能评估的目的之一是为了描述言语嗓音功能障碍或构音和语音功能障碍表现出来的特征，以及与言语相关的结构和功能损伤程度。某些情况下，由于无法进行确凿的诊断，临床诊断会以描述表征结束。描述的依据来自患者的病史和主诉、言语知觉特征、临床标准测试结果，以及使用仪器设备进行言语分析的结果。

临床医生就会根据言语障碍表征的描述决定这些表征是否异常，这也是诊断的第一步。如果各方面言语功能都在正常范围内，则临床诊断为言语嗓音功能或构音和语音功能无明显异常。若某些方面表现出功能异常，则必须对其做出解释。缩小诊断范围并得出特定诊断的过程称为鉴别诊断。

（二）言语嗓音障碍的鉴别诊断

如果言语嗓音功能或构音和语音功能异常，则需要进行相应的鉴别诊断。本书的重点是运动性言语障碍，所以可以根据以下问题辅助进行鉴别诊断：① 是否存在神经系统受损？② 若非神经系统受损，是器质性损伤吗？如，是否存在牙齿或咬合异常、喉部病变等。③ 言语嗓音功能或构音和语音功能异常是最近出现的还是长期存在的？如，它是否为发育性口吃、构音障碍或语言障碍？④ 如果是神经系统受损，患者是属于运动性言语障碍还是其他神经疾病引起的沟通障碍？如，失语症。若为运动性言语障碍，那么患者属于神经性言语障碍还是言语失用症？⑤ 如果诊断为神经性言语障碍，具体属于哪个类型？

在诊断的过程中，往往会得出多个可能的诊断，每种诊断的可能性从最大到最小排序，根据评估、检查结果一步步排除不符合的诊断。例如，言语功能诊断为异常，并非心因性或器质性异常，而是难以明确具体类型的神经性言语障碍，这样的诊断就比较有价值，它表明是神经系统的运动部分出现异常。若能确定障碍类型并非弛缓型神经性言语障碍，则言语损伤的部位可以局限至中枢神经系统，或者说可以排除下运动神经元的问题。若疾病的表征明确，且只与单一诊断兼容，那么就可以给出单一的言语障碍诊断，以及受损部位对言语功能的影响。

（三）明确受损部位和疾病诊断的含义

确诊为运动性言语障碍后，特别是当患者转诊自其他机构，采用治疗师不熟悉的分类方法进行诊断时，需要明确说明患者的受损部位。例如，诊断为痉挛型神经性言语障碍，说明与双侧上运动神经元受损有关。如果已经进行了神经学方面的诊断，则需要判别言语障碍诊断与神经系统疾病诊断结果是否相符。若神经系统疾病诊断为帕金森病，但患者存在混合了痉挛和运动失调的神经性言语障碍，说明这种混合型神经性言语障碍与帕金森病不相关，通常帕金森病所致的是运动不及型神经性言语障碍。若神经系统疾病诊断尚不明确，或言语障碍是患者表现出的唯一异常，需要将运动性言语障碍的评估手段与神经系统疾病诊断联系起来，从各种可能性中得出最终的诊断。若弛缓型神经性言语障碍能通过言语压力测试进行诊断，则说明与重症肌无力非常相关。

（四）明确言语障碍的严重程度

进行言语干预前明确言语产生功能障碍的严重程度的原因为：① 严重程度可能与患者的主诉一致。② 言语产生功能障碍的严重程度会影响预后和干预决策。③ 言语产生功能障碍的严重程度可作为基线数据的一部分，与后续治疗后的变化进行比较。

言语产生功能障碍的严重程度实际上是描述言语产生障碍表征的一部分。在此单独强调是因为它与评估运动性言语障碍导致的功能受限有关，可为鉴别诊断提供依据。一旦确定了严重程度，就应该解决其对治疗和预后的影响。

二、言语嗓音功能评估的原则

运动性言语障碍评估有三个基本组成部分：病史，言语嗓音功能的显著特征（言语嗓音功能、构音和语音功能），确认性标志。针对言语嗓音功能的评估能对言语特征中言语嗓音功能的特征有所了解，有了这些信息，就可以做出诊断，提出治疗计划，并将结果传达给患者、照顾者和相关专业人士。

（一）病史

约 90% 的神经系统疾病诊断基于患者的病史，许多临床神经系统疾病诊断都是基于患者言语表达的内容或方式进行的。有经验的临床医生通常在与患者简单沟通或询问病史的过程中就能得出初步诊断，随后在正式检查时确认、记录、完善诊断，有时还会修改诊断。患者的病史揭示了疾病的进程和患者对自己疾病表征的描述及了解程度。

（二）言语嗓音功能的显著特征

1. 言语嗓音功能相关基础知识

言语的产生过程涉及三大系统、五大功能模块，如图 3-1-1 所示。三大系统是指呼吸系统、发声系统和共鸣系统。在三大系统的基础上再加上构音和语音，则形成了五大功能模块。要明确言语嗓音功能的显著特征，首先需要了解言语产生的三大系统及五大功能模块。[1]

贮存在肺、气管与支气管内的气体随呼气运动有规律地排出，形成气流；当气流到达声门处时，会被转变成一系列的脉冲信号（声门波）；然后通过声道的共鸣作用，形成具有适当形态的声波，最终由嘴和鼻发出并产生言语信号（声波）。在言语的产生过程

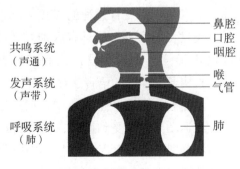

图 3-1-1　言语产生的三大系统

① 黄昭鸣，朱群怡，卢红云 . 言语治疗学 [M]. 上海：华东师范大学出版社，2017：10-11.

中，听觉反馈使说话者能够更好地调节自身言语的输出。

言语产生的决定性条件是声带振动。声带作为振动源，可以用其位置、形状、大小和黏弹性来描述其特征。声带的振动受到喉部发声肌群、声带结构及其附属结构的影响。从声学角度来看，声带有两个主要功能：其一，把直流气流转换成交流气流；其二，把气流的动能转变成声学能量。声道指位于喉与唇、鼻之间的通道，是一个共鸣腔。声道的形状主要通过构音器官的运动来进行调节，但也受到声带振动方式的影响，如图 3-1-2 所示。

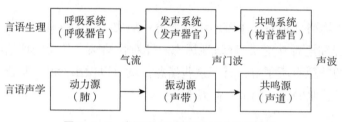

图 3-1-2　言语生理和言语声学之间的关系

从言语的发育角度而言，言语由呼吸、发声、共鸣、构音和语音五个模块构成，即"言语产生的 RPRAP 理论"[①]，如图 3-1-3 所示。其中，呼吸是言语产生的动力源。在言语过程中，需要瞬间吸入大量的气体并维持平稳的呼气，用较小的气流来维持足够的声门下压，这种呼吸调节过程要求呼气运动与吸气运动之间相互协同和拮抗，即为呼吸支持。因此，呼吸支持是言语的基础。发声是言语产生的振动源。呼吸时产生的气流作用于声带，声带运动并产生振动，发出声音，这一过程即为发声。因此，发声时声带振动是言语产生的振动源。共鸣是言语产生的共鸣腔。声带振动产生的声能脉冲信号通过咽腔、口腔、鼻腔时，会产生不同的共鸣，从而形成不同音色的嗓音。构音是言语发育过程的转化点。舌、软腭等构音器官的运动，改变了声道的形状大小，从而发出不同的元音和辅音，使单纯的声音向复杂的构音转化。语音是言语发育过程的连接点。它是人类发音器官发出的具有区别意义功能的声音，包括超音段音位和音段音位，将构音与连续的语音连接起来。

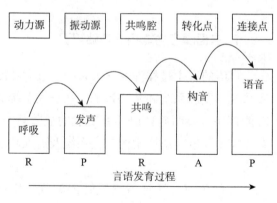

图 3-1-3　言语产生的五大功能模块

上述五大言语产生功能中任何一项因神经运动异常而受到影响，将会造成神经性言语障碍或言语失用症。本章第二、三、四节将分别介绍五大言语产生功能中呼吸、发声、共鸣功能的评估要点，而构音和语音功能的评估要点在第四章加以介绍。

---

① 郑钦，黄昭鸣 . 特殊儿童言语干预的理论与实践 [J]. 中国听力语言康复科学杂志，2008，（2）：68-70.

2. 运动性言语障碍言语嗓音功能方面的显著特征

对诊断具有最直接、最有影响的特征即为显著特征。运动性言语障碍患者往往在言语嗓音功能方面表现出显著的异常，并且不同类型的运动性言语障碍患者，其言语嗓音功能的特征不一，与这些特征相关的异常汇总如表 2-1-1 所示。

表 2-1-1　各类型运动性言语障碍言语嗓音功能方面的显著特征

运动性言语障碍类型	病因	言语嗓音功能主要特征
弛缓型神经性言语障碍	颅神经、脊神经或神经肌肉接合处受损	呼吸支持不足、音调单一、气息声、鼻音功能亢进等
痉挛型神经性言语障碍	双侧上运动神经元的锥体系与锥体外系统受损（通常为脑干中风所致）	控制言语产生的肌肉表现出痉挛与无力的现象，导致粗糙声、发声功能亢进、鼻音功能亢进、音调单一或音调变化过大、响度单一等
单侧上运动神经元型神经性言语障碍	单侧上运动神经元受损	粗糙声、鼻音功能亢进（轻度）、低响度、响度单一或响度变化过大等
运动失调型神经性言语障碍	小脑或连接小脑至其他中枢神经系统的通路受损	呼吸支持不足、呼吸与发声不协调、响度单一或响度变化过大、粗糙声、音调单一等
运动不及型神经性言语障碍	基底神经节的多巴胺减少，如帕金森病	粗糙声、气息声、低音调、低响度、音调单一等
运动过度型神经性言语障碍	基底神经节受损	呼吸与发声不协调、音调变化过大、粗糙声、发声功能亢进、响度单一或响度变化过大、鼻音功能亢进等
混合型神经性言语障碍	神经受损范围延伸至两处或两处以上运动系统	呼吸支持不足、粗糙声、气息声、鼻音功能亢进等
言语失用症	左脑半球的外侧裂周区受损	言语呼吸功能、发声功能及共鸣功能方面的异常不显著

（三）确认性标志

在运动性言语障碍的诊断评估过程中，确认性标志是除了异常言语特征和显著的神经肌肉特征之外，还可以辅助言语诊断。确认性标志可能代表了与言语产生功能障碍相关的附带现象，它们可能与言语产生功能障碍没有任何直接的因果关系。因此，对非言语性质的观察，如对言语产生相关肌肉的观察，也被认为是间接的（确认性）证据，而非显著的。尽管如此，它们可以辅助医生进行诊断。

确认性标志在言语或非言语肌肉中很明显。言语系统内的确认性标志有肌肉萎缩、肌张力低、正常反射减少或出现病理反射，但这些并不能作为运动性言语障碍的诊断。非言语运动系统的确认性标志来自对步态、肌肉牵张反射、浅表和病理反射、肢体反射过度、肢体萎缩、肢体运动启动困难等方面的观察。除此之外，还包括对非言语肌肉的肌力、运动速度、准确性、肌张力、稳定性和运动范围的观察。

三、言语嗓音功能评估与治疗专用设备

　　运动性言语障碍诊疗过程中，为提高评估精确性和治疗的有效性，可采用仪器设备及辅具开展评估与治疗工作。以下内容主要介绍了言语障碍测量仪、言语重读干预仪以及 ICF 转换器的使用。

（一）言语障碍测量仪

　　言语障碍测量仪是利用数字信号处理技术和实时反馈技术，对言语功能进行定量测量、评估和实时训练的现代化言语治疗设备，如图 3-1-4 所示。它通过对言语、构音、语音、鼻音信号进行实时检测处理，用于言语障碍的功能评估。该设备可进行言语韵律功能精准评估，并得出数据分析报告，为详细填写患者的构音语音功能评估表提供定量的数据，从而为矫治方案的制订提供依据。在口腔轮替功能评估中，可进行浊音时长、音节时长、停顿时长、言语速率、浊音速率的测量，评估患者连续产生无意义音节的语速和流利性功能。在连续语音能力评估中，可进行音节时长、停顿时长、言语速率、构音速率的测量，评估患者连续语音产生的语速和流利性功能；可进行幅度标准差、重音音节总时长和重音出现率的测量，评估患者连续语音产生的节律功能；可进行言语基频标准差、言语基频动态范围和言语基频突变出现率的测量，评估患者连续语音产生的语调功能。

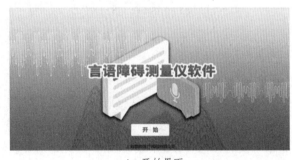
A. 开始界面

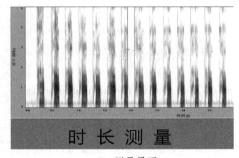
B. 测量界面

图 3-1-4　言语障碍测量仪

（二）言语重读干预仪

言语重读干预仪是根据重读治疗法的原理设计的综合性训练设备，旨在帮助患者在采用正确呼吸方式的前提下，获得良好的音调变化能力，实现流畅的言语和语言韵律，促进呼吸、发声和共鸣三大系统功能的协调，如图 3-1-5 所示。言语重读干预仪主要用于言语韵律障碍的诊断评估，提供言语韵律训练、言语重读干预，并结合重读治疗法针对运动性言语障碍患者的韵律功能障碍进行言语韵律训练。

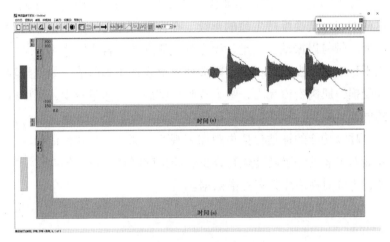

图 3-1-5 言语重读干预

（三）ICF 转换器

ICF 转换器基于 ICF 核心分类组合将言语功能测量评估的结果进行标准化，对言语嗓音、构音语音、儿童语言、成人语言、认知等模块的定量测量及评估结果进行标准化等级转换，确定患者的言语、语言、认知功能损伤程度，并提供相关功能损伤的具体情况，如图 3-1-6 所示。

本书中，"ICF 转换器"主要用于对言语嗓音功能和构音语音功能损伤进行标准化等级转换，基于 ICF 核心分类组合 b310 嗓音功能（b3100 嗓音产生、b3101 嗓音音质）。b320 构音功能和 b330 言语的流利性和节律功能（b3300 言语流利、b3301 言语节律、b3302 语速和 b3303 语调）可对患者的嗓音产生功能、嗓音音质功能口部运动功能、构音能力和言语韵律功能进行损伤程度的判定，以及对功能损伤的具体问题进行描述。

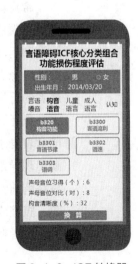

图 3-1-6 ICF 转换器

呼吸功能的评估

呼吸功能主要是体内细胞中的二氧化碳与大气中的氧气相互交换，借由这样的气体交换维持生命的延续。在言语产生的过程中，呼吸形成的声门下压使声带得以振动，充足、稳定的气流支持着言语的产生，若气流供应不足或不稳定、呼吸支持不足，则会使言语表达受到影响。如支配呼吸肌肉的神经受损，肌肉变得无力，吸入或呼出肺部的气体量减少，用以维持言语产出的气流量减少，导致言语时出现句长短、响度低等问题。

呼吸功能的评估包括主观和客观两个部分，主观评估和客观测量相结合才能对患者的呼吸功能进行评价，明确呼吸功能障碍的存在及障碍类型和程度，为针对性治疗方案提供依据。

一、呼吸功能的主观评估

希克森（Hixon）和霍伊特（Hoit）[1][2]已经为言语呼吸障碍的临床检查提供了主观评估的方法，他们总结了一些与正常呼吸及神经异常（如虚弱、不协调和运动亢进）相关的几项言语呼吸观察任务，帮助治疗师了解神经性言语障碍患者存在的主要言语呼吸障碍。在实施评估过程中，治疗师通过观察患者的行为回答以下问题。

患者姿势是否正常？若不正常，患者坐着状态下是虚弱无力的，还是向前弯着身子坐的，或是侧着身子坐的？长时间维持一个姿势后，患者是否逐渐出现异常姿势？患者需要辅助才能恢复到正常姿势吗？其头部是否下垂或靠在胸前？患者是否需要靠在椅子上来维持正常姿势？异常姿势会限制横膈膜、腹壁或胸壁的运动，减少对言语呼吸支持。

患者在平静呼吸状态下、消耗体力时或说话时是否存在呼吸急促现象？

---

① Hixon T J, Hoit J D. Evaluation and management of speech breathing disorders: principles and methods[M]. London: Plural Publishing, 2005.

② Hixon T J, Hoit J D. Physical examination of the rib cage wall by the speech-Language pathologist[J]. American Journal of Speech-Language Pathology, 2000, 9（3）：179.

呼吸是急促还是浅促？（清醒时平静呼吸状态下的频率约为每分钟 16 到 18 个周期，每个吸气和呼气周期需要 2—3 s）。在平静呼吸状态、言语或深吸气时，腹壁或胸壁运动是否不对称或运动范围受限？呼吸是否伴随着肩部运动、鼻孔张开等现象？呼吸时呼吸急促、浅呼吸和过度的辅助性肩部或颈部运动能反映呼吸支持不足，可能出现言语响度低或句长短的现象。

　　呼吸频率正常吗？在平静呼吸、言语或深吸气时，是否出现任何突然或缓慢的腹壁或胸壁运动改变甚至是中断正常的周期性呼吸？这种异常可能导致言语响度、韵律或句长方面的问题。

　　患者有打嗝吗？持续性打嗝可能是由髓质病变引起的，也可能是髓质中风的最初表现。言语过程中，打嗝会干扰呼吸控制。

　　以下两项简单的任务可以帮助确定呼吸支持能力是否足以支撑正常言语。

　　一种方法是，当怀疑患者存在呼吸支持不足时，对比咳嗽和声门咳嗽的尖锐程度，有助于区分是呼吸功能还是喉功能异常对响度或句长产生了影响。轻度咳嗽并伴有腹壁和胸壁偏移的现象，反映呼吸支持不足。

　　另一种方法是，治疗师可采用一个简单的玻璃杯压力计来评估患者是否具备支持正常言语的呼吸驱动力。进行评估前需要准备一个装满水的玻璃杯（深度大于 12 cm），并以厘米为单位校准，在给定的深度用回形针将吸管固定在杯子上，如图 3-2-1 所示。为了保持气泡通过吸管，患者需要维持的呼吸压力等于吸管在水中的深度。一般来说，在吸管 5 cm 深的情况下能够保持气泡流通吸管 5 s 所需的呼吸支持能力，已能够支持大部分的言语产生。评估过程中需注意，患者应保持腭咽闭合（或闭塞鼻孔），并且双唇紧紧包住吸管，以防呼出气流未全部进入吸管。

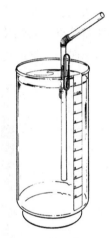

图 3-2-1　玻璃杯压力计

二、呼吸功能的客观评估

　　客观测量是呼吸功能精准评估的主要手段，主要包括最长声时测量、最大数数能力测量和 s/z 比测量。

（一）最长声时测量

　　最长声时是指深吸气后，持续发单韵母 /ɑ/ 的最长时间，单位是秒（s）。[①] 它主要反

① 黄昭鸣，孙铧郡，刘巧云，等 . 言语呼吸障碍评估的原理及方法 [J]. 中国听力语言康复科学杂志，2011（1）：65—67.

映言语呼吸支持能力，是衡量言语呼吸能力的最佳指标之一。[1] 最长声时受性别、年龄、健康状况、身高、体重、肺活量，以及呼吸方式等因素的影响。将患者最长声时的测量值输入 ICF 转换器，就可以了解患者言语呼吸的质量及损伤程度，还可以通过训练前后最长声时的测量来评价言语矫治的效果。

在进行最长声时测试时，如果仅需粗略的测量结果，可以用一只秒表或手表进行测量。如果想获得精确的测量结果，则需要使用专业的仪器进行测量，最后将结果填入最长声时测量记录表中，具体测量步骤如下。

第一步，被测试者先深吸气，然后尽可能长地发单韵母 /ɑ/ 音，记录发声时间。最长声时的测量要求：① 发声时间尽可能长；② 气息均匀；③ 响度均匀；④ 音调必须在正确的频率范围之内。测量只有满足这些条件，才能获得正确的结果。如图 3-2-2 所示为最长声时测量的声波、幅度和基频曲线。

第二步，以同样的测试方法再测试一次，并记录发声时间。

第三步，从两次记录中选择一个满足测试条件的较大的测量数值作为最长声时的最终测量结果，将结果填入最长声时测量记录表中。

第四步，将最长声时的测量结果进行 ICF 转换，判断被测试者最长声时的损伤程度。

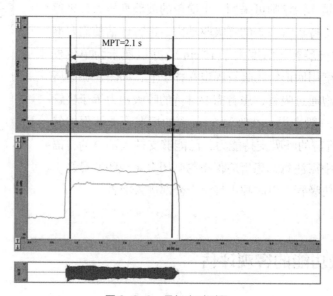

图 3-2-2　最长声时测量

表 3-2-1 是一个最长声时测量的填表示例。患者周某，59 岁女性，被诊断为痉挛型神经性言语障碍，患者的最长声时为 3.028 s。根据 ICF 转换器得出，该患者的最长声时偏低，未达到同性别、同年龄成人的正常水平，损伤程度为 3 级，呼吸支持能力、呼吸与发声协调能力存在重度损伤。

---

[1]　Hirano M, Koike Y, Von L H. Maximum phonation time and air usage during phonation[J]. Folia Phoniatrica Et Logopaedica, 1968, 20（4）：185-201.

表 3-2-1　最长声时测量记录表

日期	第 1 次测 MPT	第 2 次测 MPT	MPT取较大值	MPT 状况（偏小、正常）	MPT 最小要求	相对年龄	实际年龄	是否腹式呼吸
12 月 10 日	3.028 s	3.017 s	3.028 s	偏小	15 s		59 岁	否

注：深吸气后，尽可能长地发 /ɑ/ 音，共测两次，取其中较大值作为最长声时（MPT）。

（二）最大数数能力测量

最大数数能力是指深吸气后，持续发"1"或"5"的最长时间，单位是秒（s）。它主要反映呼气和发声之间的协调性、言语呼吸控制能力，是衡量呼吸和发声协调能力的最佳指标之一。[①] 若呼气和发声协调性良好，数数时的速度均匀、适中，响度和频率呈规律性变化，数数时间就长；如果协调性差，数数时的速度、响度和频率无规律可循，最大数数能力就会下降。

在进行这项测试时，如果仅需粗略的测量结果，使用一只秒表或手表即可。如果想获得精确的测量结果，就需要使用专业仪器来测量，可将测量结果填入最大数数能力测量记录表中，具体测量步骤如下。

第一步，先深吸气，呼气时开始持续地发"1"或"5"，记录数数时间。最大数数能力的测量要求：① 一口气连续数数；② 数数时速度均匀；③ 基频和强度变化连贯；④ 数数时间尽可能长。图 3-2-3 是通过言语障碍测量仪测得的声波。

第二步，测完一次后，按要求再测一次，并记录数数时间。

第三步，从两次结果中选择一个满足测试要求的较大的数值作为最终的测量结果。

第四步，将最大数数能力的测量结果输入 ICF 转换器，确定最大数数能力的损伤程度。

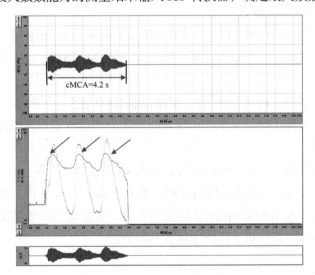

cMCA=4.2 s

图 3-2-3　最大数数能力测量

---

① 万勤，胡金秀，张青，等 . 7—15 岁痉挛型脑瘫儿童与健康儿童言语呼吸特征的比较 [J]. 中华物理医学与康复杂志，2013，35（7）：542-546.

表 3-2-2 是一个最大数数能力测量的填表示例。患者姜某，57 岁女性，被诊断为痉挛型神经性言语障碍，患者的最大数数能力为 2.583 s。根据 ICF 转换器得出，该患者的最大数数能力偏低，未达到同性别、同年龄成人的正常水平，损伤程度为 3 级，呼吸与发声协调能力存在重度损伤。

表 3-2-2   最大数数能力测量记录表

日期	第 1 次测 cMCA	第 2 次测 cMCA	cMCA 取较大值	cMCA 状况（偏小、正常）	cMCA 最小要求	相对年龄	实际年龄	是否吸气和呼气协调
12 月 5 日	2.175 s	2.583 s	2.583 s	偏小	8.6 s		57 岁	否

注：深吸气后，持续说"1"或"5"，共测两次，取其中的较大值作为最大数数能力（cMCA）。

（三）s/z 比测量

s/z 比（s/z Ratio）是指一个人在深吸气后，分别持续发 /s/ 音和 /z/ 音（英语发音），所求得的两者最长发声时间的比值。s/z 比可以有效地反映发音时声门调节的情况，它是言语呼吸疾病的判断依据之一。经研究发现：s/z 比不存在年龄和性别的显著性差异，其值约等于 1。这说明呼吸运动与发声运动之间能够无意识地进行精确协调。

s/z 比测量可使用专用仪器来进行，并将测量结果填入表 3-2-3 所示的 s/z 比测量结果记录表。测量 s/z 比时，要求发音的响度控制在舒适水平。s/z 比的测量要求：① 发音时间尽可能长；② 气息均匀；③ 响度均匀。

s/z 比的具体测量步骤如下。

第一步，深吸气，持续发 /s/ 音，记录最长发音时间。发 /s/ 音时，气流位于切齿和舌尖部，发音持续时间（呼气量）与切齿和舌尖之间的间隔成反比，即间隔越小，则发音持续时间越长。

第二步，再深吸气，持续发 /z/ 音，记录最长发音时间。当发 /z/ 音时，气流位于声带之间，发音持续时间（呼气量）与声带之间的闭合程度成正比，即闭合程度越好，则发音持续时间越长。

第三步，求两者最长发音时间的比值，即为 s/z 比的测量结果。

表 3-2-3 是一个 s/z 比测量的填表示例。患者卞某，61 岁女性，被诊断为运动失调型神经性言语障碍，患者的 s/z 比测量结果为 3.03。该患者的呼吸系统与发声系统不协调，起音方式不协调，以及整个言语过程也不协调。

表 3-2-3　s/z 比测量结果记录

日期	第1次测 s1	第2次测 s2	s	第1次测 z1	第2次测 z2	z	s/z	s/z ≤ 0.75	1.2<s/z <1.4	s/z ≥ 1.4	提示
12月 7日	1.107 s	1.200 s	1.200 s	0.284 s	0.395 s	0.396 s	3.03			√	起音 不协 调

注：深吸气后，分别尽可能长地发 /s/ 和 /z/（英语发音），共测两次，取其中的较大值计算 s/z 比。

发声功能的评估

正常发声过程中，音质是稳定、平顺且清晰的。运动性言语障碍患者往往由于神经系统受损导致发声功能相关肌肉运动障碍，出现如声带麻痹、发声功能低下等障碍，在嗓音或言语过程中出现音调、响度、音质异常等情况。如运动过度型神经性言语障碍患者往往出现低音调、嗓音震颤、响度变化过度（不随意运动引起过度发声所致）等现象；弛缓型神经性言语障碍和痉挛型神经性言语障碍患者常见发声时音调突变的情况；弛缓型神经性言语障碍和运动不及型神经性言语障碍患者常见呼吸支持不足所致的响度过低现象。

临床常见的发声功能异常可归纳为三类：音调异常（如说话声音过于尖细或低沉）、响度异常（如说话音量过小）、音质异常（如声音嘶哑、粗糙、伴随气息声等）。针对各类型运动性言语障碍不同的病因和临床症状，可以先通过主观评估了解患者发声情况，明确患者是否存在发声功能异常，然后进行嗓音声学测量、电声门图测量或喉镜检查。

发声功能评估包括音调、响度、音质三个方面的评估，每个方面都结合了主观评估和客观测量，以精准地判断患者发声功能异常的表现及程度。

一、发声功能的主观评估

（一）音调的听觉感知评估

音调的听觉感知评估主要采用乐调匹配法，即要求有一台电脑（或者录音机）和一种乐器（钢琴或电子琴）。评估时，评估者首先选择一个琴键，此键的音调必须对应于患者年龄和性别的正常音调水平，然后由言语治疗师或患者来弹这个琴键，将其发出的音作为示范音，要求患者进行模仿，判定患者声音的音调能否与这个音的音调相匹配。如果不能匹配，则应判断患者的音调是高于示范音音调，还是低于示范音音调。前者提示该患者可能存在音调过高的问题，后者提示可能存在音调过低的问题。建议结合客观测量的结果，更精准地诊断患者是否存在音调水平异常。

（二）响度的听觉感知评估

响度等级评定包含五个等级，如表 3-3-1 所示，言语治疗师在与患者交谈的过程中，根据与患者交谈的情况，大致确定患者的习惯响度水平等级。

表 3-3-1　响度等级表

序号	等级	描述
1	耳语声	用耳语声与周围人交流时，只有相互说话的两者能够听见，此时声带几乎是不振动的
2	轻声	这类响度水平不会吵醒周围休息的人
3	交谈声	这种响度水平适合与他人进行正常交流
4	大声	适合在大众面前演讲使用（没有麦克风情况下），或者想引起他人注意时使用
5	喊叫声	生气时，或者运动场上的啦啦队成员加油时使用的响度水平

（三）音质的听觉感知评估

言语治疗师根据自己的主观听感，对患者嗓音的嘶哑声、粗糙声、气息声、虚弱程度和紧张程度进行描述，0 为正常，1 为轻度，2 为中度，3 为重度。

测试方式：让患者用正常的发音方式，尽可能响地发 /æ/ 音（英文发音）。言语治疗师将结果描述记录于表 3-3-2 中。

表 3-3-2　听觉感知评估 GRBAS 描述表

日期	嘶哑声 H	粗糙声 R	气息声 B	虚弱程度 A	紧张程度 S

注：GRBAS 尺度：（0）正常；（1）轻度；（2）中度；（3）重度。
　　G 代表嗓音嘶哑的程度（嗓音异常）。
　　R 代表声带振动的不规则程度，它对应基频和幅度的不规则变化情况。
　　B 代表声门漏气的程度，它与声门处气体的湍流程度有关。
　　A 代表嗓音的疲弱程度，它与低强度的声门振动或缺少高频谐波分量有关。
　　S 代表发音功能亢进的现象，它包括基频异常的增高、高频区噪声能量的增加，或含有丰富的高频谐波成分。

注：用正常的发音方式，尽可能响地发 /æ/ 音（英文发音）。

二、发声功能的客观评估

（一）音调评估

音调的客观测量指借助声学手段来完成对声带振动频率的测量，主要参数包括声带振动的平均基频、基频标准差、最大基频、最小基频以及基频变化范围等。[1] 言语基频（F_0）是声带做周期性振动的频率，单位是赫兹（Hz），指一秒钟内声带振动的次数。一般来说，正常男性的基频在 130 Hz 左右，正常女性的基频在 250 Hz 左右。基频标准差（F_0SD）是基频偏差量的测定值，单位也是赫兹，一般来说，基频标准差的正常值介于 20—35 Hz 之间。

言语基频测量可借助言语障碍测量仪进行，具体测量步骤如下。

第一步，言语基频的测量主要通过交谈的方式来完成，比较常用的方法是要求患者回答"姓名及年龄"等问题完成测量。若患者无法完成交谈的过程，可以采用模仿发音的方式完成，阅读或跟读"妈妈爱宝宝，宝宝爱妈妈"等句子完成。

第二步，记录下患者的声波文件，如图 3-3-1 所示，并对声波和声波的基频特征进行实时分析，如图 3-3-2 所示。将测量结果记录于如表 3-3-3 所示的言语基频测量记录表中。

第三步，主要记录平均言语基频和言语基频标准差。将测量结果输入 ICF 转换器，确定言语基频的损伤程度。

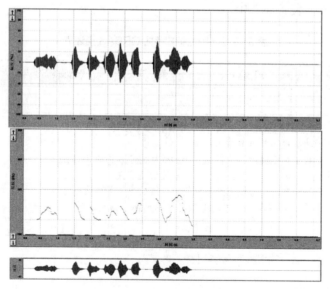

图 3-3-1　言语基频测量

---

[1]　黄昭鸣，杜晓新，蔡红霞．平均言语基频常模的制订及其相关研究 [J]. 中国听力语言康复科学杂志，2005（2）：26-30.

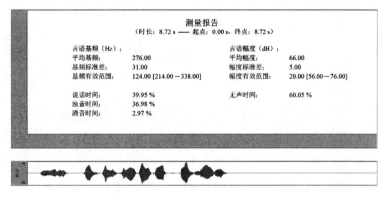

图 3-3-2 言语基频测量结果分析

表 3-3-3 是一个言语基频测量的填表示例。患者郭某，56 岁女性，被诊断为痉挛型神经性言语障碍，患者跟读时的言语基频为 163.67 Hz，言语基频标准差为 23 Hz。根据 ICF 转换器得出，该患者的言语基频偏低，言语基频变化偏低，未达到同性别、同年龄成人的正常水平，损伤程度为 1 级，言语基频呈轻度损伤，语调单一，连续语音、语调变化的控制能力中度损伤。

表 3-3-3　言语基频测量记录表

日期	言语基频 F_0	F_0 状况 （偏小、正常、偏大）	F_0 标准差 F_0SD	F_0SD 状况 （偏小、正常、偏大）	相对 年龄	实际 年龄	是否音调 正常
1 月 8 日	163.67 Hz	↓	23 Hz	偏小		56 岁	否

注：1. 标准测试：交谈时的言语基频（Hz），询问"姓名及年龄"等问题。
　　2. 备选测试：阅读时的言语基频（Hz），阅读或跟读"妈妈爱宝宝，宝宝爱妈妈"。

（二）响度评估

响度评估的实质是评估说话者言语声音的强度。响度的客观测量是指将患者的声音文件输入计算机进行数据处理，并对患者的声音强度特征进行实时分析的过程，可以通过"言语障碍测量仪"来完成。响度客观测量主要包括以下三个参数：平均幅度、幅度标准差和幅度有效范围。言语治疗师可以在交谈时询问患者的年龄与姓名，将获得的声音文件输入"言语障碍测量仪"，进行言语幅度分析，如图 3-3-3 所示为响度的客观测量结果。

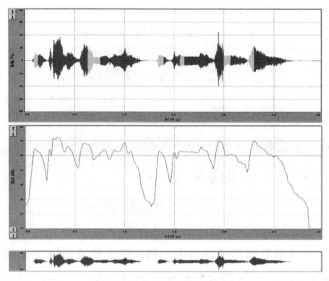

图 3-3-3　响度的客观测量

（三）音质评估

音质的客观测量主要包括噪音声学测量、电声门图测量和喉内窥镜测量三部分。

1. 噪音声学测量

噪音声学测量是无损伤性的，能对声音提供定量分析，评估发声功能。现在，已有许多噪音声学参数被广泛应用，目的是要准确反映声音的特性，继而推断喉部的发声功能情况。噪音声学测量要求被测试者用舒适的发音方式，对着话筒尽可能响地发 /æ/ 音（英文发音）[①]，然后对收集到的声音数据进行分析（如图 3-3-4 所示）。其主要记录的参数如下。
① 基频。② 基频标准差。③ 基频微扰（Jitter）：基音频率的变化率。基频微扰以百分比表示，正常值一般小于 0.5%。若患者的基频微扰值大于 0.5%，则表示该患者可能存在一定程度的粗糙声及嘶哑声。④ 幅度微扰（Shimmer）：声波振幅的变化率。振幅微扰以百分比表示，正常值一般小于 3%。若患者的振幅微扰值大于 3%，则表示该患者可能存在一定程度的嘶哑声。⑤ 声门噪声（NNE）：在发音过程中声门漏气所产生的扰动噪声的程度。声门噪声的单位是分贝（dB），正常值小于 −10 dB。声门噪声主要反映气息声程度，其次反映嘶哑声程度。⑥ 频段能量集中率（Ec）：噪音信号的特定谐波能量与总谐波能量的比率，以百分比表示。它主要反映声带振动时谐波能量衰减状况（正常值是 −6 分贝 / 倍频），同样描述了噪音信号在低频区域和高频区域的能量差异，是衡量噪音功能亢进或低下的最佳指标之一。⑦ 基频震颤（F_0Tremor）和幅度震颤（Amp tremor）。基频震颤是从噪音基频信号中获得的 1—15 Hz 的周期性基频调制信号，单位是赫兹（Hz）。幅度震颤是从噪音基频信号中获得的 1—15 Hz 的周期性

---

① 黄昭鸣，胡金秀，万勤，等. 发声障碍评估的原理及方法 [J]. 中国听力语言康复科学杂志，2011（2）：64–66.

幅度调制信号。它们主要反映由于喉部神经源性障碍导致的喉腔共鸣失调程度,是衡量与喉腔共鸣相关嗓音质量的最佳指标之一。

言语治疗师可利用嗓音功能检测仪记录患者的声波文件,并对声波和声波所反映的嗓音特征进行实时分析。测量结果记录于嗓音声学测量记录表中。将测量结果输入 ICF 转换器,确定嗓音功能(声学)的损伤程度。

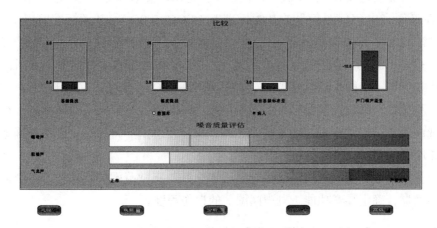

图 3-3-4 嗓音音质声学评估

表 3-3-4 是一个嗓音声学测量的填表示例。患者杨某,57 岁女性,被诊断为帕金森病,伴随运动不及型声门噪声神经性言语障碍,患者的频段能量集中率为 39%,基频微扰为 0.15%,振幅微扰为 2.05%,声门噪声为 −9.45 dB,基频震颤为 8.54 Hz。根据 ICF 转换器得出,该患者的嗓音音质不存在粗糙声、嘶哑声或气息声。但患者的频段能量集中率损伤程度为 1 级,基频震颤损伤程度为 2 级,患者存在轻度发声功能低下,声带振动频率呈现中度包络式损伤,存在中度声带神经源性损伤而造成的嗓音障碍。

表 3-3-4 噪音声学测量记录表

日期	— 尽可能响地发 /æ/ 音,类似英文发音 —			听感评估
	噪音基频 Vocal F_0	基频标准差 Vocal F_0SD	频段能量集中率 Ec	是否嗓音误用
	215.35 Hz	4.54 Hz	39%	否
	基频微扰 Jitter	振幅微扰 Shimmer	声门噪声 NNE	是否嗓音滥用
	0.15%	2.05%	−9.45 dB	否
	粗糙声 R	嘶哑声 H	气息声 B	是否嗓音漏气
	正常	正常	正常	否
	基频震颤 F_0t	幅度震颤		是否喉腔共鸣失调
	8.54 Hz	3.24 Hz		是

2. 电声门图测量 [①]

电声门图测量是指通过颈部电极直接记录被试发 /æ/ 时的电信号，以及电流通过声带接触面整体面积时的电阻变化，用于分析声门闭合时间、声带振动的规律性。电声门图测量可借助电声门图测量仪（如图 3-3-5 和图 3-3-6 所示），通过让患者用舒适的发音方式，尽可能响地发 /æ/ 音来进行评估。主要记录的参数如下。① 电声门图信号的基频（EGG-F_0）和电声门图信号的基频标准差（EGG-F_0SD）：基频标准差应小于 2 Hz。② 接触率（CQ）和接触率微扰（CQP）：接触率是测量声带振动时声门的闭合程度。主要用来描述声带的接触程度（闭合程度），主要反映声带水平方向上的开闭，正常范围为 50%—70%。接触率微扰主要描述相邻周期间 CQ 的变化，应小于 3 Hz。③ 接触幂（CI）和接触幂微扰：接触幂是测量声带振动时渐闭相与渐开相的对称度，在一定程度上体现声带开闭运动在垂直面上的相位差，对声带麻痹非常敏感。而接触幂微扰主要测量相邻周期间 CI 的扰动。

将测量结果记录于电声门图测量记录表中，并与正常范围进行比较。将测量结果输入 ICF 转换器，确定嗓音功能（电声门图）的损伤程度。

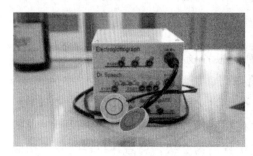

图 3-3-5 电声门图仪硬件图

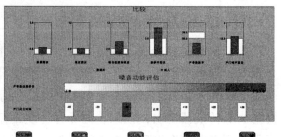

图 3-3-6 电声门图测量

表 3-3-5 是一个电声门图测量的填表示例。患者吴某，61 岁男性，被诊断为运动过度型神经性言语障碍，患者的声带接触率为 77.01%，声带接触率微扰为 0.91 Hz。根据 ICF 转换器得出，该患者的声带接触率损伤程度为 1 级，声门轻度闭合过度，嗓音音质存在轻度损伤及轻度硬起音，声带接触率微扰为无损伤。

表 3-3-5 电声门图测量记录表

日期	— 尽可能响地发 /æ/ 音，类似英文发音 —			听感评估
	声带接触率 CQ	声带接触幂 CI	声门闭合程度	是否挤压喉咙
2 月 15 日	77.01%	0.16	+20	是
	声带接触率微扰 CQP	声带接触幂微扰 CIP	声带振动规律性	是否声带振动失调
	0.91 Hz	37.16	0	否

① 刘杰，李利，余波，等 . 1 ~ 3 期帕金森病患者的嗓音特征研究 [J]. 听力学及言语疾病杂志，2020，028（001）：28-30.

3. 喉内窥镜测量

喉内窥镜测量是指利用喉内窥镜的计算机图像处理系统，在电脑上观察患者以尽可能舒适的音调和响度持续地发元音 /i/ 时声带的振动情况；并于患者发声时，在光源（或频闪光源）下录取喉部图像，同时获取声学和电声门图的信号。[①] 临床上可采用喉内窥镜诊察仪进行喉内窥镜测量，尤其针对一些神经系统受损导致声带麻痹的神经性言语障碍患者，可以通过喉内窥镜测量精准定位患者的喉部损伤部位，为治疗方案提供依据。

[①] 黄昭鸣，黄鹤年，Colin Watson. 喉内窥镜计算机图像处理系统的临床应用价值 [J]. 临床耳鼻咽喉头颈外科杂志，2001，15（8）：346-347.

共鸣功能的评估

当患者神经系统受损时，由相应神经支配的下颌、唇、舌、软腭等共鸣器官会出现运动异常，而由咽腔、口腔、鼻腔及它们的附属器官构成的共鸣腔的共鸣聚焦状态也会产生异常。正确的言语聚焦点位于口腔的中央、舌面的上方，若共鸣聚焦点出现偏差，共鸣效果也会受影响。若共鸣的焦点在水平方向上偏移，焦点过于靠前则为前位聚焦，焦点过于靠后则为后位聚焦。若共鸣的焦点在垂直方向上偏移，焦点过高则为鼻音功能亢进，焦点过低则为鼻音功能低下。如弛缓型或痉挛型神经性言语障碍的患者往往出现软腭上抬无力的现象，导致鼻音功能亢进。因此可以将共鸣功能的评估分为口腔共鸣功能评估和鼻腔共鸣功能评估两部分，每个部分都包括主观评估和客观评估，对患者的共鸣功能进行全面评价。

一、共鸣功能的主观评估

（一）口腔共鸣功能的听觉感知评估

由于 /ɑ/、/i/、/u/ 三个核心韵母的发音部位分别处于口腔中的三个极点位置（前上、中下、后上），因此让患者分别发这三个韵母，就可以大致了解患者的口腔共鸣功能，判断其是否存在口腔聚焦异常及其类型。评估过程中，言语治疗师让患者用舒适的方式分别发 /ɑ/、/i/、/u/ 三个核心韵母（或模仿发音），然后由言语治疗师对其发音进行听觉感知评估，判断聚焦类型和聚焦等级，填写在表 3-4-1 中。等级数字用 0—3 来表示，其中"0"代表正常，即不存在相应的聚焦问题；"1"代表轻度聚焦异常；"2"代表中度聚焦异常；"3"代表重度聚焦异常。

表 3-4-1　韵母音位聚焦评估表

	前位	后位	鼻位	喉位
/ɑ/				
/i/				
/u/				

（二）鼻腔共鸣功能的听觉感知评估

通过堵鼻和非堵鼻状态下发 /a/ 和 /m/，对患儿鼻腔共鸣功能进行主观听感评估，判断其是否存在鼻腔共鸣异常及其类型。正常情况下发 /a/ 音时，是口腔共鸣；当堵鼻与非堵鼻时的发音有明显差异时，即为鼻音功能亢进。正常情况下发 /m/ 音时，是鼻腔共鸣；当堵鼻与非堵鼻时的发音无明显差异时，即为鼻音功能低下，将评估结果记录于表 3-4-2 中。

表 3-4-2　鼻腔共鸣主观评估表

日期	发 /a/ 音时的鼻腔共鸣	发 /m/ 音时的鼻腔共鸣	鼻腔共鸣结果解释

二、共鸣功能的客观评估

（一）口腔共鸣功能的客观测量

1. 共振峰测量

共振峰测量是一项重要的评价口腔共鸣功能的客观测量方法。通过分别测量 /i/、/u/ 两个核心韵母的第二共振峰频率，可以定量分析聚焦问题及其程度，还可以对共鸣障碍的治疗过程进行实时监控。当舌向前运动时，咽腔体积增大，口腔体积减小，F_2 增加，主要通过测量 /i/ 的 F_2 是否减小来判定后位聚焦；当舌向后运动时，咽腔体积减小，口腔体积增大，F_2 减少，主要通过测量 /u/ 的 F_2 是否增大来判定前位聚焦。

在进行口腔共鸣功能的评估时，让被测试者用舒适的发音方式，分别发 /i/ 和 /u/ 这两个核心韵母（或模仿发音）；采用言语障碍测量仪记录下患者的线性预测谱文件，如图 3-4-1 所示，并选取第二共振峰 F_2 进行分析，将结果填入表 3-4-3 所示的口腔共鸣功能精准评估表；将口腔共鸣功能中 /i/ 的第二共振峰频率、/u/ 的第二共振峰频率的测量结果输入 ICF 转换器，判断被测试者后位聚焦、前位聚焦的损伤程度。

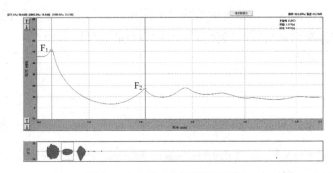

图 3-4-1　第二共振峰频率测量

表 3-4-3 是一个口腔共鸣功能测量的填表示例。患者卞某，61 岁女性，被诊断为痉挛型神经性言语障碍，患者的 /i/ 的第二共振峰为 2 653.5 Hz，/u/ 的第二共振峰为 846.5 Hz。根据 ICF 转换器得出，该患者的 /i/ 的第二共振峰无损伤；/u/ 的第二共振峰（前位聚焦）损伤程度为 1 级，舌向后运动能力存在轻度损伤，口腔共鸣功能存在轻度前位聚焦。

表 3-4-3　口腔共鸣功能精准评估表

日期	听感评估			
11 月 8 日	发 /i/ 时是否存在后位聚焦，如是进入测试	共振峰频率 F_2/i/	共振峰幅度 A_2/i/	后位聚焦、严重吗
	否	2 653.5 Hz	51.1 dB	否
	发 /u/ 时是否存在前位聚焦，如是进入测试	共振峰频率 F_2/u/	共振峰幅度 A_2/u/	前位聚焦、严重吗
	是	846.5 Hz	48.5 dB	前位聚焦、不严重

2. 共振峰扰动（口腔共鸣失调）的测量

从言语中可获得周期性的第二共振峰频率扰动信号，如共振峰频率扰动（F_2 flutter），单位是赫兹（Hz）。同样从言语中可获得周期性的第二共振峰幅度扰动信号，如共振峰幅度扰动（A_2 flutter）。它们主要反映由于口腔障碍导致的口腔共鸣失调程度。评估方式与共振峰测量相同，主要用于神经性言语障碍的测量。痉挛型神经性言语障碍的严重程度越高，共振峰频率扰动 F_2 f 的数值越大；弛缓型神经性言语障碍的严重程度越高，共振峰频率扰动 F_2 f 的数值越小。

（二）鼻腔共鸣功能的客观测量

鼻流量测量是一种无损伤、简单实用的鼻音功能监控方法。[1] 鼻流量是鼻腔声压级（n）和输出声压级［口腔声压级（o）和鼻腔声压级（n）之和］的比值，以百分比表示。它主要反映言语时的鼻音能量，可以判断是否存在鼻音功能亢进或低下。若鼻音功能主观评估结果提示患者存在鼻音功能异常，就可结合鼻流量测量来监控训练过程中患者的鼻音功能的改善情况。用鼻流量检测仪来测量不同年龄、性别的正常人群在朗读如表 3-4-4 所示的标准测试材料时的鼻流量，并将测量结果填入如表 3-4-5 所示的鼻腔共鸣功能客观测量记录表。

---

[1]   Kim H K, Yu X M, Cao Y J, et al. Dialectal and gender differences in nasalance for a mandarin population[J]. Clinical Lingus & Phonetics, 2016, 30（2）: 1.

表3-4-4 鼻流量测试材料

材料（句子）	备注
妈妈你忙吗？	测试材料中含有大量的鼻辅音，可用于诊断鼻音功能低下或者鼻音同化。鼻音功能低下（鼻音发音不充分）的表现：在朗读（或跟读）时将出现鼻音过少的现象，其声音听起来就像患有重感冒。鼻音同化（与鼻音相连元音的鼻音化现象）的表现：在朗读（或跟读）含有鼻音成分的单词时，会出现大量的鼻音
我和妈妈喝热牛奶。	
我和爸爸吃西瓜。	本句子中不含鼻辅音。如果患者在朗读（或跟读）的过程中出现了大量的鼻音，一般可诊断为鼻音功能亢进。是否存在鼻音功能低下（鼻音发音不充分）或鼻音同化（与鼻音相连元音的鼻音化现象）的表现，不能通过朗读（或跟读）这个句子检测出来

表3-4-5是一个鼻腔共鸣功能测量的填表示例。患者卞某，61岁女性，被诊断为痉挛型神经性言语障碍，患者说"我和爸爸吃西瓜"时的鼻流量为52.42%。根据ICF转换器得出，该患者鼻流量NL（鼻音功能亢进）为2级，存在中度鼻音功能亢进。

表3-4-5 鼻腔共鸣功能客观测量记录表

日期	评估项目		听感评估
5月11日	发 /ɑ/ 时是否存在鼻腔共鸣，如是进入测试	鼻流量 NL	亢进、严重吗
		52.42%	是、是
	发 /m/ 时是否存在鼻腔共鸣不足，如是进入测试	鼻流量 NL	低下、严重吗

第四章

运动性言语障碍的构音和语音功能评估

各类型运动性言语障碍患者均存在不同程度的构音和语音（韵律）功能异常，如声韵母歪曲、语调单一、重音异常、音节拖拉等。[①]值得注意的是，韵律是语音的一部分，是语音的超音段音位特征[②]，本书中所涉及的语音功能主要是指语音功能中的韵律部分。因此针对运动性言语障碍患者进行评估的过程中，除了需要就言语嗓音功能进行评估外，还需要对患者的构音和语音功能进行评估。

　　本章讨论了对运动性言语障碍患者如何进行构音和语音功能评估的方法及相应的评估工具。

---

①　Maassen B, Hulstijn W, Kent R, Peters H, van Lieshout P. Speech Motor Control in Normal and Disordered Speech[M]. University of Nijmegen Press, Nijmegen, 2001.

②　Grundy K. Linguistics in clinical practice[M]. Taylor & FrancisPress, London, 1989.

构音和语音功能评估概述

进行构音运动功能评估时，需要对发音器官的运动计划能力及运动功能进行评估，判断运动性言语障碍的构音和语音功能情况及受损程度，为制订治疗计划提供依据。本节介绍了运动性言语障碍评估中构音和语音功能评估的目的、原则，以及构音和语音功能评估与治疗的专用设备。

一、构音和语音功能评估的目的

运动性言语障碍患者由于神经受损部位不同，造成的构音和语音异常表现不同，相对应的治疗重点、手段也不同，评估所得构音和语音功能损伤程度对制订治疗计划、针对个体的情况开展个别化康复治疗、监控康复疗效等都具有重要的指导意义。概括地讲，构音和语音功能评估的目的是：对构音和语音障碍表现出的特征进行描述、对构音和语音障碍进行鉴别诊断、明确受损部位和疾病诊断的含义以及明确障碍的严重程度为后续治疗提供依据。具体构音和语音功能评估的目的与言语嗓音产生功能评估的目的相似，在第三章第一节言语产生功能评估目的中已进行相应讨论，此处不再进行赘述。

二、构音和语音功能评估的原则

运动性言语障碍评估有三个基本的组成部分：病史，言语特征（言语嗓音功能、构音和语音功能），确认性标志。第三章第一节针对言语嗓音功能评估的介绍中我们对病史、言语特征中言语嗓音功能的特征，以及确认性标志已有所了解。在这里，将重点讨论构音和语音（韵律）功能的特征。

1. 构音和语音功能相关基础知识

在讨论构音和语音（韵律）功能特征之前，同样需要对言语五大功能模块有一定的了解。言语产生涉及三大系统，即呼吸系统、发声系统和共鸣系统。而这三大系统具有言语的五大功能，即呼吸功能、发声功能、共鸣功能、构音功能和语音功能。

呼吸、发声和共鸣功能是产生言语嗓音的基础，已在第三章言语产生功能相关的基础知识中作了相应介绍。在这三大功能的协同作用下，又产生了构音功能和语音功能。下颌、唇、舌、软腭是最主要的构音器官，它们各自的灵活运动以及一起协调运动是产生清晰、有意义言语（语音）的必要条件。只有当各个构音器官的运动在时间上同步、在位置上精确，才能保证形成准确的构音。发出的声音可以是单音，如单纯的元音和辅音；也可以是连续的语音。若干单音经过不同的组合，具有不同的韵律特征与语法特征，从而形成了具有语言意义的语音系统。

这里需要明确的一个概念是，韵律是语音的超音段特征，包括语音的语调、节奏和重音等抽象特性。[①] 韵律主要有四个功能：表达情绪和态度；突出话语语流中的某个词语或音节；将话语切分为一个个韵律单元；调节对话行为或引起听者注意。不正常的韵律既影响言语可懂度和流畅度，还影响表情达意，不利于与他人沟通交流。

构音和韵律都是语音的一部分，构音是语音的音段音位特征，韵律是语音的超音段音位特征。临床工作中需根据患者的功能情况进行针对性的评估和治疗。

2. 运动性言语障碍构音和语音功能方面的显著特征

Darley、Aronson 和 Brown[②] 提出了影响言语的六个方面及相应的显著特征。它们包括肌力、运动速度、运动范围、稳定性、肌张力和准确性，与这些特征相关的异常汇总如表 4-1-1 所示。

表 4-1-1　运动性言语障碍言语的显著特征

影响言语的六个方面	与运动性言语障碍相关的异常
肌力	肌力降低，通常是持续性降低，但有时是逐渐降低
运动速度	减慢或速度不稳定，通常只有运动不及型神经性言语障碍患者的运动速度会增加
运动范围	减小，仅在运动过度型神经性言语障碍患者身上出现明显范围过大的现象
稳定性	不稳定（节律性的或节律不齐的）
肌张力	增高，降低或多变
准确性	不准确（持续性的或非持续性的）

---

① Liss J M, White L, Mattys S L, et al. Quantifying speech rhythm abnormalities in the dysarthrias[J]. Journal of Speech Language & Hearing Research, 2009, 52（5）: 1334-1352.

② Darley F L, Aronson A E, Brown J R. Motor speech disorders[M]. Philadelphia: WB Saunders, 1975.

言语运动的神经肌肉特征是相互影响的，如肌力低下通常与肌张力、运动范围、准确性以及稳定性的降低有关；肌张力增加或变化通常与运动速度、运动范围、稳定性和准确性的降低或变化有关；运动范围的减小与运动速度、肌张力和准确度的变化有关。临床上仅存在单一的异常神经肌肉特征的神经性言语障碍患者比较少见。

基于上述言语特征，我们不难理解不同类型的运动性言语障碍，其构音和语音功能的特征也存在着差异，与这些特征相关的异常汇总如表 4-1-2 所示。

表 4-1-2 各类型运动性言语障碍构音和语音功能方面的显著特征

运动性言语障碍类型	病因	构音和语音功能主要特征
弛缓型神经性言语障碍	颅神经、脊神经或神经肌肉接头受损	声母构音不准确、句长短等
痉挛型神经性言语障碍	双侧上运动神经元的锥体系与锥体外系受损（通常为脑干中风所致）	声母构音不准确或声母歪曲、重音减弱、语速慢、句长短等
单侧上运动神经元型神经性言语障碍	单侧上运动神经元受损	声母构音不准确、口腔轮替运动速率缓慢或不规则等
运动失调型神经性言语障碍	小脑或连接小脑至其他中枢神经系统的通路受损	韵母歪曲、声母构音不准确、音节延长、停顿延长、语速缓慢等
运动不及型神经性言语障碍	基底神经节的多巴胺减少，如帕金森病	声母构音不准确、重音减弱、不恰当的停顿、言语短而急促、语速多变等
运动过度型神经性言语障碍	基底神经节受损	韵母歪曲、声母构音不准确、音节延长、停顿延长、句长短、重音减弱等
混合型神经性言语障碍	神经受损范围延伸至两处或两处以上运动系统	构音清晰度低、语调异常等
言语失用症	左脑半球的外侧裂周区受损	音位替代、歪曲、遗漏、重复，发音方式错误、语速缓慢、停顿异常、重音持平等

三、构音和语音功能评估与治疗的专用设备

运动性言语障碍诊疗过程中，可采用仪器设备及辅具开展评估与治疗工作，从而实现精准评估与有效治疗。在构音韵律功能的评估与治疗过程中，会使用到构音测量与训练仪、言语障碍测量仪、言语重读干预仪以及 ICF 转换器，其中后三种设备详见第三章第一节，这里主要对构音测量与训练仪进行简要介绍。

构音测量与训练仪是利用多媒体技术、数字信号处理技术对构音功能进行评估和训

练的设备，适用于脑卒中、脑外伤、帕金森病等神经性疾病导致的运动性言语障碍人群（如图 4-1-1 所示）。评估部分包括口部运动功能评估和构音语音能力评估两个板块，通过对口部运动、声母构音、韵母构音、声调构音、音位对构音等能力进行评估和检测，为构音障碍的诊断和康复、疗效监控提供相关信息。可借助该部分进行构音能力和口部运动功能的精准评估，并得出数据分析报告，为详细填写患者的构音功能评估表提供定量的数据，从而为矫治方案的制定提供依据。构音能力训练中，有口部运动治疗、构音运动治疗和构音能力训练三个部分，能提高患者构音器官运动的灵活性、稳定性、协调性及准确性，促进构音器官的精细分化，由简到难，提高声韵组合的构音清晰度。

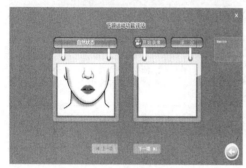
A. 评估部分

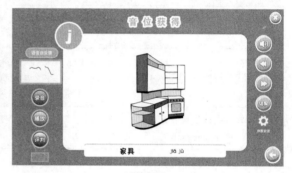
B. 训练部分

图 4-1-1　构音测量与训练仪

构音功能的评估

对通过声道的气流加以塑型的过程即为构音，气流受到阻隔形成塞音和塞擦音，气流从构音器官所形成的缝隙擦过形成擦音。正确的构音需要构音器官在合适的时间、方向、力量、速度和位置等方面协调地进行运动。神经系统损伤往往会造成构音器官运动受限，如下颌、唇、舌、软腭等器官的运动异常，导致一些韵母发音歪曲、声母遗漏等构音错误的现象。本节具体介绍运动性言语障碍的构音功能评估，包括对下颌、唇、舌、软腭等这些构音器官运动功能的评估和汉语普通话构音语音能力的评估。

一、口部运动功能评估

下颌、唇、舌、软腭是主要的构音器官，其运动异常会直接影响言语的清晰度和可懂度，因此对下颌、唇、舌和软腭的口部运动功能进行评估十分必要，主要是通过主观评估进行。口部运动功能评估主要包括感觉功能、下颌运动功能、唇运动功能和舌运动功能四个部分，每个部分又包括多个评估子项目，每个评估的子项目都按障碍程度由重到轻的顺序分成0—4级，评估结果填写在表4-2-1的口部运动功能评估记录表中。口部感觉指口部感受器对环境刺激的反应，它是口部运动发育的前提，评估项目涉及颊部、鼻部、唇部、牙龈、硬腭、舌前部、舌中部、舌后部等触觉反应；而下颌、唇、舌运动功能评估的目的是根据这些构音器官在自然放松状态下、模仿口部运动状态下、言语状态下的生理运动是否正确，判断运动异常的类型，分析导致运动异常的原因，为治疗提供依据。

表 4-2-1　口部运动功能评估记录表

感觉功能		下颌运动功能		唇运动功能		舌运动功能			
项目	得分	项目	得分	项目	得分	项目	得分	项目	得分
颊部触觉反应	/4	自然状态	/4	自然状态	/4	自然状态	/4	舌尖左右交替	/4
鼻部触觉反应	/4	咬肌肌力	/4	流涎	/4	舌肌力检查	/4	舌尖前后交替	/4
唇部触觉反应	/4	向下运动	/4	唇面部肌力	/4	舌尖前伸	/4	舌尖上下交替	/4
牙龈触觉反应	/4	向上运动	/4	展唇运动	/4	舌尖下舔颌	/4	马蹄形上抬模式	/4
硬腭触觉反应	/4	向左运动	/4	圆唇运动	/4	舌尖上舔唇	/4	舌两侧缘上抬模式	/4
舌前部触觉反应	/4	向右运动	/4	圆展交替运动	/4	舌尖上舔齿龈	/4	舌前部上抬模式	/4
舌中部触觉反应	/4	前伸运动	/4	唇闭合运动	/4	舌尖上舔硬腭	/4	舌后部上抬模式	/4
舌后部触觉反应（呕吐反射）	/4	上下连续运动	/4	唇齿接触运动	/4	舌尖左舔嘴角	/4		
		左右连续运动	/4			舌尖右舔嘴角	/4		
触觉总分	%（/32）	下颌总分	%（/36）	唇总分	%（/32）	舌总分		%（/64）	
口部运动功能总分					%（/164）				

口部运动功能
评估分级标准

（一）感觉功能的评估

　　口部感觉功能的评估包括颊部、鼻部、唇部、牙龈、硬腭、舌前部、舌中部及舌后部的触觉反应 8 个项目的评估，完整的评估表见表 4-2-1，其分级标准见本页数字资源。进行颊部、鼻部和唇部的触觉反应检测时，治疗师用纸巾轻触患者的脸颊、鼻部、上唇和下唇，根据患者被刺激后的反应判断患者这三个部位的感觉功能是否存在异常。进行牙龈、硬腭、舌前部、舌中部及舌后部触觉反应检测时，治疗师使用海绵棒沿中线分别向左右臼齿方向划过上下齿龈、从牙槽嵴划至软硬腭交界处、从舌尖划至舌叶（1/3）、从前往后划至舌中（1/3）、从前往后轻触舌后（1/3），根据患者被刺激后的反应判断患者这些部位的感觉功能是否存在异常。其中舌后部触觉反应检测为正常时，治疗师用海绵棒从其舌尖划至舌后部－舌后缩且刺激达到舌后（1/3）处应能诱导出呕吐反射。

（二）下颌运动功能的评估

下颌运动功能的评估包括下颌在自然状态下形态的评估、下颌在模仿口部运动状态下的运动功能评估和下颌在言语状态下的运动功能评估，完整的评估表见表 4-2-1，其分级标准见第 106 页数字资源。

1. 下颌在自然状态下形态的评估

下颌在自然状态下形态的评估是指在患者不说话、不进食、不做口部运动时观察下颌的结构、位置和口腔开合度，从而判断下颌在放松状态下的位置和结构、颞颌关节的紧张程度、咬肌的肌张力、下颌的控制能力等情况。

2. 下颌在模仿口部运动状态下的运动功能评估

下颌在模仿口部运动状态下的运动功能评估共有 8 个项目，包括咬肌肌力检查、下颌向下运动、下颌向上运动、下颌向左运动、下颌向右运动、下颌前伸运动、下颌上下连续运动以及下颌左右连续运动等。前六项是检测下颌的单一运动能力，后两项是检测下颌的连续运动能力。评估时由检测者给出指导语，并做示范动作，患者模仿。

3. 下颌在言语状态下的运动功能评估

下颌在言语状态下的运动功能评估即下颌的构音运动功能评估，用来评价下颌在言语状态下的生理运动。共有六个子项目，包括上位构音运动、下位构音运动、半开位构音运动、上下转换构音运动、下上转换构音运动、上下上转换构音运动。评估目的是检查下颌的各种构音运动模式是否习得，下颌的运动是否达到了特定音位所需要的动作技能水平，从而为制订构音治疗计划提供依据。每一个项目中均由同一构音运动模式的单音节词、双音节词和三音节词以及 4—5 个字组成的句子作为目标词、词语或短句。通过这些词的发音来判断该患者是否掌握该构音运动模式，下颌还存在哪些运动问题，下颌的控制能力、运动速度是否正常等。评估标准及计分是根据下颌运动障碍程度不同，每个评估的子项目按障碍程度由重到轻的顺序分成 0—4 级，具体分级标准参见第 106 页数字资源。以半开位构音运动为例，指导语是让患者模仿或看图片发出"喝、可乐、哥哥喝可乐"，然后观察患者下颌的运动状态。

（三）唇运动功能的评估

唇运动功能的评估包括唇在自然状态下形态的评估、唇在模仿口部运动状态下的运动功能评估和唇在言语状态下的运动功能评估。完整的评估表见表 4-2-1，其分级标准见第 106 页数字资源。

1. 唇在自然状态下形态的评估

唇在自然状态下形态的评估是指在患者不讲话、不进食、不做口部运动时观察唇的结构、位置和形状，有无口水流出，从而判断放松状态下唇的位置和结构、唇和面部的肌张力情况，以及唇的控制能力。

2. 唇在模仿口部运动状态下的运动功能评估

唇在模仿口部运动状态下的运动功能评估共有六个项目，包括唇面部肌力检测、展唇运动、圆唇运动、唇闭合运动、圆展交替运动、唇齿接触运动。评估时由检测者给出指导语，并做示范动作，患者模仿。

3. 唇在言语状态下的运动功能评估

唇在言语状态下的运动功能评估即唇构音运动功能评估，共有 7 个评估项目，包括圆唇构音运动、展唇构音运动、圆展转换构音运动、唇闭合与圆唇构音运动、唇闭合与展唇构音运动、唇闭合与展圆构音运动，以及唇齿接触构音运动。评估目的是检查唇运动是否达到了汉语普通话语音构音所需要的动作技能水平，从而为制订构音计划提供依据。每一项目中均由同一构音运动模式的单音节词、双音节词和三音节词以及 4—5 个字组成的短句作为目标词、词语或短句。通过这些词的发音来判断唇运动是否达到了该构音运动模式所需要的技能水平，还存在哪些运动问题，唇的精细分级控制能力如何，运动速度是否正常等。评估时由评估人员给出指导语，并做示范动作，被评者模仿。

（四）舌运动功能的评估

舌运动功能的评估包括舌在自然状态下形态的评估、舌在模仿口部运动状态下的运动功能评估和舌在言语状态下的运动功能评估，完整的评估表见表 4-2-1，其分级标准见第 106 页数字资源。

1. 舌在自然状态下形态的评估

舌在自然状态下形态的评估是指在患者不讲话、不进食、不做口部运动时观察舌的结构、位置和形状，从而判断放松状态下舌的肌张力的情况，以及舌的控制能力。

2. 舌在模仿口部运动状态下的运动功能评估

舌在模仿口部运动状态下的运动功能评估共有 15 个项目，包括检测舌肌肌力、舌尖前伸、舌尖下舔颌、舌尖上舔唇、舌尖上舔齿龈、舌尖左舔嘴角、舌尖右舔嘴角、舌尖上舔硬腭、舌尖前后交替、舌尖左右交替、舌尖上下交替、马蹄形上抬、舌两侧缘上抬、舌前部上抬、舌后部上抬等。评估时由检测者给出指导语，并做示范动作，患者模仿。

3. 舌在言语状态下的运动功能评估

舌在言语状态下的运动功能评估即舌构音运动功能，包含舌韵母、舌声母构音运动功能评估两个部分。舌韵母构音运动功能评估共有 6 项，包括舌前位构音运动、舌后位构音运动、舌前后转换构音运动、舌尖鼻韵母构音运动、舌根鼻构音运动、鼻韵母转换构音运动。舌声母构音运动功能评估共有 6 项，包括马蹄形上抬构音运动、舌根部上抬构音运动、舌尖上抬下降构音运动、舌前部上抬构音运动、舌两侧缘上抬构音运动、舌叶轻微上抬构音运动。评估目的是通过让患者模仿或自主发音每一评估项目中的单音节词、双音节词和三音节词以及短句来判断舌的精细分化运动以及精细分级控制能力，判断舌的运动是否达到了汉语普通话中舌声母构音所需要的基本运动技能和模式。

（五）软腭运动功能的评估

软腭运动功能的评估包括软腭在静息状态下的形态学评估与软腭在言语状态下的运动功能评估。

1. 软腭在静息状态下的形态学评估

软腭在静息状态下的形态学评估是指在患者不讲话、不进食、不做口部运动时观察软腭的形态，从而判断软腭在放松状态下肌张力的情况。

2. 软腭在言语状态下的运动功能评估

软腭在言语状态下的运动功能评估是指通过让患者重复发 /ɑ/ 音 4—5 次，每两次发音之间要有短的停顿，以便使软腭可以回到自然状态下的位置，从而观察软腭在言语状态下运动的全过程。在发声时即刻观察软腭是否达到足够的上升幅度、是否有适当的上升速度、悬雍垂被拉动的方向。

二、构音能力评估

构音能力评估
使用指南

多数运动性言语障碍患者临床表现出构音不清，声母、韵母或声韵组合的清晰度下降的现象，直接导致言语可懂度降低。进行构音能力评估能帮助言语治疗师全面掌握患者音位受损的情况，根据评估结果为患者制订针对性的构音能力治疗计划，形成清晰可懂的言语。构音能力异常的临床表现包括韵母音位构音异常、声母音位构音异常两个方面。

华东师范大学黄昭鸣、韩知娟等学者在 2004 年研发了一套汉语普通话构音语音能力评估词表，该表主要用于评估患者清晰发音的能力，可评价 21 个声母及 38 个最小语音对的构音情况。测验材料包含 52 个单音节词，每一个词都有配套的图片，要求患者每个音发三遍（具体使用指南见数字资源）。整个音节的发音时间及音节之间的间隔约为 1 秒。为诱导出患者自发语音，康复师可以采用提问、提示或模仿的形式（模仿是指让患者模仿评估者的发音。就构音能力而言，只要能模仿，任务则完成），要求患者说出该图片所表达的词，然后将评估结果记录在表 4-2-2 所示的音位获得评估记录表中。

表 4-2-2　音位获得评估记录表

序号	词	目标音	序号	词	目标音	序号	词	目标音	序号	词	目标音
1	包 bāo	b	14	吸 xī	x　i	27	壳 ké	k	40	一 yī	i
2	抛 pāo	p	15	猪 zhū	zh	28	纸 zhǐ	zh	41	家 jiā	ia
3	猫 māo	m	16	出 chū	ch	29	室 shì	sh	42	浇 jiao	iao
4	飞 fēi	f	17	书 shū	sh	30	字 zì	z	43	乌 wū	u
5	刀 dāo	d	18	肉 ròu	r	31	刺 cì	c	44	雨 yǔ	ü
6	套 tào	t	19	紫 zǐ	z	32	蓝 lán	an	45	椅 yǐ	i
7	闹 nào	n	20	粗 cū	c	33	狼 láng	ang	46	鼻 bí	i
8	鹿 lù	l	21	四 sì	s	34	心 xīn	in	47	蛙 wā	1
9	高 gāo	g	22	杯 bēi	b	35	星 xīng	ing	48	娃 wā	2
10	铐 kào	k	23	泡 pào	p	36	船 chuán	uan	49	瓦 wǎ	3

续表

序号	词	目标音	序号	词	目标音	序号	词	目标音	序号	词	目标音
11	河 hé	h	24	稻 dào	d	37	床 chuáng	uang	50	袜 wà	4
12	鸡 jī	j i	25	菇 gū	g	38	拔 bá	a	51	酪 lào	l
13	七 qī	q	26	哭 kū	k	39	鹅 é	e	52	入 rù	r

测试完前 21 个词后，可根据患者能力情况选择是否进行后面的测试。若患者前 21 个词的正确数目超过一半可选择继续测试，若患者前 21 个词的正确数目低于一半则可选择结束本测试。

在获得患者的语音后，应对其进行主观分析。主观分析法主要是通过评估者的听觉感知来判断患者构音的正误，记录三次发音中较为稳定的听觉感知结果。记录说明：正确"√"；歪曲"⊗"；遗漏"⊖"；替代：实发音。

（一）音位获得分析

将患者的音位获得结果与声母音位获得顺序进行对比，如表 4-2-3 所示，可以观察出患者当前本应获得却损伤的音位。对运动性言语障碍患者而言，该声母音位获得顺序是对患者发出目标音的难易程度的排序，要求遵循由易至难的训练原则来制定构音能力训练的目标和方案。

表 4-2-3　声母音位获得评估分析表

声母	声母音位获得与否	受损状况
b		
m		
d		
h		
p		
t		
g		
k		
n		

续表

声母	声母音位获得与否	受损状况
f		
j		
q		
x		
l		
z		
s		
r		
c		
zh		
ch		
sh		
声母音位获得个数	/ (21个)	

（二）音位对比分析

声母音位对共包括 25 对，如图 4-2-1 所示，每组音位对由两个声母音位组成，这两个声母音位之间只具有单维度差异，如语音对序号 3 中声母语音对 /g/ 和 /k/，它们从发音方式上来说，都是塞音，从发音部位来说，都是舌根音，唯一不同的是 /g/ 是不送气塞音，/k/ 是送气塞音。

根据音位的评判结果，可以完成音位对比评估记录表，如表 4-2-4 所示，进一步考查汉语中 19 项音位对比、38 对最小音位对（包括 25 对声母音位对、10 对韵母音位对和 3 对声调音位对）的受损情况。[1][2] 通

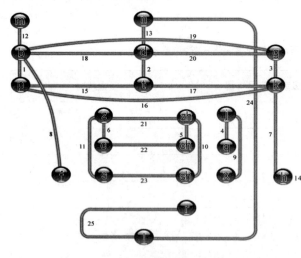

图 4-2-1　声母音位对比链

① 黄昭鸣，朱群怡，卢红云 . 言语治疗学 [M]. 上海：华东师范大学出版社，2017：333-381.
② 韩知娟 . 普通话言语的发展：言语清晰度、音位对比及声学特征 [D]. 上海：华东师范大学，2005.

过最小语音对的比较，给出对比结果：若同一语音对中的两个音位发音均正确，则认为该语音对已经获得，记为 1 分；若同一语音对的两个音位中有一个音位发音错误，则认为该语音对受损，记为 0 分。例如，语音对序号 1 中，/b/ 和 /p/ 若同时正确，则记为 1 分；若有一个错误则记为 0 分。

言语治疗师将音位对比结果与最小音位对比获得顺序进行比较，如表 4-2-5 所示，记录患者最小音位对的受损状况。该表提示了训练过程中应遵循的顺序，以设置合理的康复目标和训练内容。表 4-2-5 为部分对比评估分析表，完整表格详见数字资源。

表 4-2-4 音位对比评估记录表（部分）

C1. 送气塞音与不送气塞音（替代）（Aspirating, or not）

语音对序号	最小音位对比	卡片编号	目标音	实发音	对比结果	错误走向
1 双唇音	送气	2	p			□ 1 □ 2 □ 3
	不送气	1	b			
2 舌尖中音	送气	6	t			□ 1 □ 2 □ 3
	不送气	24	d			
3 舌根音	送气	26	k			□ 1 □ 2 □ 3
	不送气	25	g			

注：错误走向：1. 送气，送气音替代不送气音；2. 替代送气 *，不送气音替代送气音；3. 其他。

C2. 送气塞擦音与不送气塞擦音（替代）（Aspirating, or not）

语音对序号	最小音位对比	卡片编号	目标音	实发音	对比结果	错误走向
4 舌面音	送气	13	q			□ 1 □ 2 □ 3
	不送气	12	j			
5 舌尖后音	送气	16	ch			□ 1 □ 2 □ 3
	不送气	15	zh			
6 舌尖前音	送气	31	c			□ 1 □ 2 □ 3
	不送气	30	z			

注：错误走向：1. 送气化，送气音替代不送气音；2. 替代送气 *，不送气音替代送气音；3. 其他。

表 4-2-5 音位对比评估分析表

获得对数	最小音位对
C6	擦音与无擦音（1 对）
V4	前元音与后元音（1 对）
V5	高元音与低元音（1 对）

获得对数		最小音位对
V6		圆唇音与非圆唇音（1对）
T1		一声与二声（1对）
T3		一声与四声（1对）
V3		三、双、单元音（2对）
C7		不同构音部位的送气塞音（3对）
C1		送气塞音与不送气塞音*（3对）
C3		塞音与擦音（2对）
C5		塞音与鼻音（2对）
C8		不同构音部位的不送气塞音（3对）
C2		送气塞擦音与不送气塞擦音*（3对）
V1		前鼻韵母与后鼻韵母*（3对）
V2		鼻韵母与无鼻韵母（2对）
C4		塞擦音与擦音*（3对）
T2		一声与三声（1对）
C9		舌尖前音与舌尖后音*（3对）
C10		不同构音方式与部位的浊音（2对）

表4-2-6、表4-2-7和表4-2-8分别描述了23对声母音位对、10对韵母音位对和3对声调音位对的临床含义。

表4-2-6　声母音位对比的临床含义

	对比项目	陪衬项目	最小语音对	临床含义
1	不送气塞音与送气塞音	双唇音 舌尖中音 舌根音	b/p d/t g/k	发音部位闭合后短时释放气流及较长时间释放气流能力的比较
2	送气塞音与不送气塞擦音	舌面音 舌尖后音 舌尖前音	j/q zh/ch z/c	发音部位闭合后短时释放气流及较长时间释放气流能力的比较
3	塞音与擦音	舌根音 唇音	k/h b/f	形成阻塞及窄缝能力的比较
4	塞擦音与擦音	舌面音 舌尖后音 舌尖前音	j/x zh/sh z/s	暂时和持续控制能力的比较
5	塞音与鼻音	双唇音 舌尖中音	b/m d/n	软腭升降能力的比较

	对比项目	陪衬项目	最小语音对	临床含义
6	擦音与无擦音	舌根音	h/–	喉部形成窄缝的能力
7	送气塞音的构音部位	双唇音 / 舌尖中音 双唇音 / 舌根音 舌尖中音 / 舌根音	p/t p/k t/k	不同发音部位闭合后较长时间释放气流的能力比较
8	不送气塞音的构音部位	双唇音 / 舌尖中音 双唇音 / 舌根音 舌尖中音 / 舌根音	b/d b/g d/g	不同发音部位闭合后短时间释放气流的能力比较
9	舌尖前音与舌尖后音	不送气塞擦音 送气塞擦音 擦音	zh/z ch/c sh/s	舌尖卷起与平放能力的比较

表 4-2-7　韵母音位对比的临床含义

	对比项目	陪衬项目	最小语音对	临床含义
10	前鼻音与后鼻音	开口呼 齐齿呼 合口呼	an/ang in/ing uan/uang	软腭开放，舌尖上抬与舌后部上抬能力的比较
11	鼻韵母与无鼻韵母	前鼻韵母 后鼻韵母	in/i ing/ i	软腭开放与闭合的比较
12	三元音、双元音与单元音	三元音与双元音 双元音与单元音	iao/ia ia/i	舌位两次滑动、一次滑动的控制能力
13	前元音与后元音	高元音	i/u	舌向前与向后运动能力的比较
14	高元音与低元音	前元音	i/a	下颌开合能力的比较
15	圆唇与非圆唇	前高元音	i/ü	唇部的圆唇与展唇能力的比较

表 4-2-8　声调音位对比的临床含义

	对比项目	最小语音对	临床含义
16	一声与二声	uā/uá	声带持续平稳振动与逐渐加速振动能力的比较
17	一声与三声	uā/uǎ	声带持续平稳振动与先减速后加速振动能力的比较
18	一声与四声	uā/uà	声带平稳振动与快速减速振动能力的比较

（三）构音清晰度分析

将声母、韵母、声调音位对比的得分进行计算，即可得到构音清晰度得分，将计算结果填入构音清晰度及其分析表，如表 4-2-9 所示，与构音清晰度的参考标准进行比较，如果发现患者整体构音清晰度低于同龄水平，则说明存在构音障碍，需要及时进行干预。

表4-2-9　构音清晰度及其分析表

声母音位对比		韵母音位对比		声调音位对比	
语音对序号	最小音位对比得分	语音对序号	最小音位对比得分	语音对序号	最小音位对比得分
1　不送气塞音与送气塞音	/（3 对）	10　前鼻韵母与后鼻韵母	/（3 对）	16　一声与二声	/（1 对）
2　送气塞擦音与不送气塞擦音	/（3 对）	11　鼻韵母与无鼻韵母	/（2 对）	17　一声与三声	/（1 对）
3　塞音与擦音	/（2 对）	12　三、双元音与单元音	/（2 对）	18　一声与四声	/（1 对）
4　塞擦音与擦音	/（3 对）	13　前元音与后元音	/（1 对）	声调音位对比合计	/（3 对）
5　塞音与鼻音	/（2 对）	14　高元音与低元音	/（1 对）		
6　擦音与无擦音	/（1 对）	15　圆唇音与非圆唇音	/（1 对）		
7　不同构音部位的送气塞音	/（3 对）	韵母音位对比合计	/（10 对）		
8　不同构音部位的不送气塞音	/（3 对）				
9　舌尖前音与舌尖后音	/（3 对）				
10　不同构音方式与部位的浊音	/（2 对）				
声母音位对比合计	/（25 对）				
构音清晰度（%）:_____/（38 对）=_____（%）					

语音功能的评估

日常言语表达过程中，可以利用重音和语调来传达不同的意思。重音是借由改变音调、响度和字词的音节时长来强调字词的重要性或澄清字义。语调则是透过音调和重音的改变来传达意思，例如肯定句、疑问句或感叹句的表达。在言语表达过程中，语音（韵律）起到不可或缺的作用，但往往语音（韵律）的构成是极为复杂的。准确、清楚的语音特征需要发声、呼吸、共鸣和构音各部分的相互协调及参与。若要提高音节或字词的响度，需要增加肺部呼出的气流量，同时声带需要适时地紧缩来协调完成。若要改变音调，势必需要拉长或缩短声带，这也需要许多喉部肌群协调运动来完成。若需要延长音节时长，构音器官必须维持在某一姿势，且维持一段比平常动作所需时长更久的时间来配合延长发声。所有在声道中的结构和器官，都必须非常切合时宜地配合运作，否则语音的表达听感会呈现异常，降低可懂度，严重者甚至能让听者无法理解患者所想表达的真实含义。

韵律（语音）功能相较于呼吸、发声、共鸣和构音功能而言，更需依赖各言语产生功能模块互相间的协调配合运作。神经系统受损后，患者的语音功能极可能受到不同程度的影响。若受损的神经运动组织造成呼吸和发声相关肌肉无力或迟缓，那么肌力与肌肉收缩的时间点配置就会被影响，因此言语上可能会出现音调单一、响度单一的现象。若受损的神经运动组织导致声道肌肉产生不随意运动，由此会对具有随意运动特质的言语产出造成干扰，所产的言语可能表现出音调变化不稳定、响度骤升或骤降、音节时长延长、停顿时长过长等现象。

运动性言语障碍患者语音功能的评估包括口腔轮替运动功能测量和韵律功能测量两个部分。

一、口腔轮替运动功能测量

口腔轮替运动功能测量是测量患者在执行一项重复性动作时快速且平稳地移动构音器官的能力，是评估运动性言语障碍的重要测量项目，因为不同类型的神经性言语障碍患者口腔轮替运动功能表现不同。弛缓型和痉挛型神经性言语障碍患者通常呈现缓慢但规律的口腔轮替运动；运动失调型和运动过度型神经性言语障碍患者通常呈现缓慢且不规律的口腔轮替运动；而部分运动不及型神经性言语障碍患者的口腔轮替运动速率较快，导致出现咬字不清的现象。

口腔轮替运动功能测量采用无意义音节连续重复（如 /pa/、/ta/、/ka/）、切换（如 /pata/、/paka/、/kata/）、轮替（如 /pataka/）的形式来评估连续音节产生的流利性和语速功能。言语流利性一般理解为说话的"自然、从容、流畅"，有广义和狭义之分：广义上是言语水平的总称；狭义上强调言语时的语速，即言语行为的表现。[①] 在本书中我们更多考查的是狭义的功能。通常考查狭义流利性和语速的指标主要是时间性指标，如音节时长、言语速率等。[②]

通过分析无意义音节连续重复、切换或轮替的浊音时长、音节时长和停顿时长可以反映产生流利的连续音节的能力。浊音时长是指无意义音节连续重复、切换或轮替的样本中浊音段的总时长。神经性言语障碍患者在连续重复、切换或轮替发音时可能会出现声、韵母省略或韵母延长等现象，汉语普通话中声母大部分为清音，而韵母均为浊音，因此测量浊音时长是很有必要的。

以无意义音节 /pa/ 的连续重复为例，如图 4-3-1 所示，每个音节的浊音段主要集中于 /a/ 的部分，能量相对较为集中，也就是语谱图中每个音节颜色显示较深的部分，将每个音节浊音段时长相加得到浊音时长。音节时长是指连续发无意义音节时产生一个无意义音节所花费的平均时间（如图 4-3-1 所示），连续重复发 17 个无意义音节 /pa/ 所花费的时间为 4 s，计算产生一个音节所花费的平均时间，即音节时长。而停顿时长是指连续产生无意义音节发音的无声间隔即停顿的平均时间（如图 4-3-1 所示），共出现 16 次无声间隔，将所有停顿的时间相加后再除以停顿次数得到停顿的平均时间，即停顿时长。若患者连续无意义音节产生的浊音时长、音节时长或停顿时长低于或高于同龄者的参考值，说明患者存在连续音节产生的流利性问题。

通过分析无意义音节连续重复、切换或轮替的言语速率和浊音速率可以反映连续音节产生的语速功能。言语速率是指连续产生无意义音节的单位时间内（包括停顿在内）所产生的无意义音节的音节总数。而浊音速率是指无意义音节连续重复、切换或轮替的样本中浊音段总时长的单位时间内所产生的无意义音节数。将分析结果填入口腔轮替运动的流利性和语速测量表中，并将其输入 ICF 转换器中，得到口腔轮替运动功能损伤程度。

① 　Lennon P. Investigating fluency in EFL: A quantitative approach[J]. Language Learning, 1990, 40（3）: 387-417.

② 　Shirberg E E. Preliminaries to a theory of speech disfluencies [D]. Berkeley: University of California, 1994.

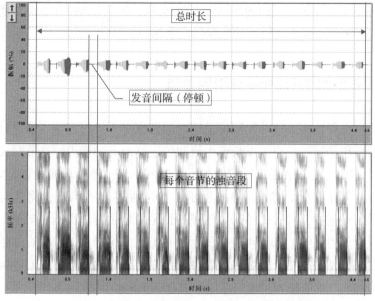

图 4-3-1　无意义音节 /pa/ 连续重复声波图和语谱图

表 4-3-1 是一个口腔轮替运动功能测量的填表示例，患者姜某，57 岁女性，被诊断为痉挛型神经性言语障碍，患者连续说 /pataka/ 时的浊音时长为 2 570 ms，音节时长为 214 ms，停顿时长为 73 ms，浊音速率为 6.615 个 / 秒，言语速率为 4.67 个 / 秒。根据 ICF 转换器得出，该患者 /pataka/ 的音节时长为 3 级，/pataka/ 的浊音时长与停顿时长均为 1 级；患者无意义音节连续轮替发音时存在发音缩短、韵母延长、停顿缩短的流利性问题，控制无意义音节连续产生的音节时长的能力重度损伤，控制无意义音节连续产生的浊音时长、停顿时长的能力轻度损伤。

表 4-3-1　口腔轮替运动的流利性和语速测量表

日期	测试形式	测试音节	音节数（个）	总时长（ms）	停顿次数（次）	总停顿时长（ms）	浊音时长（ms）	音节时长（ms）	停顿时长（ms）	浊音速率（个/秒）	言语速率（个/秒）
	重复										
	切换											
	轮替	/pataka/	17	3 640	10	730	2 570	214	73	6.615	4.67

注：1. 音节时长 = 总时长 / 音节数；停顿时长 = 总停顿时长 / 停顿次数。
　　2. 浊音时长 = 所有音节浊音段的总时长。
　　3. 浊音速率 = 音节数 / 浊音时长 ×1 000；言语速率 = 音节数 / 总时长 ×1 000。

二、韵律功能测量

韵律功能测量又称连续语音测量，是采用看图说话的形式引导患者的自发性言语，来评估患者的连续语音状态下的韵律功能，包括连续语音流利性和语速功能评估、连续语音节律功能评估和连续语音语调功能评估三个部分。

（一）连续语音流利性和语速功能评估

连续语音的流利性和语速功能同样采用时间性指标来进行评估。通过分析患者自主言语的音节时长和停顿时长可以反映产生流利的连续语音的能力。音节时长是指自主言语样本（句子）中产生一个音节所花费的平均时间。以"图片里有爸爸、妈妈和宝宝"这一自主产生的句子为例，如图 4-3-2 所示，本句话共 11 个音节，将这句话花费的总时长除以音节数得到音节时长的结果。停顿时长是指自主言语样本（句子）中的发音无声间隔即停顿的平均时间，如图 4-3-2 所示，共出现 5 次停顿，将所有停顿时间相加后再除以停顿次数得到停顿时长的结果。若患者自主言语时的音节时长或停顿时长低于或高于同龄者的水平，说明患者产生连续语音时存在流利性问题。

通过分析患者自主言语的言语速率和构音速率可以反映连续语音产生的语速功能。言语速率是指产生自主言语样本（句子）的单位时间内（包括停顿在内）所产生的音节总数。而构音速率指用于产生自主言语样本（句子）中所有音节总时长的单位时间内（除停顿以外的）所产生的音节数。将分析结果填入连续语音的流利性和语速测量表中，并将其输入 ICF 转换器中，得到连续语音流利性和语速功能的损伤程度。

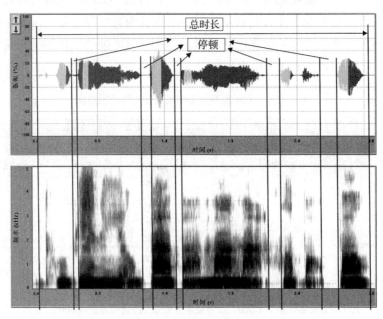

图 4-3-2　句子"图片里有爸爸、妈妈和宝宝"的声波图和语谱图

表 4-3-2 是一个连续语音流利性和语速功能测量的填表示例，患者吴某，54 岁女性，被诊断为弛缓型神经性言语障碍，患者三句连续语音的平均音节时长为 283 ms，平均停顿时长为 86.7 ms，平均构音速率为 4.15 个 / 秒，平均言语速率为 3.61 个 / 秒。根

据 ICF 转换器得出，该患者连续语音能力停顿时长为 3 级，其余参数测量结果均为无损伤，患者连续语音时存在停顿缩短的流利性问题，控制连续语音产生的停顿时长的能力重度损伤。

表 4-3-2 连续语音的流利性和语速测量表（测试形式：看图说话）

日期	句子序号	音节数（个）	总时长（ms）	停顿次数（次）	总停顿时长（ms）	构音时长（ms）	音节时长（ms）	停顿时长（ms）	构音速率（个/秒）	言语速率（个/秒）
	1	7	1 960	3	240	1 720	280	80	4.13	3.66
	2	6	1 740	4	360	1 380	290	90	4.07	3.60
	3	6	1 680	3	270	1 410	280	90	4.26	3.57
平均		音节数（个）	总时长（ms）	停顿次数（次）	总停顿时长（ms）	构音时长（ms）	音节时长（ms）	停顿时长（ms）	构音速率（个/秒）	言语速率（个/秒）
		6.3	1 793	3.3	290	1 503	283	86.7	4.15	3.61

注：1. 音节时长 = 总时长 / 音节数；停顿时长 = 总停顿时长 / 停顿次数。
2. 构音时长 = 总时长 – 总停顿时长。
3. 构音速率 = 音节数 / 构音时长（ms）× 1 000；言语速率 = 音节数 / 总时长（ms）× 1 000。
4. 最后计算 3 句话的平均值。

（二）连续语音节律功能评估

自发性言语时，节律主要反映为连续语音中的节奏和重音模式。可通过测量患者自主言语时的幅度标准差、重音音节总时长和重音出现率来评估患者连续语音的节律功能。幅度标准差是指产生自主言语样本的连续语流幅度的偏差值，可以反映连续语音的响度变化能力，如图 4-3-3 所示。若患者幅度标准差低于同龄者的参考值，则说明患者可能缺乏言语节律的响度变化；若测试者幅度标准差高于同龄者的参考值，则说明患者言语节律的响度变化过大。重音是一个心理感知量，是听起来比周围音节更凸显的音，在句子或词语中气流相对较强。重音音节总时长是指自主言语样本（句子）中出现重音的音节的总时长；重音出现率是指自主言语样本（句子）中出现重音的音节的频率，即为重音音节数与言语样本（句子）的总音节数之比。主要根据听感同时结合声波图和语谱图判断有哪些重音音节，如图 4-3-4 所示，得到重音音节的总时长、重音音节数和重音出现率。若患者重音音节总时长或重音出现率低于同龄者的参考值，说明患者可能存在重音缺乏的问题；若患者重音音节总时长或重音出现率高于同龄者的参考值，说明患者可能存在重音过度的问题。言语治疗师将评估结果填入连续语音的节律测量表中，并将其输入 ICF 转换器，便可得到连续语音节律功能的损伤程度。

测量报告
(时长: 6.80 s — 起点: 0.14 s, 终点: 6.94 s)

言语基频 (Hz):		言语幅度 (dB):	
平均基频:	162.00	平均幅度:	48.00
基频标准差:	39.00	幅度标准差:	7.00
基频有效范围:	156.00 [84.00 - 240.00]	幅度有效范围:	28.00 [34.00 - 62.00]
说话时间:	100.00 %	无声时间:	0.00 %
浊音时间:	37.03 %		
清音时间:	62.97 %		

图 4-3-3   句子"图片里有爸爸、妈妈和宝宝。爸爸在拖地。妈妈在擦玻璃"的基频和强度特征分析

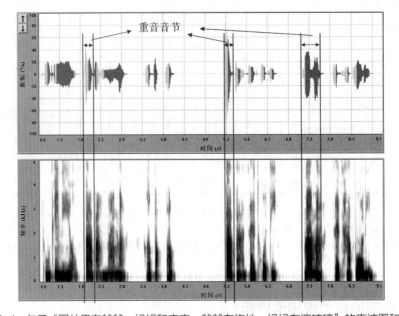

图 4-3-4   句子"图片里有爸爸、妈妈和宝宝。爸爸在拖地。妈妈在擦玻璃"的声波图和语谱图

表 4-3-3 是一个连续语音节律测量的填表示例,患者杨某,63 岁男性,被诊断为痉挛型神经性言语障碍,患者连续语音的幅度标准差为 12.72 dB,重音音节时长为 840 ms,重音出现率为 17.6%。根据 ICF 转换器得出,该患者幅度标准差为 1 级,重音音节总时长为 2 级,重音出现率为无损伤,患者连续语音时言语节律的响度变化过大,响度变化的控制能力轻度损伤;患者存在重音缺乏,重音音节时长的控制能力中度损伤。

表 4-3-3   连续语音的节律测量表 (测试形式: 看图说话)

日期	幅度 (dB)	幅度标准差 (dB)	幅度动态 范围 (dB)	重音音节总 时长 (ms)	重音音节数 (个)	总音节数 (个)	重音 出现率 (%)
1 月 9 日	49.93	12.72	49.25	840	3	17	17.6

注: 1. 重音出现率 (%) = 重音音节数 / 总音节数。
    2. 重音音节总时长 = 所有重音音节时长之和。

（三）连续语音语调功能评估

自发性言语时，语调主要表现为连续语音音调模式的调节功能。可通过测量患者自发性言语时的言语基频标准差、言语基频动态范围和基频突变出现率来评估患者连续语音的语调功能。言语基频标准差是指产生自发性言语样本时连续语流基频的偏差值，言语基频动态范围是指产生自主言语样本时连续语流基频的变化范围，这两者均反映了音调的高低起伏变化，体现了语调的变化模式。若患者言语基频标准差或言语基频动态范围低于或高于同龄者，说明患者可能存在语调单一或变化过大的问题。基频突变是指产生言语样本时连续语流的基频突然发生急剧的变化，主要以听感为主结合声波图和语谱图，来确定发生基频突变的音节数。基频突变出现率是指自主言语样本（句子）中出现基频突变的频率，即为基频突变的音节数与言语样本（句子）总音节数之比。若患者基频突变出现率高于同龄者，说明患者可能存在语调控制能力异常，语调变化过大。言语治疗师将评估结果填入表 4-3-4 所示的连续语音的语调测量表中，并将其输入 ICF 转换器中，得到连续语音语调功能的损伤程度。

表 4-3-4 是一个连续语音语调测量的填表示例，患者吴某，54 岁女性，被诊断为弛缓型神经性言语障碍，患者连续语音的言语基频标准差为 23.85 Hz，言语基频动态范围为 37.14 Hz，基频突变出现率为 0%。根据 ICF 转换器得出，该患者言语基频标准差为 2 级，言语基频动态范围为 3 级，基频突变出现率为无损伤，患者连续语音时语调单一，连续语音语调变化的控制能力中度损伤，语调变化范围的控制能力重度损伤。

表 4-3-4　连续语音的语调测量表

日期	言语基频（Hz）	言语基频标准差（Hz）	言语基频动态范围（Hz）	基频突变音节数（个）	总音节数（个）	基频突变出现率（%）
11 月 7 日	293.29	23.85	37.14	0	5	0

注：基频突变出现率（%）= 基频突变音节数 / 总音节数。

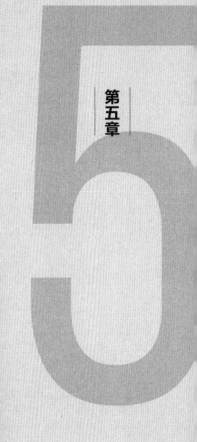

第五章

弛缓型神经性言语障碍

自本章开始将逐一介绍运动性言语障碍的八个类型，每一章介绍一种运动性言语障碍类型，包括其相应的特征、神经病理学机制、病因、言语特征以及言语干预的方法等。言语治疗师必须对每一类型的运动性言语障碍有一定程度的了解才能在评估时正确地进行区分性诊断，且为患者制定一个较明确的治疗目标，从而达到事半功倍的治疗效果。本章将重点介绍弛缓型神经性言语障碍的定义、言语特征及临床常用的治疗方法。

弛缓型神经性言语障碍概述

一、弛缓型神经性言语障碍的定义

弛缓型神经性言语障碍是由多个颅神经或脊神经损伤所引起的一种运动性言语障碍（MSDs），Darley[1] 和 Dworkin[2] 等人发表过的弛缓型神经性言语障碍的定义，大多强调至少具备两项特定的言语特征：首先，弛缓型神经性言语障碍是因颅神经或脊神经中的下运动神经元受损引起的。这表明此类型的言语障碍是因周围神经系统受损所致。其次，大多数的定义内容均描述弛缓型神经性言语障碍患者言语或呼吸系统的肌肉组织呈现无力的状态，这种肌无力状态进而导致此类型言语障碍呈现异常的言语特征，具体可表现在呼吸、发声、共鸣或构音等言语产生系统等方面。[3]

在临床中遇到弛缓型神经性言语障碍的概率与其他类型的言语障碍相当。根据梅奥诊所原发性沟通障碍的诊断数据统计，弛缓型神经性言语障碍占所有神经性言语障碍的 8.4%，占所有运动性言语障碍的 7.8%。

与其他言语障碍类型不同，部分弛缓型神经性言语障碍患者仅表现为单个肌群（如舌）或单个言语子系统（如发声、构音）的病变，而部分患者存在多个子系统和肌群组合的病变。由于存在多种可能，因此需要识别出弛缓型神经性言语障碍的亚型。如果不同的颅神经或脊神经同时发生损伤，就会影响单侧或双侧的肌肉运动，使得每种亚型都具有典型的异常言语特征。但每种亚型共有的特点是肌无力以及肌张力降低，这都是神经肌肉执行方面的

---

[1] Darley F L, Aronson A. E, Brown J. R. Motor speech disorders[M]. Philadelphia: W B. Saunders, 1975.

[2] Dworkin, J P. Motor speech disorders: A treatment guide[M]. St Louis: Mosby, 1991.

[3] 原文为：Flaccid dysarthrias are a perceptually distinct group of motor speech disorders（MSDs）caused by injury or disease of one or more cranial or spinal nerves. They reflect problems in the nuclei, axons,or neuromuscular junctions that make up the motor units of the final common pathway（FCP）, and they maybe manifest in any or all of the respiratory, phonatory, resonatory, and articulatory components of speech.

障碍，而非计划、编程或控制方面出现异常。可根据特定的颅神经或脊神经功能，从感觉、知觉维度上对每种亚型进行区分。

弛缓型神经性言语障碍的临床特征有助于我们进一步理解周围神经系统（PNS）的解剖学和生理学。相比其他类型的神经性言语障碍，弛缓型神经性言语障碍更能体现颅神经和脊神经的传导过程，以及神经肌肉支配的肌群在言语产生中的作用。

二、弛缓型神经性言语障碍的神经病理学机制

弛缓型神经性言语障碍通常是由外伤或压迫（如肿瘤）造成局部的周围神经（下运动神经元系统）损伤引起的，使得相应的肌群肌肉麻痹（Paralysis）或轻度偏瘫（Paresis）。言语功能相关的颅神经共有六对，包括三叉神经（Ⅴ）、面神经（Ⅶ）、舌咽神经（Ⅸ）、迷走神经（Ⅹ）、副神经（Ⅺ）和舌下神经（Ⅻ）。这些神经根据病因与受损部位的不同，可能呈现单一颅神经受损，或多条颅神经同时受损的情况，神经元胞体、轴突、神经与肌肉的结合处或是肌纤维等部位均有可能受损，即运动单位受损。

三、弛缓型神经性言语障碍的病因

任何损害运动单元传导过程的因素均可能导致弛缓型神经性言语障碍，包括遗传因素、脱髓鞘病变、感染或炎症、退行性病变、代谢性疾病、肿瘤、脑外伤及脑血管疾病等。弛缓型神经性言语障碍会随着累及的颅神经或脊神经的功能、数量、在运动单元中的病理位置等产生变化。一般来说，单个神经受损常见于脑外伤，而中毒和代谢紊乱通常会影响到多条神经。

（一）退行性病变

肌萎缩性侧索硬化症（Amyotrophic Lateral Sclerosis，简称 ALS）是最常见的运动神经元退化疾病之一，俗称渐冻人症，会累及上运动神经元（大脑、脑干、脊髓）及下运动神经元（颅神经核、脊髓前角细胞）及其支配的躯干、四肢和头面部肌肉。虽然 ALS 是一种可同时累及上、下运动神经元的疾病，但其最初受累的部位可能仅限于下运动神经元。因此，ALS 可累及颅神经，进而出现弛缓型神经性言语障碍。

进行性延髓麻痹也是一种运动神经元病，由延髓和桥脑颅神经运动核变引发，其临床特征为上、下运动神经元受损症状和体征并存，但以下运动神经元受损为主，具体表

现为舌肌萎缩、进行性吞咽困难、构音不清，以及面肌和咀嚼肌的无力。

脊髓性肌萎缩症（或称进行性肌萎缩症）是运动神经元疾病的一个亚组，表现为进行性四肢消瘦和肌无力。该疾病有可能是遗传的、先天性的，也可能是偶发的，可能在童年或成年时出现。与 ALS 相比，该疾病很少出现延髓症状和呼吸系统问题，但可能出现弛缓型神经性言语障碍和吞咽困难。

（二）外伤

脑干、头部、颈部或上胸部的手术可能会暂时性或永久性地损伤言语功能相关的颅神经，外伤也是声带麻痹的常见原因。手术中可能由于拉伸、切割、压迫和血液供应中断等引起神经损伤，[①] 例如颈动脉内膜切除术、颈椎前路手术、脑干血管手术以及后颅窝、颅底或颅神经肿瘤的手术切除或相关手术，是引起颅神经损伤风险较高的神经外科手术。心脏、胸部、耳鼻喉科或牙科手术直接针对心脏、肺、甲状腺、颈部、下颌和口腔，亦存在损伤颅神经的风险。闭合性颅脑损伤、颅骨骨折和颈部损伤也可引起颅或颈神经的损伤，进而导致弛缓型神经性言语障碍。

（三）肌肉疾病

肌营养不良症（Muscular Dystrophy，简称 MDs）是一组遗传性骨骼肌疾病，组织学特征主要为进行性肌纤维变性、脂肪及纤维结缔组织增生，导致弥漫性、缓慢进行性加重的肌无力和肌萎缩。MDs 可发生于任何年龄，严重程度各不相同。

其他形式的肌营养不良症，例如眼咽型肌营养不良症，常导致吞咽困难、神经性言语障碍和舌肌力明显降低。[②] 再如先天性的杜氏肌营养不良，通常伴有认知障碍和中枢神经系统异常。[③]

强直性肌营养不良症是一种常见染色体显性遗传疾病，是成年人中最常见的肌营养不良症，它会影响肌肉的正常收缩。其典型特征是刺激后或强迫收缩停止后肌肉持续收缩的肌强直表现，例如紧咬牙关、噘嘴后下颌或嘴唇延迟放松。肌强直症在临床上也被诊断为叩诊肌强直症，即强叩诊后呈现持续的肌强直收缩。例如在舌上施加压力再撤除压力后，可明显看到持续几秒钟的肌肉下陷。强直性肌营养不良症患者由于下颌和面部肌无力，导致面部拉长、面无表情，面部随意和情绪化的动作减弱，且常伴咬合不良。[④]

① 郑静宜. 话在心·口难开：运动性言语障碍的理论与实务 [M]. 新北：心理出版社，2013：288.

② Myssiorek D. Recurrent laryngeal nerve paralysis: anatomy and etiology[J]. Otolaryngol Clin North Am. 2004, 37（1）：25-44.

③ Neel A T, Palmer P M, Sprouls G, et al. Tongue strength and speech intelligibility in oculopharyngeal muscular dystrophy[J]. Journal of Medical Speech Language Pathology, 2006, 14（4）：273-277.

④ Kiliaridis S, Katsaros C. The effects of myotonic dystrophy and Duchenne muscular dystrophy on the orofacial muscles and dentofacial morphology[J]. Acta Odontologica Scandinarica. 1998, 56（6）：369-374.

MDs 患者呼吸、发声、共鸣、构音、语音（韵律）和吞咽功能都会受到影响。[1] 典型的言语特征表现为声音嘶哑，音调变化单一，响度降低，鼻音过重以及语速变慢等。由于 MDs 患者在肌肉活动中出现短时间内肌张力降低现象，所以治疗前通过与患者进行简单对话来"热身"可能对随后患者的语速和肌肉运动的稳定性有积极的影响。

炎症性肌病，包括多发性肌炎（Poly Myositis，简称 PM）、皮肌炎（Dermato Myositis，简称 DM）和包涵体肌炎（Inclusion Body Myositis，简称 IBM），是导致骨骼肌无力的最主要的后天性因素。PM 和 DM 的病变会在几周或几个月内出现并迅速发展，而 IBM 在发病后的几年内病程进展缓慢。炎症性肌病患者常累及咽部和颈部屈肌群累，难以完成各种颈部动作，并伴有吞咽困难，后期可能会影响到呼吸肌群。IBM 患者常表现为面部肌肉无力。咽部、面部和呼吸肌的受累对言语和吞咽功能都有明显的影响。先天性肌病对吞咽功能和言语产生功能方面也有类似的影响。

（四）脑血管疾病

任何涉及言语神经的脑干中风都可导致弛缓型神经性言语障碍。颈内动脉剥离也会损伤靠下的颅神经，尤其是第Ⅸ对颅神经舌咽神经。在一项针对脑干卒中康复治疗患者的研究中发现，受累的第Ⅸ对颅神经舌咽神经和第Ⅹ对颅神经迷走神经最为多见（40%），9% 的患者累及多条颅神经。[2]

部分特定的血管综合征也会导致弛缓型神经性言语障碍。瓦伦贝格氏综合症（Wallenberg Syndrome，又称延髓外侧综合征）是最常见的一种，它通常是由颅内椎动脉或小脑后下动脉闭塞引起的，后者供应髓质外侧部分和小脑下部分。延髓外侧综合征常见同侧面部、对侧躯干及肢体感觉丧失，同侧小脑体征，同侧神经性视觉损伤，同侧疑核受累，继发腭部、咽部和喉部无力，构音障碍和吞咽困难。[3]Collet-Sicard 氏综合征的特点是颅神经Ⅸ舌咽神经至Ⅻ舌下神经单侧受累，可由颅底以下颈静脉、颈动脉血管病变、颅底骨折、炎性病变、肿瘤等引起。脊髓前动脉或椎动脉的阻塞会损伤舌下神经（内侧髓质综合征）并引起舌肌无力。

（五）肿瘤

颅底肿瘤可引起颅神经病和弛缓型神经性言语障碍。神经纤维瘤病（Neurofib-

① B J M, deSwart, B G M, vanEngelen, J P B M, van de Kerkhof, B A M, Maassen. Myotonia and flaccid dysarthria in patients with adult onset myotonic dystrophy. [J]. Journal of neurology, neurosurgery, and psychiatry, 2004, 75（10）: 1480-2.

② Chua K S G, Kong K H. Function outcome in brain stem stroke patients after rehabilitation[J]. Archives of Physical Medicine and Rehabilitation. 1996, 77（2）: 194-197.

③ Brazis P W, Masdeu J C, Biller J. Localization in clinical neurology, 4th edition[M]. Philadelphia: Lippincott Williams & Wilkins, 2001.

romatosis，简称 NF）是一种复杂的常染色体显性遗传疾病，NF 可表现在皮肤（可视为皮肤色素沉着和皮肤及皮下肿瘤）、骨骼、内分泌腺和神经系统。NF 的两种主要病变基因位于不同染色体上，NF1 是一种较常见的肿瘤，可在神经系统的任何部位产生神经纤维瘤和其他肿瘤类型，最常出现在脊神经，也会涉及颅神经。NF2 可导致进行性听力丧失和双侧听神经瘤，以及其他脑神经肿瘤，伴有吞咽困难的弛缓型神经性言语障碍可与 NF 型相关。依据病变部位的不同，也可能存在其他类型的言语障碍。

（六）神经肌肉接头病变

有些疾病只影响神经肌肉接头处。重症肌无力（Myasthenia Gravis，简称 MG）是一种影响神经肌肉接合处的疾病，即下运动神经元与肌肉组织相连接的地方。此疾病的主要症状为肌力随运动而迅速减弱，在休息之后即可恢复。肌肉需在接收到乙酰胆碱后才能引发足够的收缩动作。MG 的发病机制可能是体内产生的乙酰胆碱受体抗体破坏了乙酰胆碱受体，乙酰胆碱受体不能产生足够的终板电位，使得肌肉无法接收到足够的乙酰胆碱，无法长时间持续地维持肌力进行收缩，导致肌肉迅速疲劳以及肌无力。休息后，肌肉得以再度恢复到有效使用乙酰胆碱的状态，进而再次产生较强的收缩。

MG 的常见症状包括：上睑下垂（眼睑下垂）、面部无力、构音障碍、吞咽困难，少数情况下仅出现发音困难。患者的言语特点包括鼻音功能亢进、响度低下、气息音质，以及在连续语音中构音准确度下降。Lambert-Eaton 重症肌无力综合征是一种罕见的神经肌肉传递副肿瘤（Paraneoplastic）疾病，发病机制为神经末梢突触前膜乙酰胆碱的合成和释放减少。其特征是肌肉无力，但与 MG 不同，这种无力在肌肉开始收缩或肌肉受到缓慢刺激时最明显，而收缩强度随着快速重复刺激的增多而增强，高激活率促进了乙酰胆碱的释放。该综合征主要发生于小细胞肺癌患者，鲜少发生在其他癌症或其他自身免疫性疾病患者身上。

肉毒杆菌食物中毒（Clostridium Botulinum Food Poisoning），亦称肉毒中毒（Botulism），是因进食含有肉毒杆菌外毒素的食物而引起的一种严重的潜在致命疾病，其中肉毒杆菌毒素作用于突触前膜抑制释放乙酰胆碱，从而阻断神经肌肉传递。早期症状包括明显的乏力、虚弱和眩晕，随后出现视力模糊、口干、吞咽和言语障碍，后续出现颈部和手臂无力，呼吸肌和下半身肌肉受到影响的现象。不过小剂量肉毒杆菌毒素可有效治疗多种运动障碍，包括一些痉挛肌张力障碍和其他运动亢进（肌张力障碍）性构音障碍。

（七）感染性疾病

脊髓灰质炎（Poliomyelitis）是一种会侵犯下运动神经元细胞体的病毒性感染疾病。尽管通过注射疫苗其发病率已大幅降低，但是未接种过疫苗的人若与刚注射过疫苗的孩童接触，仍然可能受到感染。[1]脊髓灰质炎最常发生在腰椎和颈椎脊髓，髓质呼吸中枢也可能受影响，从而出现单独的呼吸无力。如果出现呼吸力量变弱，可能会产生运动性言语障碍，表现为说话时吸气费力、句长变短、响度低下等。然而，脊髓灰质炎的感染范围并不只局限于脊神经，通常也会累及颅神经。在 10%—15% 的患者中，出现病毒会破坏三叉神经、颜面神经、舌咽神经以及迷走神经的下运动神经元的现象[2]，使支配的肌肉出现无力现象。

（八）脱髓鞘疾病

格林 - 巴利综合征（Guillain–Barre syndrome，简称 GBs）是包覆在神经轴突周围的髓鞘被渐进性炎症反应破坏的一种脱髓鞘病变。这种脱髓鞘病变通常发生在周围神经系统，其对运动神经元的影响程度要比感觉神经元更为严重。这种损伤通常进展得相当迅速，往往只需要几天或几周的时间即可发病。GBs 患者常见呼吸无力，大约四分之一的患者需要机械通气。[3]

（九）生理解剖异常

小脑扁桃体下疝畸形是一种先天性畸形，其特征是脑干和小脑通过枕骨大孔向下延伸进入颈段脊髓。临床表现出小脑、髓质和下颅神经损伤的症状；颅底神经受损可导致弛缓型神经性言语障碍。

脊髓空洞症（Syringomyelia）的特征是脊髓内形成充满液体的空洞。当这种空洞在脑干中形成时，被称为延髓空洞症。该疾病可能是先天性的，但也可能是由肿瘤、创伤或炎症引起的。它们会导致上、下运动神经元受损，颅神经（IX至XII）受损会导致弛缓型神经性受损言语障碍。

（十）弛缓型神经性言语障碍的其他病因

结节病是一种原因不明的肉芽肿性疾病，可发生于任何器官，约 10% 的患者累及神经系统，多见于单个或多个颅神经，尤其是第VII对颅神经。脑干周围的脑膜炎可能是引起颅神经病的根本原因。颈部、口腔和扁桃体癌的放射治疗也可导致颅神经病变，引起弛缓型神经性言语障碍。放射治疗对颅神经功能的影响可能会延迟数年，引起的病理反应通常由于辐射造成血管供应受损，导致轴突变性和纤维化。单一颅神经病变，特别是

---

① Wiederholt W C.（1995）. Neurology for non–neurologists 4th ed[M]. Philadelphia: W. B. Saunders Company, 2000.

② Duffy J R. Motor speech disorders: Substrates, differential diagnosis, andmanagement[M]. St. Louis: Mosby, 1995.

③ Gilchrist, J M. Overview of Neuromuscular Disorders Affecting Respiratory Function[J]. Semin Respir Crit Care Med, 2002, 23（3）: 191–200.

面部（贝尔氏麻痹）和声带麻痹，通常是特发性的（来源不明）。

四、弛缓型神经性言语障碍的言语特征

由于弛缓型神经性言语障碍的病因是最终共同通路受损，因此反射性、自发性和随意性运动都会受到影响。这有助于将下运动神经元病变与其他运动系统病变进行区分。肌肉无力、肌张力低下和反射减弱是弛缓型神经性言语障碍的主要临床特征，通常也伴随肌肉萎缩和肌束颤动，表现为运动时迅速疲劳而休息时明显恢复。这些特性的存在与否在一定程度上取决于运动损伤部位。

接下来将逐一讨论弛缓型神经性言语障碍在呼吸、发声、共鸣、构音和韵律方面的典型言语特征。然而并非所有的弛缓型神经性言语障碍患者都会同时出现这几个方面的功能障碍，部分患者仅在一个或某几个方面存在异常。此外，每位患者各功能受损的严重程度也都不尽相同，MSDs 患者普遍存在个体差异。因此，在诊断某一特定类型的言语障碍前，应明确是否存在特定的群组病变。区辨出群组特征就可以确定病人属于哪一类型的言语障碍。此原则并非仅限于弛缓型神经性言语障碍的诊断，亦可用于诊断任何一种运动性言语障碍。

（一）呼吸

呼吸变弱和呼吸支持不足现象是弛缓型神经性言语障碍的主要表现之一。当负责支配横膈膜和肋间肌的颈神经和胸神经受损时，可能会导致患者在说话时吸气量减少，或控制呼气的能力受损。上述任何一种情况都会导致患者声门下压不足，影响言语的产生。声门下气流量不足会出现响度低下和句长短等言语异常现象。如果他们利用残余气流来延长其句长，就会出现紧张音质。响度低下、句长短和紧张音质都会影响言语韵律的表现。此外，呼吸变弱也会导致响度单一和音调单一。[1]

（二）发声

弛缓型神经性言语障碍常见发声功能低下（Phonatory Incompetence），主要指发声时声带闭合不全。迷走神经的喉返神经支受损容易造成此现象，因为该神经支配几乎所有喉内肌（除环甲肌外）的运动功能。伤及此神经可使声带的内收肌与外展肌出现无力或麻痹的现象。如果主要影响到内收肌，则声带无法完全闭合，使得患者言语时伴随气息声。对气息声严重的患者而言，其言语声就如同正常人说的耳语声一般。

———————
[1]　李胜利 . 语言治疗学 [M]. 北京：人民卫生出版社，2013：242.

如果主要影响到外展肌，则在吸气时声带无法完全外展；而外展不充分，吸气时就会听见喘鸣音。

（三）共鸣

Darley[1] 等人评估了 30 位弛缓型神经性言语障碍患者并归纳了弛缓型神经性言语障碍患者的异常言语特征。表 5-1-1 列出了这些病患的九大言语特征。鼻音功能亢进是最显著的特征，在 30 位患者中有 25 位出现此症状。鼻音过重无疑是诊断弛缓型神经性言语障碍的一项重要指标，虽然此特征并非只出现在弛缓型神经性言语障碍中，但与其他类型的言语障碍相比，弛缓型神经性言语障碍患者表现得更为明显。该类型言语障碍还会出现其他与共鸣相关的异常言语表现，包括因腭咽闭合不全所导致的鼻漏气，口腔内压减少造成的口压型辅音变弱及说话时气流从鼻腔漏失而导致句长过短等。上述所有共鸣方面的障碍，主要是由双侧迷走神经咽支受损所致，该分支神经支配大多数软腭处的肌肉。

鼻音过重与发声功能不全同时存在是弛缓型神经性言语障碍的诊断性标志。

表 5-1-1　30 位弛缓型神经性言语障碍患者中最常见的异常言语特征

排序	异常言语特征
1	鼻音功能亢进
2	声母歪曲
3	持续性的气息音
4	音调单一
5	鼻漏气
6	可听见的吸气声
7	粗糙音质
8	句长过短
9	音量单调

（四）构音

声母歪曲是 Darley 等人所提出的第二明显的弛缓型神经性言语障碍异常言语特征。弛缓型神经性言语障碍患者构音错误的严重程度有很大差异，轻者只有轻微的歪曲现

---

[1] Darley F L. Aphasia: Input and output disturbances in speech and language processing[J]. The American Speech and Hearing Association, 1969.

象，重者则言语让人完全无法理解。面神经与舌下神经的受损是造成这些声母歪曲的常见原因。[①] 双侧面神经受损会严重影响双唇音与唇齿音的产生，同时也会影响需要通过圆唇来发出的声母和韵母。若双侧舌下神经受损，患者在发翘舌音（尤其是需要舌尖上抬的音）时容易出现遗漏现象。舌下神经受损后可能会影响到舌尖前、中、后音的产生，如 /z/、/d/、/zh/ 音。

　　三叉神经受损同样会影响构音功能。如前所述，双侧三叉神经受损可能会使下颌难以闭合，从而导致构音器官无法完全接触。若下颌向上运动功能受限，患者便无法准确地完成声母以及大多数韵母的构音。如此一来，为了使言语清晰度和可懂度提高，该患者可能先需要用手抬起下巴或使用下巴吊带法来辅助进行构音。

（五）韵律

　　Darley 等人提出弛缓型神经性言语障碍患者可能因为喉部肌力减弱而无法完成正常的音调和响度变化，导致音调单一和响度单一。例如，迷走神经的喉上神经分支受损时，环甲肌肌力减弱，进而无法充分收缩和放松声带，亦无法产生正常的音调和响度变化。但值得注意的是，音调单一和响度单一并非只出现在弛缓型神经性言语障碍患者中，在其他类型的言语障碍中也会出现，比如痉挛型和运动失调型言语障碍。因此，与鼻音功能亢进和发声功能低下这两种共发性的症候不同，韵律异常不可作为弛缓型神经性言语障碍的诊断性标志。

---

① 　Darley F L. Aphasia: Input and output disturbances in speech and language processing[J]. The American Speech and Hearing Association, 1969.

弛缓型神经性言语障碍的治疗

由以上可知，言语肌肉运动无力是弛缓型神经性言语障碍患者的主要特征，弛缓型神经性言语障碍主要的治疗原则为通过提高肌力对肌肉运动的形态、位置、速度、肌肉收缩的强度加以训练，重新组织运动肌群，建立神经适应性，从而改善患者的言语功能。另外，呼吸、共鸣功能都将是弛缓型神经性言语障碍患者的治疗重点。然而，当肌肉完全失去 LMN 的支配时，提高肌力的训练是徒劳无功的，需要考虑使用其他代偿性的方法。提高肌力的训练是针对较轻度到中度的患者，代偿性方法则是针对较为严重的患者。同时在这些治疗方法中建议练习的次数只是一个概略的指导方向，每位患者的要求不一，差距甚大，治疗师需视患者的需求与能力调整治疗的方向。

一、呼吸障碍治疗

在强化弛缓型言语障碍患者的呼吸功能方面，呼吸训练的目的在于增加肺活量，改善其说话声量太小、说话容易疲劳的症状。临床中有很多针对性的训练方法，其中既有言语呼吸促进疗法，也有现代化康复技术。本节将讲述针对弛缓型神经性言语障碍的几种典型治疗方法。

（一）呼吸方式异常的矫治

在进行呼吸训练之前，有必要对患者进行呼吸放松训练。呼吸放松训练指将有节律的呼吸与放松运动相结合，通过手臂和肩部的运动带动肋间肌群和肩部肌群运动，使这些肌群乃至全身都得到放松，从而促进呼吸系统整体功能的提高。比如手臂上举运动、手臂画圈运动、耸肩运动等都是比较常用的呼吸放松训练。在呼吸训练的基础上，呼吸方式异常的矫治主要有生理腹式呼吸训练和现代化康复技术（声音感知训练）两种方式。

1. 生理腹式呼吸训练

生理腹式呼吸训练指在不同的体位下让患者体验非言语状态下呼吸中"呼"和"吸"的过程，帮助患者建立正确、自然的呼吸方式，为言语呼吸奠定基础。

仰卧位生理腹式呼吸训练：患者仰卧位在床上，全身放松，闭目。治疗师指导患者将一只手放在腹部，另一只手放在胸部，感受放在腹部的手随着呼吸上下运动（呼气时向下运动，吸气时向上运动），放在胸部的手则保持不动，如图 5-2-1 所示。

坐位生理腹式呼吸训练：患者挺直腰板坐在椅子上，一手放于腹部，感觉呼吸时的起伏运动。

站立位生理腹式呼吸训练：患者采取站立位，双脚左右稍许分开，深呼吸，感觉到腹壁向前运动，呼气时试着想象在吹一朵蒲公英。照镜子观察身体运动：吸气时身体应稍许向前运动，呼气时身体应稍许向后运动。[①]

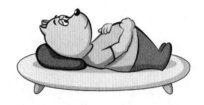

图 5-2-1 仰卧位生理腹式呼吸训练

2. 现代化康复技术（声音感知训练）

在建立正确、自然的呼吸方式之后，进一步进行言语呼吸训练，即利用现代化声音感知方式进行呼吸训练。声音感知的目的是帮助患者建立发音的概念，如图 5-2-2 所示，采用"草原精灵游戏"进行声音感知训练。不发音时，草原上只有一朵小花静止不动（a 图）；发音时，画面顿时活跃起来，小花左右摇摆，小精灵也快乐地从花朵中跳出（b 图）。

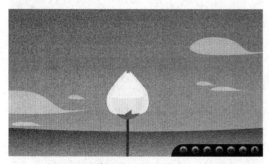
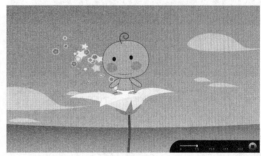

a. 无声状态，画面静止　　　　　　　　　b. 发音时，精灵跳出

图 5-2-2 草原精灵游戏（声音感知训练）

（二）呼吸支持不足的矫治

呼吸能力变弱的现象是弛缓型神经性言语障碍的主要表现之一。其矫治方法主要有快速用力呼气法、缓慢平稳呼气法、逐字增加句长法等，以及现代化康复技术（最长声

---

① 黄昭鸣.嗓音言语的重读治疗法（一）[J].现代特殊教育，2003（1）：36-37.

时训练）。

快速用力呼气法可参见第七章第二节"快速用力呼气法"部分。

缓慢平稳呼气法指让患者深吸气后，缓慢平稳持续地发音，以提高患者对呼气的控制能力，从而为患者的言语提供稳定持久的呼吸支持。该方法的动作要领是深吸气后呼气，呼气时气流必须平缓、均匀，并注意控制声时，可以借助吹泡泡等游戏增加训练趣味性。

呼吸训练法——
缓慢平稳呼气法
结合最长声时训练

逐字增加句长法指通过让患者一口气连贯地朗读词句，并循序渐进地增加句长，以增强患者的言语呼吸支持能力，提高其呼吸与发声的协调性。

现代化康复技术（最长声时训练）是指患者深吸气后持续发音的最长时间。不同性别、年龄阶段的人有不同最长声时的训练目标，在确定了治疗的总目标以及阶段性目标后，言语治疗师可采用可视化游戏，如"狗与骨头游戏"，对患者进行最长声时训练。如图 5-2-3 所示，患者的训练任务是让小狗吃到骨头。进入游戏的起始页面后，言语治疗师向患者解释游戏规则，当患者在言语治疗师的指导下连续发音时，小狗就会不断地往前走。在这个过程中，患者认识到小狗与自己声音之间的联系，而小狗要走多久才能吃到骨头，即患者需要持续发音的时间，则取决于言语治疗师预先设定的目标值。

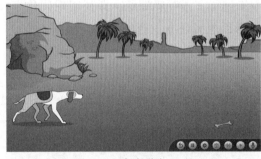
a. 解释游戏

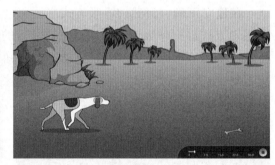
b. 小狗往前走

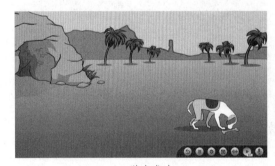
c. 游戏成功

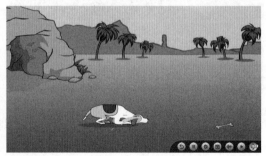
d. 游戏失败

图 5-2-3　狗与骨头游戏（最长声时训练：5秒）

（三）呼吸与发声不协调的矫治

在弛缓型神经性言语障碍患者中，由于呼吸功能减弱，常常表现出呼吸与发声不协调的状况。为改善这种状况，在呼吸训练的基础上，可以借助唱音法、哼音法等多种方法。

唱音法通过让患者连续地发长音、短音，或者交替发长音和短音，如图5-2-4所示，来提高患者言语呼吸支持能力，促进患者呼吸与发声的协调，提高其言语时灵活控制气流的能力，从而轻松地发音，主要适用于呼吸与发声不协调，也适用于呼吸支持不足。

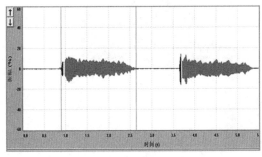

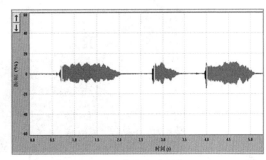

a. 长音训练　　　　　　　　　　　　　b. 长短音交替训练

图 5-2-4　唱音法训练

哼音法是通过发音调和响度连续起伏变化的旋转式发音，促进患者呼吸与发声功能的协调，提高其言语时声带的控制能力，进而打破其固有的错误发声模式，建立新的、舒适的发声模式，改善患者音质。

二、发声障碍治疗

发声功能不全是弛缓型神经性言语障碍患者典型特征之一，如迷走神经损伤将会造成声带的双侧性或单侧性麻痹，导致声带萎缩。或者声带闭合不全也会造成显著的气息声、音量过小、发音吃力等问题。此时，强化声带闭合能力的发音活动可改善声带的质量，避免让声带继续萎缩，所以应鼓励患者用力并大声地发音。常见的发声训练方法如下。

1. 发声放松训练

发声放松训练通过颈部运动或者声带打嘟的方法使患者的发声器官及相关肌群得到放松，为获得自然舒适的嗓音奠定基础。主要包括颈部放松训练和声带放松训练两部分。颈部放松训练是通过颈部肌群紧张和松弛的交替运动，使患者的颈部肌群（即喉外肌群）得到放松。声带放松训练是通过打嘟的形式，让患者体会发声过程中声带的放松，进而放松整个发声器官甚至颈部肌群，包括平调打嘟、升调打嘟和降调打嘟，可结合实时反馈训练，帮助患者感受打嘟时音调、时长的变化。如平调向前打嘟，保持上身稳定，自然闭合双唇，深吸气，气流由肺部发出，双唇振动并带动声带振动向正前方发"嘟——"的音，注意发音的连贯性，如图 5-2-5 所示。

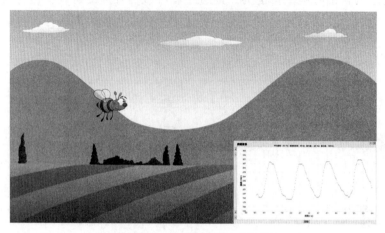

图 5-2-5　声带放松训练（打嘟）

2. 乐调匹配法

音调单一也是弛缓型神经性言语障碍患者常出现的症状之一，利用乐调匹配法可以很好地对其进行调整。乐调匹配法指根据患者现有的音调水平，选择乐器的不同音阶，对其进行音调的模仿匹配训练，以使其逐步建立正常的音调，提高其音调控制能力。根据患者对应的基频参考标准确定目标音调，并根据当前患者的言语基频确定本次训练使用的音阶，音阶数目的多少根据患者的能力决定。乐调的上升或下降应根据患者障碍的类型确定，若患者音调过低，则应采用升调进行训练；反之，则采用降调进行训练。进一步可在哼唱乐调后发单元音、数数以及说词语等，如图 5-2-6 所示。

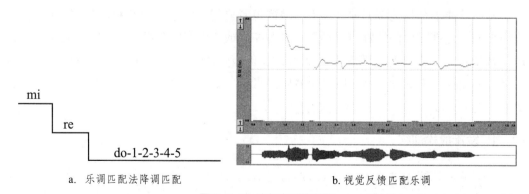

a. 乐调匹配法降调匹配　　　　　　　　　　b. 视觉反馈匹配乐调

图 5-2-6　降低音调的训练

3. 用力搬椅法

由于呼吸功能减弱、响度降低是弛缓型神经性言语障碍患者常出现的症状之一，为了改善其响度能力，通常可以借助用力搬椅等简单动作辅助进行训练。用力搬椅法指让患者坐在椅子上，在用力上拉椅子的同时发音，来增加其言语的响度。主要适用于响度异常，也适用于软起音。其训练步骤为：用力搬椅动作练习—用力搬椅时发元音—用力搬椅时说词语—自然发音。同时可以借助视觉反馈增强自反馈体验，如图 5-2-7 所示。

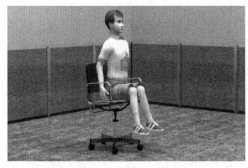 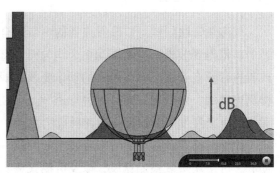

a. 用力搬椅动作练习　　　　　　　　　b. 视觉反馈响度变化

图 5-2-7　用力搬椅法

4. 响度梯度训练法

响度梯度训练法也可以改善患者的响度降低症状，该方法通过阶梯式响度训练提高患者响度，可借助实时反馈训练，与手势动作相结合，来帮助患者体会响度的大小，帮助患者在增大响度的过程中稳定发声，使响度达到正常范围，提高响度控制能力。如以"熊猫"为语料进行增加响度的训练，如图 5-2-8 所示。

发声训练—响度感知结合响度梯度实时反馈训练

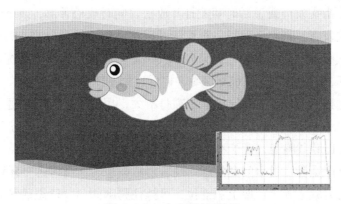

图 5-2-8　响度梯度训练法

5. 哼鸣法

迷走神经的喉返神经支受损常导致声带的内收肌与外展肌出现无力或麻痹的现象，

即声带闭合能力减弱，而哼鸣法主要通过闭嘴哼鸣的方式发音，是一种阻塞声道远端的训练形式，其回流至声门上的气流形成的阻力反作用于声带后，可以增加声带闭合的时间，促进患者声带的闭合，改善其音质。其训练步骤为：哼鸣动作要领的学习—哼调—哼歌—哼歌后发音。哼鸣的动作要领，即哼鸣时嘴唇自然闭合，气流从鼻腔出来。可将手放于患者的鼻腔前，看气流是否从鼻腔出来，或让患者将手放于自己的甲状软骨处感觉声带的振动。

6. 气泡发音法

气泡发音法同样可以改善患者的声带闭合不全状况，通过柔和的气泡式发音，使患者的声带得到放松，声带振动更为均匀而且富有规律性，同时增强声带内收功能，从而改善患者嗓音音质。发气泡音的动作要领，即嘴巴适度张开，发出的气泡音应是低沉缓慢而连贯的，可以用"呃"音进行诱导。可在呼气时发气泡音，吸气时发气泡音，呼气和吸气时交替发气泡音及气泡音后自然发音。

此外，针对日常沟通时音量过小的问题，可考虑使用扩音系统将音量放大。为携带便利，可使用头戴式麦克风，以及可揣式喇叭或无线喇叭或扩大器。对于发声障碍严重的个案可考虑进行声带手术治疗，如自体脂肪注射或软骨成形术，以增加声带闭合促进发声功能。

三、共鸣障碍治疗

对于弛缓型神经性言语障碍患者而言，最主要的共鸣障碍是鼻音功能亢进，改善鼻音功能亢进常采用口腔共鸣法。

口腔共鸣法指在发声或说话时咽腔打开放松，同时放松舌部，鼓励嘴巴张大并大声地发音，甚至下颌可以过度张开以帮助患者体会口腔共鸣的感觉，从而建立有效的口腔共鸣，提高口腔共鸣能力。在进行共鸣训练时可作简单的吹气、吸气运动，或鼓腮训练，以促进腭咽闭合运动。

口腔共鸣—
口腔共鸣法

另外训练过程中治疗师可指导患者张嘴打哈欠，用口呼气，同时通过镜子观察自己的悬雍垂的形状及运动，随后指示患者手持镜子，直接放在鼻孔下方，延长发 /a/ 音。如果患者发的是口腔共鸣音，镜子不会因鼻腔共鸣发音而起雾。

此外，对有严重鼻音过重问题的运动性言语障碍患者，可考虑至牙科装配人工颚盖装置。人工颚盖装置放置于口腔上颚部位，可挡住腭咽阀门，让说话气流保留于口部不至于都由鼻腔散逸出去。此装置戴上后可形成较固定的腭咽闭合情形，可改善说话时鼻音过重的问题。

四、构音障碍治疗

对于弛缓型神经性言语障碍患者而言，辅音（声母）发音不准确是构音障碍的主要的问题。因此在强化构音功能方面，首要目标是帮助患者提高构音清晰度及在连续语音过程中的言语流利性和流畅性。治疗内容主要包括口部运动治疗、构音治疗等。

1. 口部运动治疗

构音训练—
口部运动训练

口部运动治疗是构音功能训练的起点，其主要目的是解决下颌、唇、舌等构音器官的运动障碍，为掌握准确音位奠定生理基础。具体的训练方法有：① 建立正常的下颌运动模式，即增强下颌感知力、提高咬肌肌力、提高下颌运动能力。② 建立正常的唇部运动模式，即增加唇的感知觉、提高唇肌肌力、促进唇的各种运动能力。③ 建立正常的舌部运动模式，即提高舌的感知觉、提高舌肌肌力、促进舌后侧缘的稳定。口部运动训练时可以借助一些口部运动训练器来完成，如图 5-2-9 所示。另外，由于下运动神经元的病变往往导致本体感觉敏感度降低，也可使用口腔感觉刺激训练，如以棉花棒或海绵棒轻触舌面、上颚或唇部。

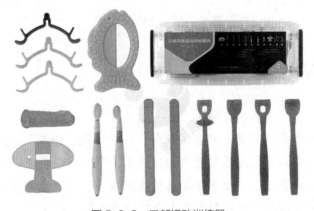

图 5-2-9　口部运动训练器

2. 构音治疗

构音治疗包括构音运动治疗和构音训练。构音运动治疗是在口部运动治疗的基础上，促进已经建立的口部运动准确地应用于构音，进一步强化下颌、唇、舌的各种构音运动模式，促进口部运动与构音运动的统一，为准确的构音奠定良好基础。构音训练是在口部运动治疗和构音运动治疗的基础上，进一步聚焦形成有意义语音的训练，其目的是让患者掌握韵母音位和声母音位的正确构音。针对弛缓型神经性言语障碍患者辅音发音不清楚的情况，治疗应包括音位诱导、音位获得、音位对比训练三个主要环节。

音位诱导训练是声母构音语音训练中最为重要的一个阶段，主要目的是帮助患者诱导出本被遗漏、替代或者歪曲的目标声母音位，是个从无到有的过程。

音位获得训练是在音位诱导训练的基础上，通过大量的练习材料巩固发音，将诱导出的音位进行类化，使患者不仅能发出目标音位的呼读音或者一至两个含有该目标音位的单音节，而且能够发出更多有意义的声韵组合，使目标音位位于任意位置时，患者都能够正确地发出。

音位对比训练是将容易混淆的一对声母提取出来进行专门的、巩固的训练，用来进一步强化新获得的声母音位。最典型的音位对比训练即是构音 PCT 法（Phonemic Contrast Therapy），该方法以"音位对比"为训练手段，用语音的最小单位为训练介质，专门针对精细语音进行训练。如对 /d–t/ 这一对容易混淆的音位对进行训练，通过让患者进行听辨、朗读目标音等多种方法提高其声母音位对比能力，如图 5-2-10 所示。

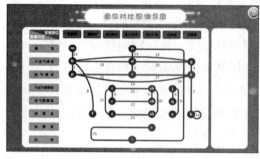

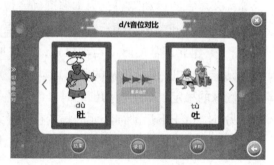

a. PCT 思维导图   b. /d–t/ 音位对比词语

图 5-2-10　音位对比训练

五、韵律障碍治疗

韵律（Prosody）是指言语的超音段部分，包括声调、语调、言语速度、节律（或韵律）等方面。韵律异常主要涉及言语的自然度，严重时也会使语音清晰度降低。弛缓型神经性言语障碍患者在韵律方面常出现重音减少、言语速度过慢以及语调缺乏抑扬顿挫等问题。在介入部分宜针对个案本身的韵律问题，制定适当的介入目标，拟定合适的计划。材料尽量使用日常生活常用的语句，以增强学习的类化。韵律障碍可采用结构化语音疗法。

结构化语音疗法，又称语音切换 – 轮替法。当完成某一音位的构音治疗时，对已习得音位相关的语音重复、切换、轮替的语料进行语调节奏和语速训练，对已习得的音位加以巩固，在确保患者构音清晰度的同时进一步改善患者的言语流利和节律问题，从而提高患者的言语可懂度。包括以下几个内容：① 语音重复：训练患者连续、清晰地说出每句话中多次出现同一个目标声母的能力。② 语音切换：每句话中的目标声母音位对至少出现一次，训练患者的连续语音切换能力。③ 语音轮替：提升患者在同一发音部位、不同发音方式声母（如唇声母 b/p/m/f）或同一发音方式、不同发音部位声母（如鼻音 m/n）间轮替发音的能力。④ 对以上重复、切换、轮替的语料进行停顿起音、音节时长、音调变化和响度变化的训练。如语音轮替结合停顿起音：如 /d-l-n-d-t/，"大龙脑袋疼"，如图 5-2-11 所示。

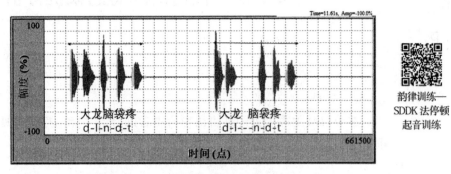

韵律训练——
SDDK 法停顿
起音训练

图 5-2-11　结构化语音训练（停顿时长）

此外，对言语韵律的听知觉训练也是十分重要的，自反馈的促进亦可增加对言语韵律的改进，例如区分言语音量的大小、声调或语调的形式、言语速度的缓慢程度、句中词语的强调与否等。可使用言语矫治仪录下个案的言语，并鼓励个案做自我评估，促进对自我言语韵律的觉察与监控。

弛缓型神经性言语障碍的案例分析

本节以某弛缓型神经性言语障碍患者的言语功能治疗为例具体阐述 ICF 框架下运动性言语障碍患者言语功能治疗的实施过程。

视频 1

一、患者基本信息

患者辛某，44 岁女性，言语障碍持续 8 个月，被诊断为弛缓型神经性言语障碍，双侧颅神经Ⅶ、Ⅹ和Ⅻ受损。患者主诉其言语障碍在身体疲劳的状态下表现得更为严重，出现言语含糊、鼻音过重的现象，患者主观感受其下颌、唇、舌等构音器官僵硬，但不存在流涎现象，具体如表 5-3-1 所示。

表 5-3-1　患者基本信息

医院、康复机构、特殊教育学校、资源中心

患者基本信息

姓　名 ＿＿辛××＿＿　出生日期 ＿1975 年 11 月 23 日＿　性别：☐ 男 ☑ 女

检查者 ＿＿张××＿＿　评估日期 ＿2019 年 12 月 15 日＿　编号 ＿＿D01＿＿

类型：☐ 智障＿＿＿　☐ 听障＿＿＿　☐ 脑瘫＿＿＿　☐ 孤独症＿＿＿　☐ 发育迟缓＿＿＿

☐ 失语症＿＿＿＿＿　☑ 神经性言语障碍（构音障碍）弛缓型

☐ 言语失用症　☐ 其他＿＿＿＿＿＿＿

主要交流方式：☑ 口语 ☐ 图片 ☐ 肢体动作 ☐ 基本无交流

听力状况：☑ 正常 ☐ 异常　听力设备：☐ 人工耳蜗 ☐ 助听器 补偿效果＿＿＿＿＿＿＿

进食状况：无明显异常。

言语、语言、认知状况：言语方面，嗓音沙哑，鼻音重，言语含糊，声韵母构音不清，构音动作弛缓；语言和认知方面，无明显异常。

口部触觉感知状况：无明显异常，待进一步观察。

二、ICF 言语功能评估结果

根据患者主诉，言语治疗师对患者进行嗓音言语产生功能评估、构音和语音功能评估以掌握患者各项言语功能的损伤程度，为制订科学的治疗计划提供依据。

（一）ICF 嗓音言语产生功能评估结果

经嗓音言语产生功能评估，患者辛某最长声时为 8.2 s，最大数数能力为 7.4 s，言语基频为 190 Hz，频段能量集中率为 39.6%，声带接触率为 41.2%，声带接触率微扰为 12.0%，基频微扰为 0.71%，幅度微扰为 4.12%，声门噪声为 −8.7dB，/u/ 的第二共振峰为 668 Hz，/i/ 的第二共振峰为 1 760 Hz，鼻流量为 58.0%，将上述结果输入 ICF 转换器内，得出患者 ICF 嗓音言语产生功能评估结果，如表 5-3-2 所示。该患者存在呼吸支持不足、呼吸与发声不协调、软起音、声带振动不规律、粗糙声、嘶哑声、气息声、后位聚焦、鼻音功能亢进等嗓音言语产生功能障碍。

表 5-3-2　ICF 嗓音言语产生功能评估

身体功能：人体系统的生理功能损伤程度			无损伤	轻度损伤	中度损伤	重度损伤	完全损伤	未特指	不适用
			0	1	2	3	4	8	9
b3100	嗓音产生 Production of voice	最长声时 MPT	□	□	☑	□	□	□	□
		最大数数能力 cMCA	□	☑	□	□	□	□	□
		言语基频 F_0	☑	□	□	□	□	□	□
		基频震颤 F_0t	□	□	□	☑	□	□	□
		频段能量集中率 Ec	☑	□	□	□	□	□	□
		声带接触率 CQ	□	☑	□	□	□	□	□
		接触率微扰 CQP	□	□	□	□	☑	□	□
	通过喉及其周围肌肉与呼吸系统配合产生声音的功能。 包括：发声功能，音调、响度功能；可能会出现的障碍：失声、震颤、发声困难。									
	信息来源：☑ 病史　□ 问卷调查　☑ 临床检查　□ 医技检查									
	问题描述 1. 持续稳定的发声时间为 8.2 s↓，正常范围 ≥15 s；呼吸支持能力、呼吸与发声协调能力存在中度损伤。 2. 持续、旋转地发 1 或 5 的最长时间为 7.4 s↓，正常范围 ≥8.6 s；呼吸与发声协调能力、言语呼吸控制能力存在轻度损伤。 3. 声带振动频率为 190 次/秒，正常范围 190—219 次/秒；声带振动频率处于正常范围内，音调及音调控制能力正常。 4. 基频震颤为 11.4 次/秒↑，正常范围 2.9—6.2 次/秒；声带振动频率呈现重度包络式损伤，存在重度声带神经源性损伤而造成的嗓音障碍。 5. 频段能量集中为 39.6%，正常范围 39.2%—51.9%；声带振动时谐波能量衰减状况正常，发声功能良好。 6. 声带接触率为 41.2%↓，正常范围 47.6%—71.4%；声门轻度闭合不全，嗓音音质存在轻度损伤及轻度软起音。 7. 接触率微扰为 12%↑，正常范围 0%—3.1%；声门闭合完全不规律，声带振动完全失调。									

进一步描述

一、呼吸功能

1. 呼吸支持能力方面建议进行如下治疗：

（1）实时反馈治疗，选择如声时实时反馈训练、起音实时反馈训练等治疗方法。

（2）传统治疗，选择如呼吸放松训练、发声放松训练、数数法、嗯哼法、快速用力呼气法、缓慢平稳呼气法、逐字增加句长法等治疗方法。

2. 呼吸与发声协调能力方面建议进行如下治疗：

（1）实时反馈治疗，选择如声时实时反馈训练、音调实时反馈训练、词语拓展实时反馈训练等治疗方法。

（2）传统治疗，选择如呼吸放松训练、发声放松训练、唱音法、啭音法等治疗方法。

二、发声功能

1. 嗓音震颤问题建议进行如下治疗：

（1）实时反馈治疗，选择如音调实时反馈训练、响度实时反馈训练等治疗方法。

（2）传统治疗，选择如呼吸放松训练、发声放松训练、喉部按摩法、乐调匹配法、手指按压法等治疗方法。

2. 声门闭合不全障碍建议进行如下治疗：

（1）实时反馈治疗，选择如音调实时反馈训练、清浊音实时反馈训练、声带接触率反馈训练、词语拓展实时反馈训练等治疗方法。

（2）传统治疗，选择如发声放松训练、喉部按摩法、气泡发音法、半吞咽法等治疗方法。

3. 声门闭合不规律障碍建议进行如下治疗：

（1）实时反馈治疗，选择如清浊音实时反馈训练、音调实时反馈训练、声带接触率反馈训练等治疗方法。

（2）传统治疗，选择如发声放松训练、喉部按摩法、咀嚼法、哈欠－叹息法、用力搬椅法、哼鸣法、吟唱法、掩蔽法、碰撞法等治疗方法。

			0	1	2	3	4	8	9
b3101	嗓音音质 Quality of voice	基频微扰 Jitter（粗糙声）	☐	☑	☐	☐	☐	☐	☐
		声门噪声 NNE（气息声）	☐	☑	☐	☐	☐	☐	☐
		幅度微扰 Shimmer（嘶哑声）	☐	☑	☐	☐	☐	☐	☐
		共振峰频率 F_2/i/（后位聚焦）	☐	☐	☐	☑	☐	☐	☐
		共振峰频率 F_2/u/（前位聚焦）	☑	☐	☐	☐	☐	☐	☐
		鼻流量 NL	☐	☐	☑	☐	☐	☐	☐

产生嗓音特征的功能，包括谐波特征、共鸣和其他特征。

包括：谐波高、低功能；可能会出现的障碍：鼻音功能亢进和鼻音功能低下、发声困难、声带紧张、嘶哑声或粗糙声、气息声等。

信息来源：☑ 病史 ☐ 问卷调查 ☑ 临床检查 ☐ 医技检查

b3101	**问题描述** 1. 基频微扰为 0.71% ↑，正常范围 ≤ 0.62%；嗓音音质存在轻度损伤，存在轻度的粗糙声或嘶哑声。 2. 声门噪声为 −8.7 dB ↑，正常范围 ≤ −9.6 dB；嗓音音质存在轻度损伤，存在轻度的气息声或嘶哑声。 3. 幅度微扰为 4.12% ↑，正常范围 ≤ 3.74%；嗓音音质存在轻度损伤，存在轻度的粗糙声或嘶哑声。 4. /i/ 的第二共振峰为 1 760 Hz ↓，正常范围 ≥ 2 746 Hz；舌向前运动能力存在重度损伤，口腔共鸣功能存在重度后位聚焦。 5. /u/ 的第二共振峰为 668 Hz，正常范围 ≤ 715 Hz；舌向后运动能力正常，口腔共鸣功能无前位聚焦。 6. 鼻流量为 58.0% ↑，正常范围 ≤ 34.26%；鼻腔共鸣功能存在中度损伤，存在中度的鼻音功能亢进。 **进一步描述** 1. 粗糙声问题建议进行如下治疗： （1）实时反馈治疗，选择如音调实时反馈训练、响度实时反馈训练、嗓音 Jitter 反馈训练、嗓音 Shimmer 反馈训练等治疗方法。 （2）传统治疗，选择如发声放松训练、音调梯度训练法、响度梯度训练法、吟唱法等治疗方法。 2. 气息声问题建议进行如下治疗： （1）实时反馈治疗，选择如音调实时反馈训练、起音实时反馈训练、响度感知实时反馈训练、嗓音 NNE 反馈训练等治疗方法。 （2）传统治疗，选择如发声放松训练、气泡发音法、半吞咽法、吸入式发音法等治疗方法。 3. 嘶哑声问题建议进行如下治疗： （1）实时反馈治疗，选择如音调实时反馈训练、响度实时反馈训练、嗓音 Jitter 反馈训练、嗓音 Shimmer 反馈训练等治疗方法。 （2）传统治疗，选择如发声放松训练、音调梯度训练法、响度梯度训练法、吟唱法等治疗方法。 4. 后位聚焦问题建议进行如下治疗： 建议进行传统治疗，选择如共鸣放松训练、前位音法、伸舌法等治疗方法。 5. 鼻音功能亢进问题建议进行如下治疗： （1）实时反馈治疗，选择如音调实时反馈训练、鼻流量 NL 实时反馈训练、口鼻腔 LPC 实时反馈训练等治疗方法。 （2）传统治疗，选择如共鸣放松训练、口腔共鸣法、鼻音 / 边音刺激法等治疗方法。

（二）ICF 构音语音功能评估结果

经构音语音功能评估，患者辛某已掌握 14 个声母，12 对声母音位对，构音清晰度为 57.89%，口部感觉功能得分为 72%，下颌运动功能得分为 81%，唇运动功能得分为 59%，舌运动功能得分为 34%，/pa/ 的浊音时长为 1 980 ms，/pa/ 的音节时长为 151 ms，/pa/ 的停顿时长为 87 ms，连续语音的音节时长为 132 ms，连续语音的停顿时长为 461 ms，幅度标准差为 4 dB，重音音节总长 980 ms，重音出现率 17.7%，/pa/ 的浊音速率为 4.13 个 / 秒，/pa/ 的言语速率为 3.5 个 / 秒，连续语音的构音速率为 1.71 个 / 秒，连续语音的言速率率为 2.33 个 / 秒，言语基频标准差为 21 Hz，言语基频动态范围为 105 Hz，基频突变出现率为 0。将上述结果输入 ICF 转换器内，得出患者 ICF 构音语音功能评估结果，如表 5-3-3 所示，该患者存在构音歪曲、口部运动功能异常、言语流利性异常、响度单一、重音缺乏、语速过慢、语调单一等构音语音功能障碍。

表 5-3-3 ICF 构音语音功能评估

身体功能：人体系统的生理功能损伤程度			无损伤	轻度损伤	中度损伤	重度损伤	完全损伤	未特指	不适用
			0	1	2	3	4	8	9
b320	构音功能 Articulation functions	声母音位习得（获得）	☐	☐	☑	☐	☐	☐	☐
		声母音位对比	☐	☐	☑	☐	☐	☐	☐
		构音清晰度	☐	☐	☑	☐	☐	☐	☐
		口部感觉	☐	☐	☑	☐	☐	☐	☐
		下颌运动	☐	☑	☑	☐	☐	☐	☐
		唇运动	☐	☐	☑	☐	☐	☐	☐
		舌运动	☐	☐	☐	☑	☐	☐	☐

产生言语声的功能。

包括：构音清晰功能，构音音位习得（获得）功能，痉挛型、运动失调型、弛缓型神经性言语障碍，中枢神经损伤的构音障碍。

不包括：语言心智功能（b167）；嗓音功能（b310）

信息来源：☑ 病史　☐ 问卷调查　☑ 临床检查　☐ 医技检查

问题描述

1. 已掌握声母个数为 14 个↓，正常是 21 个；声母音位获得能力中度损伤。

2. 已掌握声母音位对 12 对↓，正常是 25 对；声母音位对比能力中度损伤。

3. 构音清晰度为 57.89%↓，正常范围 ≥ 96%；构音语音能力中度损伤。

4. 口部感觉得分为 72%↓；患者允许刺激，但是有明显的消极反应（如呕吐，将头部向后撤，远离刺激）；口部感觉处于中度损伤。

5. 下颌运动得分为 81%↓；能完成目标动作，但控制略差；下颌运动轻度损伤。

6. 唇运动得分为 59%↓；存在结构异常；或运动范围未达到正常水平；或无法连续运动；或用其他构音器官的动作代偿或辅助目标运动；唇运动中度损伤。

7. 舌运动得分为 34%↓；努力做目标动作而未成功，用头、眼或其他肢体动作来代偿；舌运动重度损伤。

进一步描述

1. 声母音位获得处于第三阶段，已获得声母有 /b、m、d、h/、/p、t、g、k、n/、/f/，受损声母有 /j、q、x/、/l、z、s、r/、/c、zh、ch、sh/。

训练建议：对第三阶段受损的声母音位进行音位诱导、音位获得训练。

（1）音位诱导：可借助口部运动治疗方法找到正确的发音部位和发音方式。

（2）音位获得：选择模仿复述的方法，并结合言语支持训练，选择停顿起音、音节时长或音调变化的实时视听反馈训练。

2. 已获得声母音位对有 12 对，受损声母音位对有 13 对。

训练建议：对受损的音位对进行音位对比训练。

（1）听觉识别：进行受损音位对的听觉识别训练。

（2）音位对比：选择模仿复述的方法，并结合重读治疗法中行板节奏一进行视听反馈训练（具体参见构音测量与训练仪）。

3. 颊部触觉反应 4 级，鼻部触觉反应 4 级，唇部触觉反应 2 级，牙龈触觉反应 3 级，硬腭触觉反应 3 级，舌前部触觉反应 2 级，舌中部触觉反应 2 级，舌后部触觉反应 3 级。

4. 自然状态 4 级，咬肌肌力 3 级，向下运动 3 级，向左运动 3 级，向右运动 3 级，前伸运动 3 级，上下连续运动 3 级，左右连续运动 3 级，向上运动 4 级。

5. 自然状态 3 级，流涎 4 级，唇面部肌力 2 级，展唇运动 2 级，圆唇运动 2 级，唇闭合运动 2 级，圆展交替运动 2 级，唇齿接触运动 2 级。

6.自然状态2级，舌肌肌力1级，舌尖前伸1级，舌尖下舔下颌1级，舌尖上舔上唇1级，舌尖上舔齿龈1级，舌尖左舔嘴角1级，舌尖右舔嘴角1级，舌尖上舔硬腭2级，舌尖前后交替运动1级，舌尖左右交替运动1级，舌尖上下交替运动1级，马蹄形上抬运动2级，舌两侧缘上抬运动2级，舌前部上抬运动2级，舌后部上抬运动2级。

				0	1	2	3	4	8	9
b3300	言语流利 Fluency of speech	口腔轮替运动功能	浊音时长	☑	☐	☐	☐	☐	☐	☐
			音节时长	☐	☑	☐	☐	☐	☐	☐
			停顿时长	☐	☐	☑	☐	☐	☐	☐
		连续语音能力	音节时长	☐	☐	☑	☐	☐	☐	☐
			停顿时长	☐	☐	☑	☐	☐	☐	☐

产生流利、无中断的连续言语功能。

包括：言语平滑连接的功能；无口吃、迅吃、不流利；在声音、词语（音节）或部分词语（音节）方面有重复、不规则的言语中断等障碍。

信息来源：☑病史　☐问卷调查　☑临床检查　☐医技检查

问题描述

1. /pɑ/ 的浊音时长为1 980 ms；控制无意义音节连续重复产生的浊音时长的能力无损伤。

2. /pɑ/ 的音节时长为151 ms ↓；无意义音节连续重复发音时存在发音缩短的流利性问题，控制无意义音节连续产生的音节时长的能力轻度损伤。

3. /pɑ/ 的停顿时长为87 ms ↑；无意义音节连续重复发音时存在停顿延长的流利性问题，控制无意义音节连续产生的停顿时长的能力中度损伤。

4. 连续语音的音节时长为132 ms ↓；连续语音时存在发音缩短的流利性问题，控制连续语音产生的音节时长的能力中度损伤。

5. 连续语音的停顿时长为461 ms ↑；连续语音时存在停顿延长的流利性问题，控制连续语音产生的停顿时长的能力中度损伤。

			0	1	2	3	4	8	9
b3301	言语节律 Rhythm of speech	幅度标准差	☐	☐	☐	☑	☐	☐	☐
		重音音节总时长	☐	☐	☑	☐	☐	☐	☐
		重音出现率	☑	☐	☐	☐	☐	☐	☐

言语中的节奏和重音模式及其模式调节功能。

包括：言语节律定型、重复等障碍。

信息来源：☑病史　☐问卷调查　☑临床检查　☐医技检查

问题描述

1. 幅度标准差为4 dB ↓；言语节律的响度变化单一，响度变化的控制能力重度损伤。

2. 重音音节总时长980 ms ↓；重音缺乏，重音音节时长的控制能力中度损伤。

3. 重音出现率17.7%；言语节律的重音变化无损伤。

				0	1	2	3	4	8	9
b3302	语速 Speed of speech	口腔轮替 运动功能	浊音 速率	☐	☑	☐	☐	☐	☐	☐
			言语 速率	☐	☑	☐	☐	☐	☐	☐
		连续语音 能力	构音 速率	☐	☐	☐	☑	☐	☐	☐
			言语 速率	☑	☐	☐	☐	☐	☐	☐

言语产生速率的功能。
包括：如迟语症和急语症。

信息来源：☑ 病史 ☐ 问卷调查 ☑ 临床检查 ☐ 医技检查

问题描述
1. /pɑ/ 的浊音速率为 4.13 个 / 秒 ↓；无意义音节连续重复发音时韵母延长导致语速过慢，浊音速率的控制能力轻度损伤。
2. /pɑ/ 的言语速率为 3.5 个 / 秒 ↓；无意义音节连续重复发音时发音拖延或停顿延长导致语速过慢，言语速率的控制能力轻度损伤。
3. 连续语音的构音速率为 1.71 个 / 秒 ↓；连续语音时发音拖延导致语速过慢，构音速率的控制能力重度损伤。
4. 连续语音的言语速率为 2.33 个 / 秒 ↓；连续语音时发音拖延和 / 或停顿拖延，言语速率的控制能力轻度损伤。

			0	1	2	3	4	8	9
b3303	语调 Melody of speech	言语基频 标准差	☐	☐	☑	☐	☐	☐	☐
		言语基频 动态范围	☐	☐	☑	☐	☐	☐	☐
		基频突变 出现率	☑	☐	☐	☐	☐	☐	☐

言语中音调模式的调节功能。
包括：言语韵律、语调、言语旋律，如言语平调、音调突变等障碍。

信息来源：☑ 病史 ☐ 问卷调查 ☑ 临床检查 ☐ 医技检查

问题描述
1. 言语基频标准差为 21 Hz ↓；语调单一，连续语音语调变化的控制能力中度损伤。
2. 言语基频动态范围为 105 Hz ↓；语调单一，连续语音语调变化范围的控制能力中度损伤。
3. 基频突变出现率为 0；连续语音语调控制能力无损伤。

三、ICF 言语功能治疗计划的制订

该患者的构音功能、言语流利性、言语节律性、语速、语调等多方面均存在一定程度的损伤，根据表 5-3-2 与 5-3-3 所示患者言语功能的评估结果，患者由于构音器官运动受限所致的构音清晰度差、语速过慢等异常问题可选择恰当的治疗内容和方法，优先开展构音功能方面的治疗。

1. 确定训练音位

由构音语音功能评估结果可知，患者受损的声母音位有 /j、q、x/、/l/、z、s、r/、/c、zh、ch、sh/ 可按照声母音位获得难易顺序结合其构音部位开展治疗。根据患者的学习和接受能力，确定本阶段（两个月内）所需要训练的音位为 /j、q、x/、/l/、z、s、r/。

2. 选择训练内容和方法

针对本阶段待训练的声母音位开展音位诱导、音位获得和音位对比训练，根据患者能力选择对应的训练内容，如可根据患者嗓音言语产生功能和言语韵律功能的情况以及训练需求，在进行音位获得训练时结合停顿起音和音调、响度变化的言语支持训练。口部运动功能治疗主要在进行上述受损音位的音位诱导训练时开展，因此勾选与本阶段待训练的声母音位和主要韵母音位构音所需要的口部运动且精准评估中未达到正常的项目，如声母音位 /z/ 构音需要具备一定的舌肌肌力，而患者该项评估未达到正常，因此勾选舌运动中的"提高舌肌力"。

3. 确定实施人员和治疗目标

如表 5-3-4 所示，制订治疗计划的过程中还需要确定实施治疗计划的人员以及确立合适的治疗目标。

表 5-3-4 ICF 构音语音治疗计划表

治疗任务 （17 项）		治疗方法 （38 种） （音位 6+ 口部 15+ 韵律 17）	康复 医师	护士	言语治 疗师	特教 教师	初始 值	目标 值	最终 值
构音语音功能									
b320 构音 功能	声母音位 获得	训练音位: /j、q、x/、/l、z、s、r/ ☑ 音位诱导 ☑ 发音部位 ☑ 发音方式 ☑ 音位获得 ☑ 单音节词			√		2	1	1
	声母音位 对比	☑ 双音节词 ☑ 三音节词 ☑ 音位对比 ☑ 听说对比 ☑ 言语重读 ☑ 行板节奏一			√		2	1	1
	构音 清晰度	☑ 言语支持 ☑ 停顿起音 ☑ 音节时长 ☑ 音调、响度变化 ☐ 语音自反馈 ☑ 音位诱导 ☑ 发音部位 ☑ 发音方式 ☑ 音位获得 ☑ 单音节词			√		2	1	1
	口部感觉	☑ 改善颊，鼻，唇，牙龈，硬腭，舌前、中、后部感觉			√		2	1	1
	下颌运动	☐ 提高咬肌肌力 ☐ 提高下颌向下、上、左、右运动 ☐ 提高下颌前伸运动 ☑ 提高下颌上下、左右连续运动			√		1	0	0
	唇运动	☑ 改善流涎、唇面部肌力 ☐ 提高展、圆、圆展交替运动 ☐ 提高唇闭合运动 ☐ 提高唇齿接触运动			√		2	1	1

续表

治疗任务 （17项）		治疗方法 （38种） （音位6+ 口部15+ 韵律17）	康复 医师	护士	言语治 疗师	特教 教师	初始 值	目标 值	最终 值
b320 构音 功能	舌运动	☑提高舌肌力 ☑ 提高舌尖前伸运动 ☑ 提高舌尖上舔唇、齿龈、硬腭，舌尖左舔、右舔嘴角运动 ☐ 提高舌尖左右、前后、上下交替运动 ☑ 提高马蹄形、舌两侧缘上抬模式 ☑ 提高舌前、后部上抬模式			√		3	2	2

四、言语功能治疗

视频2

言语治疗师根据表5-3-4所示的治疗计划对患者实施言语功能治疗，下面主要以患者辛某一次个别化康复训练为例，就声母音位 /j/ 的音位诱导和音位获得训练进行介绍。

1. 声母音位 /j/ 的音位诱导训练

患者舌肌无力，导致舌尖前音歪曲，该患者已掌握声母音位 /j/ 的发音方式，因此先指导患者在正确的发音部位发音，巩固正确的发音方式，再提高舌肌肌力，建立正确的构音运动。

（1）巩固正确的发音部位与发音方式。

可借助构音测量与训练仪中的发音教育视频，如图5-3-1所示，帮助患者巩固对 /j/ 正确发音部位和发音方式的认识，引导患者舌面上抬与前硬腭接触。治疗师向患者示范舌面上抬接触前硬腭的动作，让患者跟着模仿动作。

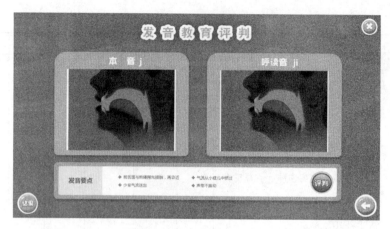

图 5-3-1   /j/ 的发音教育

（2）提高舌肌力，建立正确的构音运动。

治疗师先借助压舌板采用如图 5-3-2 所示的下压舌体法提高患者舌肌的肌力。随后采用图 5-3-3 所示的舌体与硬腭吸吮法，通过舌面上抬接触硬腭并进行吸吮的方式帮助患者在提高舌肌肌力的同时掌握声母 /j/ 所需构音运动的基础。

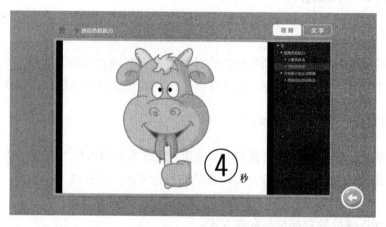

图 5-3-2   下压舌体法

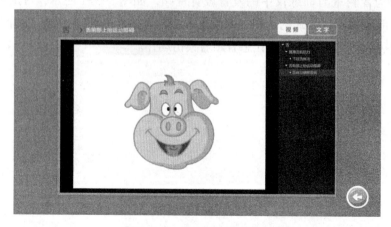

图 5-3-3   舌体与硬腭吸吮法

2. 声母音位 /j/ 的音位获得训练

诱导出声母音位 /j/ 之后，可开展声母 /j/ 的单音节词训练，从而巩固对声母音位 /j/ 的掌握。

（1）传统治疗。

进行如图 5-3-4 所示的 /j/ 的单音节词训练，让患者以模仿复述的方式进行训练，可选择"鸡""锯""架""九""接"等单音节词。

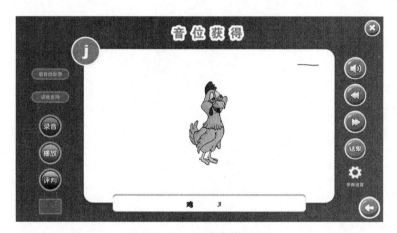

图 5-3-4　/j/ 的音位获得训练

（2）实时反馈治疗。

该患者存在语调单一的问题，在开展声母 /j/ 的音位获得训练同时可结合音节时长训练进行声时实时反馈训练，一方面巩固声母 /j/ 的单音节词掌握，另一方面提高患者对言语呼吸、音节时长的控制能力，为后续的语速治疗奠定基础。可主要借助言语障碍测量仪的声波界面来进行音节时长训练，以"/ji/ 鸡"为例，如图 5-3-5 所示，让患者进行习惯发音和延长发音的音节时长实时视听反馈训练。

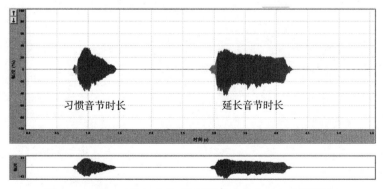

图 5-3-5　"/ji/ 鸡"与音节时长训练结合的声时实时反馈训练

第六章

痉挛型神经性言语障碍

痉挛型神经性言语障碍是运动性言语障碍中较为常见的一种，其言语特征为肌肉出现痉挛或无力现象，导致呼吸发声功能异常、嗓音音质异常、共鸣功能异常、语调异常等，如何对痉挛型神经性言语障碍实施有效的治疗已成为近几年言语治疗领域临床研究的重点之一。本章介绍痉挛型神经性言语障碍的定义、言语特征及临床常用的治疗方法。

痉挛型神经性言语障碍概述

一、痉挛型神经性言语障碍的定义

痉挛型神经性言语障碍是指双侧上运动神经元的锥体系和锥体外系均损害而导致的一种特征明显的运动性言语障碍。锥体系损害导致精细运动功能障碍；锥体外系损伤则影响它们在运动控制中的主要抑制作用，病变往往引起过度的阳性体征，如肌张力增高、痉挛和高兴奋性反射。[①] 这也是用来区别痉挛型和弛缓型神经性言语障碍的特征之一，因为后者是由于下运动神经元受损导致的。痉挛型神经性言语障碍与运动性言语障碍的其他类型有显著差异，它由双侧中枢神经系统的直接和间接激活通路损伤引起，可表现为呼吸、发声、共鸣、构音和语音功能中的任何一项功能受损，但其受损表现通常不局限于单个功能受损。痉挛型神经性言语障碍的特征受肌肉无力和痉挛综合影响，表现为运动速度减慢、运动范围缩小和肌力减弱等。痉挛实际上是上运动神经元疾病的一个特征，故将其命名为痉挛型神经性言语障碍。确认言语障碍为痉挛型有助于神经系统疾病的诊断和对上运动神经元通路的损伤定位。[②]

梅奥诊所的数据显示，痉挛型神经性言语障碍占所有神经性言语障碍的 7.3%，占所有运动性言语障碍的 6.8%，是主要的运动性言语障碍类型之一。

---

① 郑静宜．话在心·口难开：运动性言语障碍的理论与实务 [M]．新北：心理出版社，2013：288.

② 原文定义为：Spastic dysarthria is a perceptually distinct motor speech disorder（MSD）produced by bilateral damage to the direct and indirect activation pathways of the central nervous system（CNS）. It may be manifest in any or all of the respiratory, phonatory, resonatory, and articulatory components of speech, but it is generally not confined to a single component. Its characteristics reflect the combined effects of weakness and spasticity in a manner that slows movement and reduces its range and force. Spasticity, a hallmark of upper motor neuron（UMN）disease, seems to be an impor tant contributor to the distinctive features of the disorder, hence its designation as spastic dysarthria.

二、痉挛型神经性言语障碍的神经病理学机制

弛缓型神经性言语障碍是下运动神经元受损的结果，而痉挛型神经性言语障碍则由上运动神经元的损伤所造成。准确来说，痉挛型神经性言语障碍是由负责言语机制的双侧锥体系统与锥体外系统的神经传导受到损伤而引起的。上运动神经元是属于中枢神经系统的一部分，起源于皮质与脑干处，并且上运动神经元以群组的方式存在于锥体系与锥体外系之间。部分存在于锥体系的上运动神经元主要源自主要运动皮质，直接向下传送至下运动神经元，而后传递至肌肉处。在锥体系统内的上运动神经元分开两支进入两条路径：一条是自皮质传导至颅神经（皮质脑干束），另一条是自皮质传导至脊神经（皮质脊髓束）。锥体系负责将随意运动的神经冲动向下传递至下运动神经元，之后下运动神经元将冲动传递至肌肉。言语活动正是一种随意运动，它依赖于锥体系统的正常运作，而锥体系中负责言语机制的几个部分若受损，将导致言语肌肉呈现无力和运动缓慢的现象。换言之，当锥体系受损，唇、舌、软腭和其他言语器官的运动都将变得无力、弛缓。

锥体外系是一种极为复杂的网状神经路径系统。锥体外系内的上运动神经元主要源自皮质与脑干，脑内含有众多的网络，包括网状结构及红核等处。如果说锥体系是介于皮质与下运动神经元之间的一条直接路径，则锥体外系无疑是介于这两者之间的间接路径。然而锥体外系的上运动神经元，最终还是会与脑神经和脊神经的下运动神经元进行突触接合。

锥体外系统的功能是负责调节反射、维持姿势及监控肌肉的张力变化。锥体外系的功能与锥体系的功能是平行的，也就是说，当锥体系传导神经冲动到下运动神经元时，锥体外系同时也传送姿势与肌张力的神经冲动到下运动神经元。当两系统功能完好时，可以协调得非常良好，使我们毫不费力地完成复杂的动作。但若系统受损，导致很多异常现象，如锥体系受损会使得技能动作变得无力且缓慢，而锥体外系的运动神经元受损时，则会导致无力、肌张力增强（痉挛），以及异常的反射。

负责支配言语肌肉的锥体系与锥体外系统若受到损伤，就有可能发生痉挛型神经性言语障碍。因为这两种系统间的神经元位置相近，且遍及多处中枢神经系统，所以两个系统容易同时遭到损伤。由脑卒中、头部创伤、肿瘤、感染等导致神经元受损时，仅造成锥体系或锥体外系统单独受损的情况并不多见，反而大部分的状况是损伤会延伸涵盖两个系统。

三、痉挛型神经性言语障碍的病因

任何损害锥体系统与锥体外系统的疾病都可能导致痉挛型神经性言语障碍，包括退行性疾病、血管性疾病、先天性疾病、创伤性疾病、炎症性疾病和代谢性疾病等。这些疾病可能会导致双侧中枢运动系统损害以及痉挛型神经性言语障碍，但痉挛型神

经性言语障碍的确切病因分布尚不清楚，脑血管疾病、退行性疾病和创伤性疾病可能是其主要病因。

（一）脑血管疾病（脑卒中）

发生在颈内动脉、大脑后动脉的脑卒中，和少数发生在大脑前动脉的脑卒中均可能导致痉挛型神经性言语障碍。然而，因为这些动脉主要存在于大脑半球的皮层和皮层下结构中，在大脑两侧的这些结构中 UMN 的两侧通路并不靠近，因此只有左、右半球都损伤才会导致双侧 UMN 损伤从而导致痉挛型神经性言语障碍。在脑干中，左右两侧的 UMN 通路彼此接近，椎－基底动脉的梗死可能导致双侧 UMN 损伤从而导致痉挛型神经性言语障碍。因而，脑干卒中常常可导致痉挛型神经性言语障碍，而单半球脑卒中则通常不会有此影响。脑干卒中患者在脑卒中患者中的占比是 25%，而 49%—89% 的脑干卒中患者会有痉挛型神经性言语障碍[1][2]。痉挛、共济失调和弛缓型神经性言语障碍在脑干卒中患者中都较为常见，但痉挛型神经性言语障碍是其中最为常见的。

（二）退行性疾病

退行性神经性疾病如肌萎缩性侧索硬化（Amyotrophic Lateral Sclerosis，简称 ALS），可能会引发痉挛型神经性言语障碍。ALS 是一种病因不明的疾病，会使上运动神经元与下运动神经元产生进行性的退化现象。这种疾病发展较快，自发病开始后其平均寿命为22 个月。当然，ALS 的病程发展也因人而异，有的影响到下运动神经元，从而出现弛缓型言语障碍、手臂和下肢无力，以及肌肉萎缩的现象；有的在早期阶段主要会影响上运动神经元。而当上运动神经元明显受损时，ALS 的病患可能会呈现出痉挛型神经性言语障碍、呕吐反射与下颌反射亢进以及吞咽困难。然而几乎所有的患者最终都会发展成上下运动神经元同时受累，一旦这两组神经元都受累，则多数的 ALS 患者会出现弛缓－痉挛混合型言语障碍。混合型言语障碍将在后面的章节进行讨论。

（三）炎症性疾病

脑白质炎是一种炎症性脱髓鞘疾病，会影响大脑或脊髓的白质。急性出血性脑白质炎患者的双侧脑半球白质、脑干和小脑脚均会受影响。这种影响与小血管和周围脑组织的坏死以及脑膜的炎症反应有关。双侧和多病灶的脑白质炎可影响上运动神经元通路，

---

① Chua KSG, Kong KH. Functional outcome in brain stem stroke patients after rehabilitation[J]. Archives of Physical Medicine and Rehabilitation, 1996, 77（2）: 194-197.

② Teasell R, Foley N, Doherty T, et al. Clinical characteristics of patients with brainstem strokes admitted to a rehabilitation unit[J]. Archives of Physical Medicine & Rehabilitation, 2002, 83（7）: 1013-1016.

引起痉挛型神经性言语障碍或混合性言语障碍。

（四）创伤性疾病

头部创伤可累及皮质、皮质下以及脑干组织。在许多颅脑外伤中，由于整个脑组织在颅内猛烈晃动，导致脑与颅骨发生相对位移，产生直线与旋转性的移动，从而造成广泛性的脑损伤。脑组织如此猛烈的移动，结果可能会拉紧并撕扯轴突，撕裂脑组织，并且导致脑中多处血管出血。

由于脑部的广泛性损伤，很可能造成双侧的锥体系与锥体外系受损。在这样的情况下，患者可能会出现痉挛型神经性言语障碍，但因为此类型的创伤会造成广泛性的损伤，故患者也可能出现混合型神经性言语障碍。

（五）其他病因

尚存在多种可能会引起痉挛型神经性言语障碍的其他原因，如脑干肿瘤对上运动神经元可能存在影响，类似单一型的脑干中风，其位置位于脑干处，锥体与锥体外路径位置相近，脑干肿瘤可能会压迫并影响来自双侧半球的上运动神经元，从而造成痉挛型神经性言语障碍。另一种可能会造成痉挛型神经性言语障碍的情况是脑部缺氧，因为脑部缺氧可能会产生广泛性的神经性损伤，其影响可能会延伸至脑部两旁的上运动神经元。

四、痉挛型神经性言语障碍的言语特征

（一）呼吸

痉挛型神经性言语障碍患者在呼吸方面的问题并不如其他类型的神经性言语患者明显，而上运动神经元受损影响呼吸系统的机制尚有许多不明之处。Darley 与 Aroson 等人提出，痉挛型神经性言语障碍患者可能存在异常的呼吸运动，而这种异常运动可能会导致吸气与呼气动作减弱，呼吸方式不协调，以及肺活量的减少，以至于说话时语句的长度较短、响度低下。[1][2] 然而 Darley 等人也指出，在痉挛型神经性言语障碍患者中，声带的过度闭合更容易导致发声与韵律方面的问题，而非呼吸功能的障碍；并且由于声带的肌张力过高，患者很可能需要张大嘴来进行呼吸，但这并不属于呼吸功能异常。故痉挛型神经性言语障碍患者中若有呼吸异常，也可能会因更明显的喉部通气问题所掩蔽而不易被察觉。

---

[1] Darley F L, Aronson A E, Brown J R. Motor speech disorders[M]. Philadelphia: WB Saunders, 1975.

[2] Aronson A E. Clinical voice disorders[M]. New York: Thieme Medical Publishers, 1990.

（二）发声

在发声功能方面，痉挛型神经性言语障碍患者在喉内窥镜检查中，声带不振动时其外观和位置都很正常，但声带振动进行发声时，双侧声带常有过度闭合的情况。Darley 等人发现，对于痉挛型神经性言语障碍患者而言，音质粗糙是一个最为常见的言语特征。发声时空气从部分张开的声门处漏出，使粗糙音质有一种明显的空气摩擦感。

紧张音质也常见于痉挛型神经性言语障碍患者中，它在听感知上不同于粗糙声。粗糙嗓音中出现的是气息摩擦声，紧张音质是由于声门下气流在经由一段狭窄且紧缩的喉部挤压而出，而非漏出。同粗糙声一样，紧张音质是由于喉部肌肉痉挛而产生声带过度紧绷内收所引起的。Darley 等人发现，紧张音质是最容易区别出痉挛型神经性言语障碍患者的言语特征之一，相比其他类型，这种音质在痉挛型患者中更为明显。然而，紧张音质不是痉挛型神经性言语障碍的绝对诊断标准，因为并非所有的痉挛型神经性言语障碍患者都会出现这种特征。研究表明，约有 2/3 的患者表现出这种特征。

低音调是痉挛型神经性言语障碍的另一个典型特征，一般认为喉部肌肉张力增高会使音调降低，因此低音调也常出现在痉挛型神经性言语障碍患者中。与紧张音质类似，相比其他类型，低音调在痉挛型患者中也更为明显。但从临床角度来看，由于其他类型的神经性言语障碍患者也会表现出低音调现象，因此，低音调不足以成为痉挛型神经性言语障碍的诊断性标志。

（三）共鸣

痉挛型神经性言语障碍患者言语时常有鼻音过重的现象，这是由于这类患者软腭的运动速度缓慢，甚至软腭痉挛而无法运动，出现腭咽闭合不全的情况所致。但与弛缓型神经性言语障碍患者相比，痉挛型神经性言语障碍鼻音过重的程度更为轻微，并且鼻漏气的情形也较为少见。

（四）构音

在构音方面，痉挛型神经性言语障碍患者构音器官的运动范围明显减小，虽然舌的外观看起来并没有明显萎缩，但舌的运动速度较缓慢，舌肌无力并且舌运动范围变小。进行口部运动功能评估时，患者可能无法将舌伸出至口外，舌无法进行交替伸缩或左右交替的运动。产生言语运动时，痉挛型神经性言语障碍患者在说复杂的声母时会出现歪曲或替代甚至遗漏现象，韵母也会出现歪曲现象，这都是由于舌肌无力且运动幅度受限导致。此外，由于肌力减弱，患者在发双唇音时无法闭合双唇而发出唇塞音。下颌的运动也可能出现异常，有时会出现下颌打开过度，并且闭合速度缓慢的情况。痉挛型神经性言语障碍患者的语音声学特征包括词语表达持续时间过久、音节持续时间过长、音素延长、从一个音素到另一个音素的过渡缓慢等。

（五）韵律

在痉挛型神经性言语障碍患者中常存在很多韵律异常现象。首先是在连续语音或自发言语中出现音调单一现象，这也是该类言语障碍患者最为明显的特征之一。这是由整体喉部肌肉紧张所致，当这些肌肉呈现出痉挛性的紧张现象时，其收缩与放松的能力较差，无法进行音调变化从而导致音调单一。例如，环甲肌的收缩和舒张运动改变声带的长度从而提高或降低音调，当此肌肉痉挛导致收缩不力时，音调的变化程度也会受到限制，由此出现音调单一的韵律特征。

第二个韵律特征是响度单一，即言语时响度变化的能力降低。与音调单一相同，响度单一也是因为喉部肌肉张力增加所致。正常的响度变化是靠改变声带的紧张度来完成的，通过改变声带的紧张程度，喉部可以精确地调节声门下方气流通过声门处的气流量，当声带调节张力的能力变弱时，响度变化的能力也会由此降低。

第三个韵律特征是言语时句子长度变短。这一特征在进行自发性言语时表现最为明显。Darley 等人指出，喉部异常紧张会使得句长变短。痉挛型神经性言语障碍患者因为需要耗费力量来强迫声门下气流冲破过度闭合的声带，所以很难说出较长的句子；而说话时频繁的吸气动作会影响正常的韵律，所以句长变短的现象也被视为韵律方面的异常。

语速缓慢也是痉挛型神经性言语障碍患者的另一项韵律特点，这可能是由构音器官的运动范围减小和速度变慢而引起的。此外，构音器官肌肉无力也会造成语速比正常人慢的现象。根据 Darley 等人的研究，语速缓慢也可能是由于言语时喉部肌痉挛造成的声带内收紧绷所致。[1]

重音减少也是痉挛型神经性言语障碍患者的一个韵律特点，但是目前对重音模式的研究有限。在一项研究中，测量被试说三个不同重音单词组成的句子时的口内压力峰值、压力脉冲持续时间、F_0、元音持续时间和元音强度，其中五名痉挛型神经性言语障碍患者表达短语词尾重音时以频率和强度变化的方式来呈现。[2]对痉挛型患者而言，发短语首词的重音更为困难，而对于短语末尾最后一个词的重音，患者会增加 F_0 和强度，但是其发音能力仍然受限。

综上所述，声学和生理学研究已证明痉挛型神经性言语障碍言语功能的各个层面都存在损伤。在每一个言语子系统中，都有运动缓慢、范围缩小和精度降低的现象，有时还出现运动控制不稳定的情况。此外，生理学研究还表明，肌张力增高和肌力降低，是痉挛型神经性言语障碍同时伴随的两个典型症状。

---

① Darley F L, Aronson A E Brown J R. Motor speech disorders[M]. Philadelphia: WB Saunders, 1975.

② Murry T. The production of stress in three types of dysarthric speech. In: Berry W., ed. Clinical dysarthria[M]. Boston: College-Hill Press, 1983.

痉挛型神经性言语障碍的治疗

一、呼吸障碍治疗

通过前文所述，痉挛型神经性言语障碍患者的呼吸障碍虽然还有很多不明之处，但是由于喉部异常的肌张力，患者也常表现出呼吸动作减弱、肺活量减少、呼吸模式不协调等。因此在对痉挛型患者治疗时，通常先对其进行呼吸放松训练，以及相应的呼吸功能的训练，以改善患者的呼吸方式、呼吸支持不足，以及呼吸与发声不协调等问题。这样不仅可以调整呼吸功能，也为后续的言语功能改善奠定基础。

1. 呼吸放松训练

呼吸放松训练指将有节律的呼吸与放松运动相结合，通过手臂和肩部的运动带动肋间肌群和肩部肌群运动，使这些肌群乃至全身都得到放松，从而促进呼吸系统整体功能的提高。呼吸放松训练可以改善痉挛型神经性言语障碍患者的颈部肌群紧张，从而改善其呼吸功能异常。在进行呼吸放松训练时，治疗师应提示患者注意动作自然、放松，并与呼吸相结合，主要动作要领如图 6-2-1 所示。其训练动作包括：双臂交替上举、单臂划圈、双臂划圈、双肩耸立、双臂晃动等[①]，如图 6-2-2 所示。

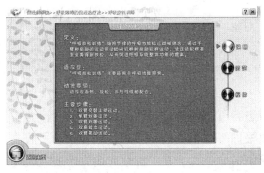

图 6-2-1　呼吸放松训练动作要领

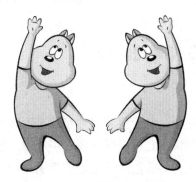

图 6-2-2　双臂交替上举运动

---

① 黄昭鸣. 嗓音言语的重读治疗法（一）[J]. 现代特殊教育，2003（1）：36-37.

2. 数数法

患者可以通过有节奏地移动步伐来控制呼吸，并在呼吸的同时数数，从而促进从生理呼吸向言语呼吸的过渡。比如，患者处于站立位，双脚微开，手掌置于腹部感受呼吸时腹部的起伏，吸气的同时脚向前迈步；吐气时重心前移，同时数"1"。再吸气时，继续向前迈步；吐气时改变重心，继续数"2"，如此重复数次，直到患者发声与呼吸比较协调为止，如图6-2-3所示。

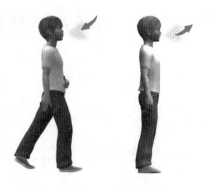

图 6-2-3　数数法呼吸训练

3. 逐字增加句长法

患者可以一口气连贯地朗读词句，并循序渐进地增加句长，以增强言语呼吸支持能力，提高呼吸与发声的协调性。[①] 训练方法为让患者跟读句子：治疗师朗读，患者跟读，朗读时要一口气朗读一个句子，语速和句子长度根据患者的能力进行调节，可采用慢速跟读、快速跟读以及快慢交替跟读等方式，如图6-2-4所示。

呼吸训练——
逐字增加句长法

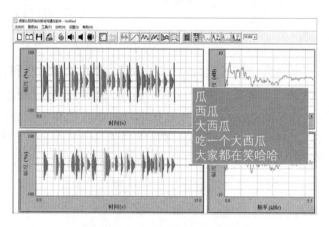

图 6-2-4　逐字增加句长法训练

二、发声障碍治疗

在发声部分，对于痉挛型神经性言语障碍患者可以先做全身性的放松练习，再做头颈部的放松训练，之后进行元音发声练习。放松训练可包括被动式的放松和主动式的放松练习。主动式的放松运动是治疗师通过指导语指导患者，某一部位先用力使肌肉收缩后再放松，体验放松时肌肉不紧绷的感觉。多次放松训练之后再进行发声练习，练习时

---

① 刘叙一，杨三华，Lancy Huang. ICF 理念下孤独症儿童的言语语言康复评估及应用 [J]. 现代特殊教育，2020（21）：68-70.

可播放较轻松的背景音乐帮助患者达到身心同时放松的状态。按摩颈部、下颌和肩部的肌肉皆有助于肩部肌肉的放松。喉部按摩是用手指以环状轻柔动作轻轻按摩患者两侧的喉部舌骨和甲状软骨交接处，以舒缓喉部过多的肌张力，以改善患者刺耳粗糙的嗓音，或是紧的音质。喉部按摩放松时练习气息式发声。此外，也可以使用打哈欠法或张嘴法来放松喉部肌肉。

1. 喉部按摩法

治疗师对患者喉部肌肉或穴位进行按摩（如图6-2-5所示），以放松患者喉部的肌群。其步骤依次为：① 按摩甲状软骨后缘，治疗师以拇指和食指置于患者甲状软骨的两侧后缘，以拿法和揉法进行纵向按摩。② 按摩舌骨大角处，治疗师以拇指和食指环绕患者的舌骨。两指分别向两侧后方滑动，直到触及舌骨大角。在舌骨大角处进行揉按。③ 点揉人迎穴，治疗师以双手拇指点揉患者颈前部两侧的"人迎穴"。④ 点揉水突穴，治疗师以双手拇指点揉患者颈前部两侧的"水突穴"。⑤ 点揉廉泉穴，治疗师以食指或中指点揉患者颏下的"廉泉穴"。⑥ 点揉天突穴，治疗师以拇指点揉患者颈前部的"天突穴"。⑦ 推拿颈前三侧线，治疗师以双手拇指指腹分别在患者颈前部第一侧线（喉结旁开一分处直下）、第二侧线（第一、三侧线中间直下）和第三侧线（喉结旁开一寸半直下）进行纵向推拿。⑧ 推拿胸锁乳突肌，治疗师以双手拇指和食指捏拿患者两侧颈前部的胸锁乳突肌。

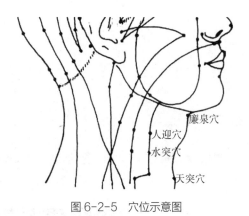

图6-2-5 穴位示意图

2. 张嘴法

通过视觉提示等方式让患者张嘴发无意义音、单音节、双音节词等，如元音 /ɑ/、/o/、/e/ 的发音训练，帮助患者培养张嘴发音的习惯，增加发音时嘴的张开度，从而协调发声器官和构音器官之间的运动，为获得更好的音质奠定基础。在发音的过程中观察实时反馈得到的声波图像，感知发音时张嘴程度不同而引起的图像变化，让患者区分不同位置的音张嘴幅度的不同，如图6-2-6所示。

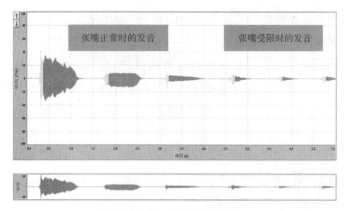

图 6-2-6　张嘴发音的训练

3. 气息式发音法

发声训练——
气息式发声法

气息式发音，即所谓的软起音方式发声，它是由嘴巴慢慢吐气时发出带有气息声的连续嗓音发声。比如 /ha/ 的发声，发声时先张嘴呼出一点气之后，有气流于两片声带之间流动以带动声带振动。进行气息式发音训练时尽量避免使用元音进行练习，以免触发硬起音，增加过多的声带碰撞，应选用以 /h/ 开头的音节或词语来练习，如 /hi/、/he/、/ 哈哈 / 等音节或词语。训练时，借助视听反馈的游戏可以达到事半功倍的效果，如图 6-2-7 所示。

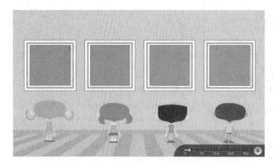

a. 不发音时，画面没有变化

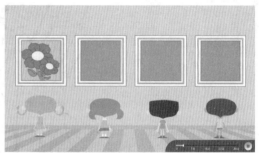

b. 第一次发 /ha/ 音时，出现了一朵花

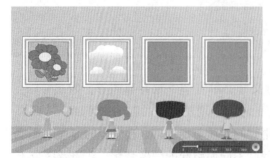

c. 第二次发 /ha/ 音时，出现了白云

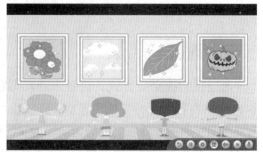

d. 动画奖励：小朋友伴着音乐一起跳舞

图 6-2-7　气息式发音训练

三、共鸣障碍治疗

在共鸣方面，痉挛型神经性言语障碍患者存在鼻音过重的情形，可借由增加张嘴的程度，增加口腔的共鸣程度，以减少鼻腔共鸣。使用内视镜增加视觉反馈，通过视觉反馈增加腭咽闭合程度。也可使用鼻音计，佩戴后借由视觉反馈，尝试降低鼻音指数，减少鼻腔声学能量的输出。

（一）共鸣放松训练

共鸣放松训练是指通过完成一些夸张的动作或发一些特定的音，使共鸣肌群进行紧张与松弛的交替运动，从而促进共鸣肌群之间的协调与平衡，为形成良好的共鸣奠定基础，包括口腔放松训练和鼻腔放松训练两个部分。

口腔放松训练主要通过颌部、唇部、舌部的运动，放松口面部肌群，为建立有效的口腔共鸣奠定基础。可以想象口中有一大块口香糖，尽可能大幅度地进行咀嚼以完成下颌和唇部的放松训练；或者用舌头绕牙齿外表面进行洗刷动作来完成舌部放松训练。

鼻腔放松训练主要通过交替发鼻音与非鼻音，使软腭进行松弛与紧张的交替运动，为建立有效的鼻腔共鸣奠定基础。例如 /bi–M–BI–M/、/di–N–DI–N/、/du–N–DU–N/、/gu–（NG）–GU–（NG）/ 等。重读部分用大写表示，如图 6-2-8 所示。

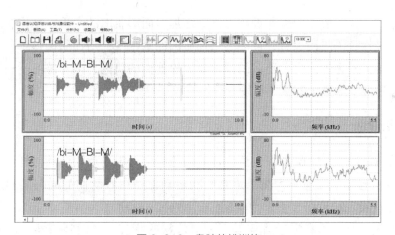

图 6-2-8　鼻腔放松训练

（二）共鸣异常矫治

利用口腔共鸣法可以很好地改善患者鼻音功能亢进问题，患者先打开咽腔，同时舌放松，舌尖抵住下切牙发 /ha/ 音；然后咽腔缩紧，舌收缩成束状，在下颌张开度减小的状态下，发 /hu/ 音；或者发一些包含不同舌位变化的词语和短句，帮助患者体会口腔共鸣的感觉，从而建立有效的口腔共鸣，提高口腔共鸣能力，如图 6-2-9 所示。

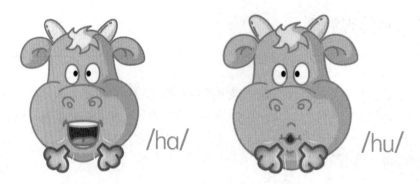

图 6-2-9　口腔共鸣法动作要领

　　在共鸣代偿方面，若有严重的鼻音过重情形，严重地损害说话清晰度时，可与弛缓型言语障碍患者的情形一样，考虑请牙科医师装置腭盖，在需说话时放置于上腭处。但对痉挛型神经性言语障碍患者，尤其需要考虑他们容易出现呕吐反射增加或口水过多等无法适应的问题。此外，手术也是改善鼻音过重的方法之一，不过因为手术有风险，手术治疗通常是在患者鼻音过重，严重影响沟通的情况下的最后选择。

四、构音障碍治疗

　　在构音方面，一般性的强化训练可能会增加口面部肌肉的力量，动作有时候并不适合痉挛型神经性言语障碍患者，反而会增加肌肉的紧张度，增加肌肉痉挛程度。对痉挛型神经性言语障碍患者而言，更多的是需要放松他们的肌肉，构音练习时使用一些缓和的方式，运用最少的紧张度来进行发音练习。

1. 放松训练——咀嚼法

　　如同共鸣放松一样，临床医生认为构音训练时进行咀嚼放松运动同样可以改善患者的肌肉张力。通过夸张地张大嘴巴进行咀嚼运动，并在做动作的同时柔和发音，以放松发声和构音器官，从而改善发声音质。如图 6-2-10 所示，咀嚼动作的要领即在咀嚼的同时，下颌、唇、舌和喉腔都应处于相对放松的状态（可用咀嚼器、饼干或果汁软糖诱导患者进行咀嚼），咀嚼的同时可以发一些开口音，如 /ɑ/ 和 /w/ 开头的词语、短语等等。

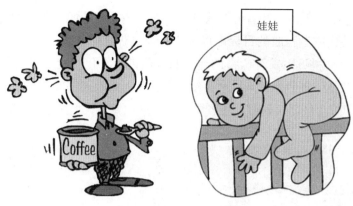

图 6-2-10　咀嚼放松训练

2. 拉伸训练——口部运动训练

　　缓慢拉伸训练也是抑制牵张反射和减少肢体痉挛等运动敏感症状的基础之一。拉伸训练可以防止关节和肌肉挛缩，改善肌肉张力。有些痉挛型神经性言语障碍患者在下颌闭合时有肌肉张力过高的情形，常采用主动拉伸或被动拉伸训练的方式来对其进行改善治疗。被动拉伸在临床上通常使用纱布包覆治疗师手指来进行口面部肌肉的缓慢拉伸，可同时配合冰刺激疗法。主动拉伸可以是患者主动做一些夸张的面部表情来对肌肉进行放松，如图 6-2-11 所示。

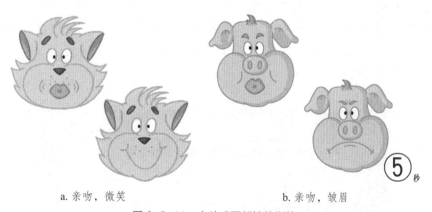

a. 亲吻，微笑　　　　　　　　　　　　b. 亲吻，皱眉

图 6-2-11　主动式面部拉伸训练

3. 音位获得训练

　　音位获得训练是在口部运动训练的基础上，进一步聚焦形成有意义语音的训练，其目的就是让患者掌握韵母音位和声母音位的正确构音。由于韵母音位的发音较为简单，除了鼻韵母外，其余的韵母皆为单纯的元音，发音时声道不会受到阻碍，仅涉及下颌、唇、舌不同位置的摆放及转换。声母音位的发音较为复杂，需要两个不同部位形成不同程度的阻塞或约束，即患者首先必须明确是哪两个部位形成阻塞或约束；其次必须能理解、掌控这两个部位如何通过特定的运动形成特定程度的阻塞或约束，在训练过程中进

行相关训练，包括音位诱导和音位获得训练。音位诱导训练的主要目的是帮助患者诱导出本被遗漏、替代或者歪曲的目标声母音位；音位获得训练在音位诱导训练的基础上，通过大量的练习材料巩固发音，将诱导出的音位进行类化，使患者不仅能发出目标音位的呼读音或者一至两个含有该目标音位的单音节，而且能够发出更多有意义的声韵组合，使目标音位位于任意位置时，患者都能够正确地发出，如图 6-2-12 所示。

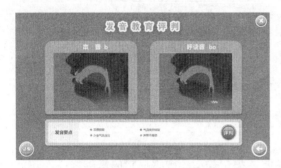 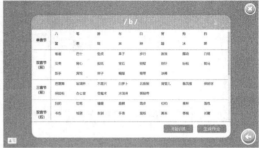

图 6-2-12　音位获得训练

4. 构音 PCT 法

构音 PCT 法（Phonemic Contrast Therapy）[1] 又称音位对比训练，用语音的最小单位为训练介质，专门针对精细语音进行训练，提高了患者言语康复的精准度，为其连续语音打下基础，因此可以说是一种高级的基础训练。从声母音位对比图（如图 6-2-13 所示）中，我们可以看到每一个声母都有对应的发音方式和发音部位，并且同一个发音部位也可对应不同的发音方式[2]，因此患者经常会将相似的声母音位相混淆，这时就要进行音位对比训练。

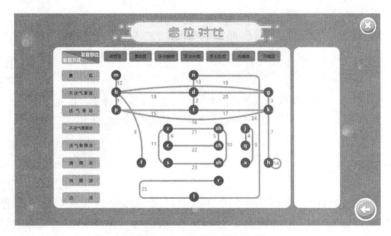

图 6-2-13　声母音位对比图

---

① 张青允. 基于 PCT 法的听障儿童舌根音 g 的构音个案 [J]. 山东农业工程学院学报，2016，33（2）：29–30.

② 张蕾. 听障儿童听觉和言语特征及其关系的研究与训练策略 [D]. 华东师范大学，2011.

（1）构音 PCT 法在词语训练中的应用。

音位对 b/m 中的两个声母音位 /b/ 和 /m/，它们的发音部位相同，均为双唇音，发音方式则不同，/b/ 是不送气塞音，发音时声带不振动，/m/ 是鼻音，发音时声带振动，且气流由鼻腔释放。患者通过听辨和模仿复述由 /b-m/ 音位对组成的词语，巩固音位获得及音位对比能力，如图 6-2-14 所示。

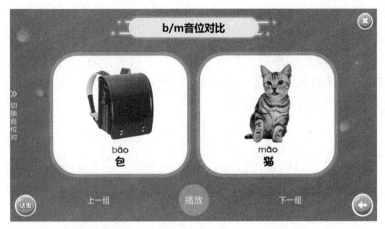

图 6-2-14 /b-m/ 音位对词语练习

（2）构音 PCT 法在句子训练中的应用。

患者通过模仿复述由一组最小声母音位对（如 /b-p/ 音位对）组成的句子，提高言语清晰度，向自发地说出连续语音过渡，如图 6-2-15 所示。

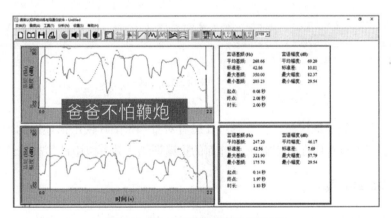

构音训练—
PCT 法—
语音切换
（句子）训练

图 6-2-15 PCT 法在句子中的应用

五、韵律障碍治疗

韵律训练—
重音对比法

1. 重音对比训练

对于痉挛型神经性言语障碍患者而言，重音模式的异常是其重要言语特征，比如有的患者只能发好句首的重音而说不好句尾的重音。使用重音对比训练可以帮助患者减轻以上症状。

（1）提问法。

训练方式通常是治疗师先问问题，患者回答时要将重音落在要回答的词语上。举例来说，治疗师给患者看一张白色的小花猫图片，然后询问患者"贝贝是什么颜色的小猫?"。患者要回答"贝贝是白色的小猫"。注意，患者要将重音落在"白色"两字上。答句的长度要根据患者的功能情况而定，通常是5—9字不等。

（2）跟读。

训练方式可以由康复师示范，患者跟读练习不同重音的相同句子。比如"**贝贝**是白色的小猫""贝贝是**白色**的小猫""贝贝是白色的**小猫**"，三个句子的重音分别是"贝贝""白色""小猫"，如图6-2-16所示。

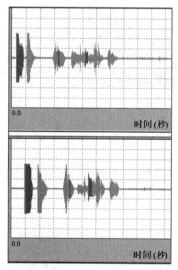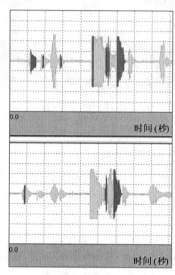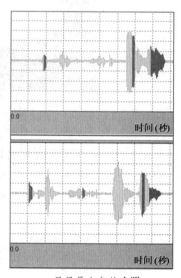

贝贝是白色的小猫　　　　贝贝是**白色**的小猫　　　　贝贝是白色的**小猫**

图6-2-16　重音对比训练

最后随着治疗进程的过渡，治疗师可让患者对着一张图片说出描述性的句子，反过来让治疗师听患者的重音所在，以此巩固前面的重读训练，并可以由此检查训练效果。

2. 结构化语音疗法

痉挛型神经性言语障碍患者比较常见的韵律问题有语速慢，音调单一，可采用结构化语音法对其进行干预，可包括以下几个内容。

语音重复：训练患者连续、清晰地说出每句话中多次出现同一个目标声母的能力，如图6-2-17所示。

语音切换：每句话中的目标声母音位对至少出现一次，训练患者的连续语音切换能力，如图6-2-18所示。

语音轮替：提升患者在同一发音部位、不同发音方式声母（如唇声母b/p/m/f）或同一发音方式、不同发音部位声母（如鼻音 m/n）间轮替发音的能力，如图 6-2-19 所示。

对以上重复、切换、轮替的语料进行停顿起音、音节时长、音调变化和响度变化的训练。

举例：语音重复＋音节时长，如 /h/ 音，"荷花在河里"。

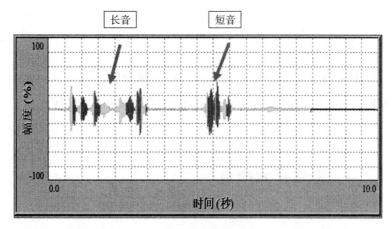

图 6-2-17 结构化语音法结合缩短音节时长训练

举例：语音切换＋音调变化，如 /b/ 音，"鞭炮爆了"。

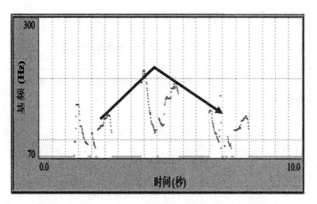

图 6-2-18 结构化语音法结合音调变化训练

举例：语音轮替＋停顿起音，如 /b-m-p-f/，"爸爸买屏风"。

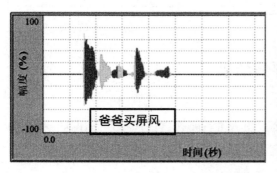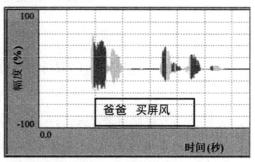

图 6-2-19 结构化语音法结合减少停顿起音训练（ab）

痉挛型神经性言语障碍的案例分析

本节以某痉挛型神经性言语障碍患者的言语功能治疗为例，具体阐述 ICF 框架下运动性言语障碍患者言语功能治疗的实施过程。

视频1

一、患者基本信息

患者郭某，57 岁女性，言语障碍持续 6 个月，被诊断为由脑梗死引发痉挛型神经性言语障碍。患者主诉其言语障碍在身体疲劳的状态下表现得更为严重，出现言语含糊、延长的现象，患者主观感受其下颌、唇、舌等构音器官僵硬，但不存在流涎现象。具体如表 6-3-1 所示。

表 6-3-1 患者基本信息

医院、康复机构、特殊教育学校、资源中心
患者基本信息
姓 名 __郭××__ 出生日期 __1963 年 9 月 2 日__ 性别：□男 ☑女
检查者 __黄××__ 评估日期 __2019 年 12 月 15 日__ 编号 ____D02____
类型：□智障_____ □听障_____ □脑瘫_____ □孤独症____ □发育迟缓____
□失语症_____ ☑神经性言语障碍（构音障碍）__痉挛型__
□言语失用症 □其他_____
主要交流方式：☑口语 □图片 □肢体动作 □基本无交流
听力状况：☑正常 □异常 听力设备：□人工耳蜗 □助听器 补偿效果_____
进食状况：__无明显异常。__
言语、语言、认知状况：__言语方面，嗓音沙哑，言语含糊，有延长，声韵母构音不清，构音动作僵硬；语言和认知方面，无明显异常。__
口部触觉感知状况：__无明显异常，待进一步观察。__

二、ICF 言语功能评估结果

根据患者主诉，言语治疗师对患者进行嗓音言语产生功能评估、构音和语音功能评估以掌握患者各项言语功能的损伤程度，为制订科学的治疗计划提供依据。

（一）ICF 嗓音言语产生功能评估结果

经嗓音言语产生功能评估，患者郭某最长声时为 5.3 s，最大数数能力为 4.1 s，言语基频为 217 Hz，频段能量集中率为 37.0%，声带接触率为 45.3%，接触率微扰为 13.0%，基频微扰为 2.60%，幅度微扰为 8.71%，声门噪声为 −4.73 dB，基频震颤为 3.81 Hz，/u/ 的第二共振峰为 810 Hz，/i/ 的第二共振峰为 2 800 Hz，鼻流量为 53.0%。将上述结果输入 ICF 转换器内，得出患者 ICF 嗓音言语产生功能评估结果，如表 6-3-2 所示。该患者存在呼吸支持不足、呼吸与发声不协调、软起音、声带振动不规律、嘶哑声、气息声、前位聚焦、鼻音功能亢进等嗓音言语产生功能障碍。

表 6-3-2　ICF 嗓音言语产生功能评估

身体功能：人体系统的生理功能损伤程度			无损伤	轻度损伤	中度损伤	重度损伤	完全损伤	未特指	不适用
			0	1	2	3	4	8	9
b3100	嗓音产生 Production of voice	最长声时 MPT	□	□	□	☑	□	□	□
		最大数数能力 cMCA	□	□	□	☑	□	□	□
		言语基频 F_0	☑	□	□	□	□	□	□
		基频震颤 F_0t	☑	□	□	□	□	□	□
		频段能量集中率 Ec	□	☑	□	□	□	□	□
		声带接触率 CQ	□	☑	□	□	□	□	□
		接触率微扰 CQP	□	□	□	□	☑	□	□
	通过喉及其周围肌肉与呼吸系统配合产生声音的功能。 包括：发声功能，音调、响度功能；可能会出现的障碍：失声、震颤、发声困难。									
	信息来源：☑ 病史　□ 问卷调查　☑ 临床检查　□ 医技检查									
	问题描述 1. 持续稳定的发声时间为 5.3 s ↓，正常范围 ≥ 15.0 s；呼吸支持能力、呼吸与发声协调能力存在重度损伤。 2. 持续、旋转地发 1 或 5 的最长时间为 4.1 s ↓，正常范围 ≥ 8.6 s；呼吸支持能力、呼吸与发声协调能力存在重度损伤。 3. 声带振动频率为 217 次 / 秒，正常范围 190—219 次 / 秒，声带振动频率处于正常范围内，音调及音调控制能力正常。 4. 基频震颤为 3.81 Hz，正常范围 2.9—6.2 次 / 秒，在正常范围内，声带振动频率正常，不存在包络式换份。 5. 频段能量集中率为 37% ↓，正常范围 39.2%—51.9%；声带振动时谐波能量衰减过大，存在轻度发声功能低下现象。 6. 声带接触率为 45.3% ↓，正常范围 47.6%—71.4%；声门轻度闭合不全，嗓音音质存在轻度损伤及轻度软起音。 7. 接触率微扰为 13% ↑，正常范围 0%—3.1%；声门闭合完全不规律，声带振动完全失调。									

进一步描述

一、呼吸功能

1. 呼吸支持能力方面建议进行如下治疗：

（1）实时反馈治疗，选择如声时实时反馈训练、起音实时反馈训练等治疗方法。

（2）传统治疗，选择如呼吸放松训练、发声放松训练、数数法、嗯哼法、快速用力呼气法、缓慢平稳呼气法、逐字增加句长法等治疗方法。

2. 呼吸与发声协调能力方面建议进行如下治疗：

（1）实时反馈治疗，选择如声时实时反馈训练、音调实时反馈训练、词语拓展实时反馈训练等治疗方法。

（2）传统治疗，选择如呼吸放松训练、发声放松训练、唱音法、转音法等治疗方法。

二、发声功能

1. 嗓音震颤问题建议进行如下治疗：

（1）实时反馈治疗，选择如音调实时反馈训练、响度实时反馈训练等治疗方法。

（2）传统治疗，选择如呼吸放松训练、发声放松训练、喉部按摩法、乐调匹配法、手指按压法等治疗方法。

2. 声门闭合不全障碍建议进行如下治疗：

（1）实时反馈治疗，选择如音调实时反馈训练、清浊音实时反馈训练、声带接触率反馈训练、词语拓展实时反馈训练等治疗方法。

（2）传统治疗，选择如发声放松训练、喉部按摩法、气泡发音法、半吞咽法等治疗方法。

3. 声门闭合不规律障碍建议进行如下治疗：

（1）实时反馈治疗，选择如清浊音实时反馈训练、音调实时反馈训练、声带接触率反馈训练等治疗方法。

（2）传统治疗，选择如发声放松训练、喉部按摩法、咀嚼法、哈欠－叹息法、用力搬椅法、哼鸣法、吟唱法、掩蔽法、碰撞法等治疗方法。

			0	1	2	3	4	8	9
b3101	嗓音音质 Quality of voice	基频微扰 Jitter（粗糙声）	☐	☐	☐	☑	☐	☐	☐
		声门噪声 NNE（气息声）	☐	☐	☑	☐	☐	☐	☐
		幅度微扰 Shimmer（嘶哑声）	☐	☐	☐	☑	☐	☐	☐
		共振峰频率 F_2/i/（后位聚焦）	☑	☐	☐	☐	☐	☐	☐
		共振峰频率 F_2/u/（前位聚焦）	☐	☑	☐	☐	☐	☐	☐
		鼻流量 NL	☐	☐	☑	☐	☐	☐	☐

产生嗓音特征的功能，包括谐波特征、共鸣和其他特征。

包括：谐波高、低功能；鼻音功能亢进和鼻音功能低下、发声困难、声带紧张、嘶哑声或粗糙声、气息声等障碍。

信息来源：☑ 病史　☐ 问卷调查　☑ 临床检查　☐ 医技检查

问题描述

1. 基频微扰为 2.6% ↑，正常范围 ≤ 0.62%；嗓音音质存在重度损伤，存在重度的粗糙声或嘶哑声。

2. 幅度微扰为 8.71% ↑，正常范围 ≤ 3.74%；嗓音音质存在中度损伤，存在中度的粗糙声或嘶哑声。

3. 声门噪声为 −4.73 dB ↑，正常范围 ≤ −9.6 dB；嗓音音质存在重度损伤，存在重度的气息声或嘶哑声。

4. /i/ 的第二共振峰为 2 800 Hz，正常范围 ≥ 2 746 Hz；舌向前运动能力正常，口腔共鸣功能后位聚焦。

5. /u/ 的第二共振峰为 810 Hz ↑，正常范围 ≤ 715 Hz；舌向后运动能力存在轻度损伤，口腔共鸣功能存在轻度前位聚焦。

6. 鼻流量为 53% ↑，正常范围 ≤ 34.26%；鼻腔共鸣功能存在中度损伤，存在中度的鼻音功能亢进。

进一步描述：

发声功能

1. 粗糙声问题建议进行如下治疗：

（1）实时反馈治疗，选择如音调实时反馈训练、响度实时反馈训练、嗓音 Jitter 反馈训练、嗓音 Shimmer 反馈训练等治疗方法。

（2）传统治疗，选择如发声放松训练、音调梯度训练法、响度梯度训练法、吟唱法等治疗方法。

2. 气息声问题建议进行如下治疗：

（1）实时反馈治疗，选择如音调 NNE 实时反馈训练、起音实时反馈训练、响度感知实时反馈训练、嗓音 NNE 反馈训练等治疗方法。

（2）传统治疗，选择如发声放松训练、气泡发音法、半吞咽法、吸入式发音法等治疗方法。

3. 嘶哑声问题建议进行如下治疗：

（1）实时反馈治疗，选择如音调实时反馈训练、响度实时反馈训练、嗓音 Jitter 反馈训练、嗓音 Shimmer 反馈训练等治疗方法。

（2）传统治疗，选择如发声放松训练、音调梯度训练法、响度梯度训练法、吟唱法等治疗方法。

4. 前位聚焦问题建议进行如下治疗：

（1）实时反馈治疗，选择如共振峰实时反馈训练、舌域图实时反馈训练等治疗方法。

（2）传统治疗，选择如共鸣放松训练、后位音法等治疗方法。

具体参见言语障碍矫治仪的音调训练板块和言语障碍测量仪。

5. 鼻音功能亢进问题建议进行如下治疗：

（1）实时反馈治疗，选择如音调实时反馈训练、鼻流量 NL 实时反馈训练、口鼻腔 LPC 实时反馈训练等治疗方法。

（2）传统治疗，选择如共鸣放松训练、口腔共鸣法、鼻音 / 边音刺激法等治疗方法。

（二）ICF 构音语音功能评估结果

经构音语音功能评估，患者郭某已掌握 17 个声母、12 对声母音位对，构音清晰度为 33.33%，口部感觉功能得分为 62%，下颌运动功能得分为 79%，唇运动功能得分为 53%，舌运动功能得分为 41%，/pɑ/ 的浊音时长为 1 977 ms，/pɑ/ 的音节时长为 149 ms，/pɑ/ 的停顿时长为 79 ms，连续语音的音节时长为 141 ms，连续语音的停顿时长为 472 ms，幅度标准差为 3.7 dB，重音音节总时长 980 ms，重音出现率 14.1%，/pɑ/ 的浊音速率为 3.8 个 / 秒，/pɑ/ 的言语速率为 3.1 个 / 秒，连续语音的构音速率为 1.71 个 / 秒，连续语音的言语速率为 2.33 个 / 秒，言语基频标准差为 19 Hz，言语基频动态范围为 113 Hz，基频突变出现率为 0，将上述结果输入 ICF 转换器内，得出患者 ICF 构音语音功能评估结果，如表 6-3-3 所示。该患者存在构音歪曲、口部运动功能异常、言语流利性异常、响度单一、重音缺乏、语速过慢、语调单一等构音语音功能障碍。

表 6-3-3　ICF 构音语音功能评估

身体功能：人体系统的生理功能损伤程度			无损伤	轻度损伤	中度损伤	重度损伤	完全损伤	未特指	不适用
			0	1	2	3	4	8	9
b320	构音功能 Articulation functions	声母音位习得（获得）	□	☑	□	□	□	□	□
		声母音位对比	□	□	☑	□	□	□	□
		构音清晰度	□	□	□	☑	□	□	□
		口部感觉	□	□	☑	□	□	□	□
		下颌运动	□	☑	□	□	□	□	□
		唇运动	□	□	☑	□	□	□	□
		舌运动	□	□	□	☑	□	□	□

产生言语声的功能。

包括：构音清晰功能，构音音位习得（获得）功能，痉挛型、运动失调型、痉挛型神经性言语障碍，中枢神经损伤的构音障碍。

不包括：语言心智功能（b167）；嗓音功能（b310）。

信息来源：☑ 病史　□ 问卷调查　☑ 临床检查　□ 医技检查

问题描述

1. 已掌握声母个数为 17 个↓，正常是 21 个；声母音位获得能力轻度损伤。

2. 已掌握声母音位对 12 对↓，正常是 25 对；声母音位对比能力中度损伤。

3. 构音清晰度为 33.33%↓，正常范围 ≥ 96%；构音语音能力重度损伤。

4. 口部感觉得分为 62%↓，正常范围 ≥ 96%；患者允许刺激，但是有明显的消极反应（如呕吐，将头部向后撤，远离刺激）；口部感觉处于中度损伤。

5. 下颌运动得分为 79%↓，正常范围 ≥ 96%；能完成目标动作，但控制略差；下颌运动轻度损伤。

6. 唇运动得分为 53%↓，正常范围 ≥ 96%；存在结构异常；或运动范围未达到正常水平；或无法连续运动；或用其他构音器官的动作代偿或辅助目标动作；唇运动中度损伤。

7. 舌运动得分为 41%↓，正常范围 ≥ 96%；努力做目标动作而未成功，用头、眼或其他肢体动作来代偿；舌运动重度损伤。

进一步描述

1. 声母音位获得处于第四阶段，已获得声母有 /b、m、d、h/、/p、t、g、k、n/、/f、j、q、x/、/l、z、s、r/，受损声母有 /c、zh、ch、sh/；训练建议：对第五阶段受损的声母音位进行音位诱导、音位获得训练。

（1）音位诱导：可借助口部运动治疗方法找到正确的发音部位和发音方式。

（2）音位获得：选择模仿复述的方法，并结合言语支持训练，选择停顿起音、音节时长或音调变化的实时视听反馈训练。

2. 已获得声母音位对有 12 对，受损声母音位对有 13；训练建议：对受损的音位对进行音位对比训练（PCT 法）。

（1）听觉识别：进行受损音位对的听觉识别训练。

（2）音位对比：选择模仿复述的方法，并结合重读治疗法中行板节奏一进行视听反馈训练（具体参见构音测量与训练仪）。

（3）语音切换训练（结合 L1）。

3. 颊部触觉反应 4 级，鼻部触觉反应 4 级，唇部触觉反应 2 级，牙龈触觉反应 3 级，硬腭触觉反应 3 级，舌前部触觉反应 2 级，舌中部触觉反应 2 级，舌后部触觉反应 3 级。

4. 自然状态 4 级，咬肌肌力 3 级，向下运动 3 级，向左运动 3 级，向右运动 3 级，前伸运动 3 级，上下连续运动 3 级，左右连续运动 3 级，向上运动 4 级。

5. 自然状态 3 级，流涎 4 级，唇面部肌力 2 级，展唇运动 2 级，圆唇运动 2 级，唇闭合运动 2 级，圆展交替运动 2 级，唇齿接触运动 2 级。

6. 自然状态 2 级，舌肌肌力 1 级，舌尖前伸 1 级，舌尖下舔下颌 1 级，舌尖上舔上唇 1 级，舌尖上舔齿龈 1 级，舌尖左舔嘴角 1 级，舌尖右舔嘴角 1 级，舌尖上舔硬腭 2 级，舌尖前后交替运动 1 级，舌尖左右交替运动 1 级，舌尖上下交替运动 1 级，马蹄形上抬运动 2 级，舌两侧缘上抬运动 2 级，舌前部上抬运动 2 级，舌后部上抬运动 2 级。

				0	1	2	3	4	8	9
b3300	言语流利 Fluency of speech	口腔轮替运动功能	浊音时长	☑	☐	☐	☐	☐	☐	☐
			音节时长	☐	☑	☐	☐	☐	☐	☐
			停顿时长	☐	☑	☐	☐	☐	☐	☐
		连续语音能力	音节时长	☐	☐	☑	☐	☐	☐	☐
			停顿时长	☐	☐	☐	☑	☐	☐	☐

产生流利、无中断的连续言语功能。

包括言语平滑连接的功能；口吃、迅吃、不流利；在声音、词语（音节）或部分词语（音节）方面有重复、不规则的言语中断等障碍。

信息来源：☑ 病史　☐ 问卷调查　☑ 临床检查　☐ 医技检查

问题描述

1. /pa/ 的浊音时长为 1 977 ms；控制无意义音节连续重复产生的浊音时长的能力无损伤。

2. /pa/ 的音节时长为 149 ms↓；无意义音节连续重复发音时存在发音缩短的流利性问题，控制无意义音节连续产生的音节时长的能力轻度损伤。

3. /pa/ 的停顿时长为 79 ms↑；无意义音节连续重复发音时存在停顿延长的流利性问题，控制无意义音节连续产生的停顿时长的能力轻度损伤。

4. 连续语音的音节时长为 141 ms↓；连续语音时存在发音缩短的流利性问题，控制连续语音产生的音节时长的能力中度损伤。

5. 连续语音的停顿时长为 472 ms↑；连续语音时存在停顿延长的流利性问题，控制连续语音产生的停顿时长的能力重度损伤。

			0	1	2	3	4	8	9
b3301	言语节律 Rhythm of speech	幅度标准差	☐	☐	☐	☑	☐	☐	☐
		重音音节总时长	☐	☐	☑	☐	☐	☐	☐
		重音出现率	☐	☑	☐	☐	☐	☐	☐

言语中的节奏和重音模式及其模式调节功能。

包括：如言语节律定型、重复等障碍。

信息来源：☑ 病史　☐ 问卷调查　☑ 临床检查　☐ 医技检查

问题描述

1. 幅度标准差为 3.7 dB↓；言语节律的响度变化单一，响度变化的控制能力重度损伤。

2. 重音音节总时长为 980 ms↓；重音缺乏，重音音节时长的控制能力中度损伤。

3. 重音出现率为 14.1%；言语节律的重音变化轻度损伤。

				0	1	2	3	4	8	9
b3302	语速 Speed of speech	口腔轮替运动功能	浊音速率	☐	☐	☑	☐	☐	☐	☐
			言语速率	☐	☑	☐	☐	☐	☐	☐
		连续语音能力	构音速率	☐	☐	☐	☑	☐	☐	☐
			言语速率	☐	☑	☐	☐	☐	☐	☐

言语产生速率的功能。
包括：如迟语症和急语症。

信息来源：☑ 病史　☐ 问卷调查　☑ 临床检查　☐ 医技检查

问题描述
1. /pɑ/ 的浊音速率为 3.8 个/秒↓；无意义音节连续重复发音时韵母延长导致语速过慢，浊音速率的控制能力中度损伤。
2. /pɑ/ 的言语速率为 3.1 个/秒↓；无意义音节连续重复发音时发音拖延或停顿延长导致语速过慢，言语速率的控制能力轻度损伤。
3. 连续语音的构音速率为 1.71 个/秒↓；连续语音时发音拖延导致语速过慢，构音速率的控制能力重度损伤。
4. 连续语音的言语速率为 2.33 个/秒↓；连续语音时发音拖延和/或停顿拖延，言语速率的控制能力轻度损伤。

			0	1	2	3	4	8	9
b3303	语调 Melody of speech	言语基频标准差	☐	☐	☑	☐	☐	☐	☐
		言语基频动态范围	☐	☑	☐	☐	☐	☐	☐
		言语基频突变出现率	☑	☐	☐	☐	☐	☐	☐

言语中音调模式的调节功能。
包括：言语韵律、语调、言语旋律，如言语平调、音调突变等障碍。

信息来源：☑ 病史　☐ 问卷调查　☑ 临床检查　☐ 医技检查

问题描述
1. 言语基频标准差为 19 Hz↓；语调单一，连续语音语调变化的控制能力中度损伤。
2. 言语基频动态范围为 113 Hz↓；语调单一，连续语音语调变化范围的控制能力轻度损伤。
3. 言语基频突变出现率为 0；连续语音语调控制能力无损伤。

三、ICF 言语功能治疗计划的制订

该患者的嗓音功能、构音功能、言语流利性、言语节律性、语速、语调等多方面均存在一定程度的损伤，根据表 6-3-2 与 6-3-3 所示患者言语功能的评估结果，患者由于构音器官运动受限，存在构音清晰度差、语速过慢等异常问题，所以优先开展构音结合语音支持训练的治疗，之后根据实际需要开展嗓音治疗和韵律治疗。

1. 确定训练目标

患者存在的主要言语问题是构音障碍、嗓音障碍和韵律障碍，由构音语音评估知患者受损的声母音位有 /c、zh、ch、sh/，构音训练的目标是让患者重新掌握受损音位，提高构音清晰度，同时结合语音支持训练为向之后的语速语调言语节律训练过渡做准备；嗓音训练的目标主要是改善患者嘶哑声、粗糙声、沙哑声等问题；韵律训练的目标主要是改善患者的语速、语调和节律问题。

2. 选择训练内容和方法

在构音语音训练阶段针对待训练的声母音位开展音位诱导、音位获得和音位对比训练，并结合语音支持训练进行音节时长、停顿起音、音调变化等的训练；针对言语嗓音问题采用传统治疗法结合实时反馈技术展开训练；针对韵律问题采用结构化语音疗法、重读治疗法等进行训练。

3. 确定实施人员和治疗目标

如表 6-3-4 所示，制订治疗计划的过程中还需要确定实施治疗计划的人员以及确立合适的治疗目标。

表 6-3-4　ICF 构音语音治疗计划表

治疗任务 （17 项）		治疗方法（38 种） （音位 6+ 口部 15+ 韵律 17）	康复 医师	护士	言语 治疗 师	特教 教师	初 始 值	目 标 值	最 终 值
构音语音功能									
b320 构音 功能	声母音位 获得	训练音位：/c、zh、ch、sh/ ☑ 音位诱导 ☑ 发音部位			√		1	0	0
	声母音位 对比	☑ 发音方式 ☑ 音位获得 ☑ 单音节词 ☑ 双音节词 ☑ 三音节词 ☑ 音位对比 ☑ 听说对比 ☑ 言语重读			√		2	1	1
	构音 清晰度	☑ 行板节奏一 ☑ 言语支持 ☑ 停顿起音 ☑ 音节时长 ☑ 音调、响度变化 ☐ 语音自反馈			√		3	1	1

治疗任务 （17项）		治疗方法（38种） （音位6+ 口部15+ 韵律17）	康复 医师	护士	言语 治疗 师	特教 教师	初 始 值	目 标 值	最 终 值
b320 构音 功能	口部感觉	☑ 改善颊，鼻，唇，牙龈，硬腭，舌前、中、后部感觉			√		2	1	1
	下颌运动	□ 提高咬肌肌力 □ 提高下颌向下、上、左、右运动 □ 提高下颌前伸运动 ☑ 提高下颌上下、左右连续运动			√		1	0	0
	唇运动	☑ 改善流涎、唇面部肌力 □ 提高展、圆、圆展交替运动 □ 提高唇闭合运动 □ 提高唇齿接触运动			√		2	1	1
	舌运动	☑ 提高舌肌力 ☑ 提高舌尖前伸运动 ☑ 提高舌尖上舔唇、齿龈、硬腭，舌尖左舔、右舔嘴角运动 □ 提高舌尖左右、前后、上下交替运动 ☑ 提高马蹄形、舌两侧缘上抬模式 ☑ 提高舌前、后部上抬模式			√		3	2	2
b3301 言语 节律	强度 标准差	□ 励－协夫曼治疗法 （LSVT）							
	重音音节 总时长	□ 语音切换 □ 语音轮替 □ 响度梯度训练法 ☑ 重读治疗法 （慢板、行板、快板）							
	重音 出现率	□ 关键字重音对比 *			√		1	0	0
b3302 语速	口腔 轮替 运动 · 浊音速率	□ 口腔轮替运动 □ 核心韵母，如 a-i-u □ 声韵组合，如 pa-ta-ka							
	口腔 轮替 运动 · 构音速率	□ 语音重复 □ 唱音法 □ 语速控制 *（节拍器）							

续表

治疗任务 （17项）			治疗方法（38种） （音位6+ 口部15+ 韵律17）	康复 医师	护士	言语 治疗 师	特教 教师	初始 值	目标 值	最终 值
b3302 语速	连续语音能力	言语速率	☐ 听觉延迟反馈装置 （DAF） ☑ 语音切换 ☑ 语音轮替 ☐ 逐字增加句长法 ☐ 重读治疗法			√		1	0	0
		构音速率	（慢板、行板、快板） ☐ 韵律语调法（MIT） ☐ 吸气停顿 * ☐ 语速控制 *（节拍器）							
b3303 语调	言语基频标准差		☑ 语音切换 ☑ 语音轮替 ☑ 音调梯度训练法 ☐ 重读治疗法			√		2	0	0
	言语基频动态范围		（慢板、行板、快板）							
	基频突变出现率		☐ 半吞咽法 ☐ 韵律语调法（MIT）* ☐ 语调练习 *							

四、言语功能治疗

视频2

言语治疗师根据表6-3-4所示的治疗计划对患者实施言语功能治疗，以患者郭某一次个别化康复训练为例，介绍以重读治疗法作为核心疗法来改善患者的言语节律问题。

1. 放松训练——口部拉伸训练

可采用被动拉伸或主动拉伸训练的方式来缓解患者的肌痉挛。被动拉伸可使用纱布包覆治疗师手指来进行口面部肌肉的缓慢拉伸，同时配合冰刺激疗法；主动拉伸可以是患者主动做一些夸张的面部表情来对肌肉进行放松。

此处我们选择进行主动的口部拉伸训练，共两组动作：

亲吻—微笑练习：要求患者学会发圆唇撅嘴的亲吻动作和两边嘴角上扬的微笑动作，然后夸张地切换练习亲吻和微笑。

亲吻—皱眉练习：要求患者学会发圆唇撅嘴的亲吻动作和眉心紧蹙、嘴角下垂的皱眉动作，然后夸张地切换练习亲吻和皱眉。

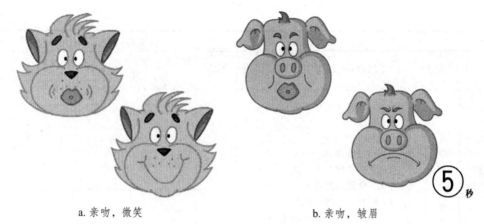

a. 亲吻，微笑　　　　　　　　　　　　b. 亲吻，皱眉

图 6-3-1　主动式面部拉伸训练

2. 重音对比训练

（1）提问法。

训练方式通常是治疗师先问问题，患者回答时要将重音落在要回答的词语上。举例来说，治疗师给患者看一张白色的小花猫图片，然后治疗师询问患者"贝贝是什么颜色的小猫？"，患者要回答"贝贝是白色的小猫"。注意，患者要将重音落在"白色"两字上。答句的长度要根据患者的功能情况而定，通常是 5—9 字不等。

（2）跟读。

训练方式可以由康复师示范，患者跟读练习不同重音的相同句子。比如，一组训练材料可以是"**贝贝**是白色的小猫""贝贝是**白色**的小猫""贝贝是白色的**小猫**"，三个句子的重音分别是"贝贝""白色""小猫"，结合 L1 软件通过视听反馈进行示范跟读练习。

第一步，重音感知练习：打开 L1 软件，康复师示范发 /bai-BAI-BAI/，患者模仿发声，由视听反馈感知重音，如图 6-3-2 所示（大写为重音）。

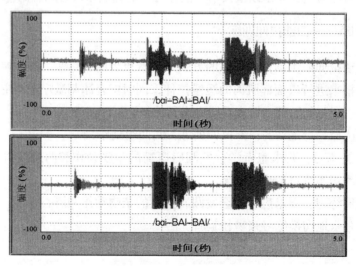

图 6-3-2　重音感知练习

第二步，重音跟读训练：在 L1 软件中，康复师选择一句训练语料（贝贝是白色小猫，重音分别落在"贝贝"、"白色"、"小猫"上）进行朗读录音，患者模仿发声。

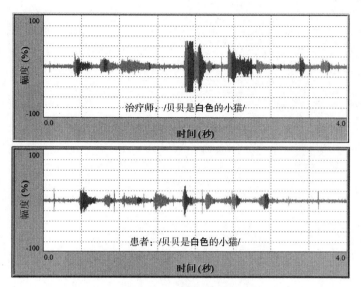

图 6-3-3　重音跟读训练

第三步，反馈调整练习：康复师在 L1 中对患者的重音情况进行分析，患者得到反馈结果后巩固练习，如图 6-3-4 所示。

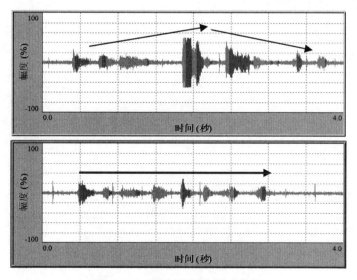

图 6-3-4　重音对比训练结果分析

最后随着治疗进程的推进，治疗师可让患者对着一张图片说出描述性的句子，反过来让治疗师听出患者的重音所在，以此巩固前面的重读训练，并可以由此检查训练效果。

第七章

运动失调型神经性言语障碍

运动失调型神经性言语障碍的产生是由于小脑或是与小脑有关的神经通路受损而引起的。小脑的功能是使动作具有协调性、准确性和整体流畅性。小脑在动作处理时的感觉反馈、调整和修饰中均扮演着重要角色。当个体的小脑受损时，较少造成瘫痪，但可使动作变得缓慢、笨拙、不协调。此外，运动失调型神经性言语障碍患者常表现为肌张力过低及反射减弱的现象，这也是由小脑调节本身感觉功能受限所致。本章将对运动失调型神经性言语障碍的神经病理学机制、病因、言语表现及治疗进行阐述。

运动失调型神经性言语障碍概述

一、运动失调型神经性言语障碍的定义

运动失调型神经性言语障碍是一种与小脑感知控制回路损伤相关的神经性言语障碍，是运动性言语障碍中一种常见类型。常表现为呼吸、发声、共鸣、构音和语音（韵律）中的某一方面或多方面功能的异常，但主要表现在构音和韵律方面。这种失调反映了言语各子系统的不协调，可能是由于肌张力减弱，导致与言语动作有关的肌力减弱，运动范围减小，运动开始和结束的时机不准确或运动方向偏移。共济失调是导致言语障碍的重要因素，因此运动失调型神经性言语障碍也被称为共济失调型言语障碍。在临床诊断时将病变位置定位到小脑或小脑控制回路上，这一定位有助于进行神经系统疾病和神经性言语障碍诊断，对运动失调型神经性言语障碍的鉴别诊断也有一定的帮助。

运动失调型神经性言语障碍在临床实践中较为常见。不同于弛缓型神经性言语障碍和痉挛型神经性言语障碍，运动失调型神经性言语障碍主要是由于小脑及连接小脑和中枢神经系统其他部分之间的神经回路出现异常，导致神经肌肉动作的执行出现异常，主要反映为运动控制和感知觉异常。与其他类型的神经性言语障碍相比，运动失调型神经性言语障碍最明显地反映了言语运动系统在时相上和协调性方面存在的问题。因此，运动失调型神经性言语障碍的患者说话时，给听者的感觉更多的是在说话时长、对言语的控制和整体构音协调性等方面的异常，通俗地说，可能会让人感觉说话不稳定、含糊不清，就像喝醉了酒一样。

二、运动失调型神经性言语障碍的神经病理学机制

1. 小脑及其控制神经回路的解剖与基本功能

运动失调型神经性言语障碍的主要受损部位是小脑或小脑与部分中枢

神经系统之间的神经回路。与言语相关的神经系统结构和功能在前述章节已经有所叙述，本章中主要对小脑及其相关回路进行描述。[①]

小脑与大脑相似，分为左右两个半球，每一个半球都与对侧丘脑和大脑半球相连。左右侧小脑半球控制身体同侧的运动，即左脑和右侧小脑半球协同控制右侧肢体的运动，右脑和左侧小脑半球协同控制左侧肢体的运动。小脑外侧半球对协调随意性肌肉活动起着关键作用，负责协调熟练的、顺序性的随意运动。小脑的精确构造是人类精细肌肉控制能力的基础，使人类能够完成像说话这样的复杂动作。

其中，浦肯野细胞是从小脑皮质发出的唯一的输出神经元，具有抑制功能，该细胞与小脑深部核团建立突触连接，其输出通过小脑上、下脚离开小脑。小脑脚主要由神经束组成，分为小脑上脚和小脑下脚，起传导神经冲动的作用。小脑通过小脑下脚收集来自身体各感觉器官的感觉信息，并传导至与之相联系的大脑皮质中，来自大脑皮质的神经冲动则通过小脑上脚传出，由此对肌肉运动的强度、速度等进行控制。

小脑影响运动系统多个层次上的活动，其在言语方面的主要作用为：与大脑皮层相互联系；接收来自言语相关肌肉、肌腱和关节的本体觉反馈以及声音的听觉反馈；与间接激活通路的脑干成分相互联系；通过丘脑、大脑皮层和间接激活通路各组成部分之间的回路与基底节相互联系。

总的来说，小脑具有编码、监控、调整的功能。小脑有助于规划运动时相，调节肌肉动作幅度的大小，协调肌肉收缩的顺序，使人能够做出流畅的动作。[②]它可能从大脑皮层接收到动作的执行计划，然后，根据学习、经验或初始的感觉信息，对肌肉的运动方式进行塑造或改进，最终形成外显的动作或行为。除了具有运动执行前的编码作用外，它还可以根据肌肉、肌腱和关节的反馈以及发声情况下的听觉反馈来监控运动结果。此外，小脑还可以影响皮层运动输出，根据来自外周的反馈和来自皮层的运动目标的持续信息，进行调整，使动作更加精确、合适、协调。

2. 小脑中与言语有关的区域

目前正常言语或运动失调型神经性言语障碍在小脑中的具体定位尚未明确，但研究显示，小脑的不同区域可能在言语计划、控制、执行等方面起重要作用。[③]

运动失调型神经性言语障碍较多与上小脑半球正中区受损有关，临床案例显示，当发生脑卒中时，病变往往在小脑上动脉分布的区域。严重的运动失调型神经性言语障碍常与双侧小脑损伤有关；当病变为单侧或小脑深部核团损伤时，言语障碍的恢复速度往往比双侧病变更快。

两侧小脑半球对言语功能的影响各有不同。右侧小脑半球与左侧大脑半球的交叉

① 柏树令.系统解剖学[M].6版.北京：人民卫生出版社，2004：347-353.

② Laforce R, Doyon J. Distinct Contribution of the striatum and cerebellum to motor learning[J]. Brain & Cognition, 2001, 45（2）：189-211.

③ Kent R D, Kent J F, Duffy J R, et al. Ataxic dysarthria[J]. Journal of Speech Language and Hearing Research, 2000, 43（5）：1275-1289.

回路，在发音前对音节时域方面的特征进行调整（例如，调整音节时长，实现协同发音）发挥作用，因此运动失调型神经性言语障碍相关的小脑病变常见在右侧。这种偏侧性说明右小脑半球受损会对来自左大脑半球的音节发音前时间信息的处理效率产生干扰。[1]

不过，这里需要指出，导致运动失调型神经性言语障碍的病变不只局限在小脑。临床证据表明，小脑上脚或额叶至小脑通道的任何部位的病变都可能导致运动失调型神经性言语障碍。

小脑的不同部位对言语障碍的影响是不同的，且小脑的不对称性病变会引起不同程度的运动失调型神经性言语障碍，同样也取决于小脑病变的位置或偏侧化。[2]

总之，对于运动失调型神经性言语障碍患者而言，特别是在严重的患者当中，最常见的是双侧或弥漫性小脑疾病。当小脑病灶为局灶性病变时，外侧半球和后内侧或近外侧区可能会受到影响。

3. 小脑病变的临床特点与共济失调

站立和行走困难是小脑疾病最常见的症状。患者通常采取大步走的步态，身体躯干不能保持稳定，容易跌倒。行走时落脚点不一致，抬腿过高，导致落脚姿势异常。不过，患者在睁眼和闭眼状态下进行双脚并拢站立时，其稳定性无明显区别（可通过Romberg平衡功能测试检查）。

摇晃（Titubation），指患者有节律的身体晃动或头部震颤。它通常表现为躯干或头部向单一方向运动，或以旋转运动的方式每秒摇晃几次。

眼球震颤（Nystagmus），是与小脑疾病相关的最常见的异常眼球运动，其特征是眼球快速地来回震颤运动，在患者静止、侧视或向上凝视时眼球运动不稳定。此外，患者也可能出现视测距障碍（Ocular Dysmetria），这种表现属于异常眼震样眼动，当患者的眼睛试图盯住固定目标或纠正不准确的视线时，会出现小而快速的眼球颤动。

肌张力低下（Hypotonia），可与小脑疾病伴发，与患者过度的晃动有关，与之相关的表现为过度反弹。例如，当患者闭眼时，保持手臂伸直，检查者轻拍其手腕会导致患者肢体大幅度位移、手臂反弹，且超过原来的位置时反弹停止。

辨距不良（Dysmetria），是小脑疾病的一个常见症状，表现为患者躯体运动的轨迹紊乱或无法控制运动范围。辨距不良的特点是动作过度或运动速度方面的异常，导致动作不稳定。检查时，可以让患者反复地用食指指尖碰触自己的鼻子，患者的典型表现为手指无法精准地碰到鼻尖。

轮替运动障碍（Dysdiadochokinesia）是动作分离（Decomposition of movement）/协同障碍（Dyssynergia）的一种表现，是指运动各组成部分在时相上和速度上出现错误，

---

[1] Ackermann H, Mathiak K, Riecker A. The contribution of the cerebellum to speech production and speech perception: Clinical and functional imaging data[J]. Cerebellum, 2007, 6（3）: 202-213.

[2] Kent R D, Duffy J R, Slama A, et al. Clinicoanatomic studies in dysarthria: review, critique, and directions for research[J]. Journal of Speech Language & Hearing Research Jslhr, 2001, 44（3）: 535-51.

导致协调性异常。可以通过做交替重复运动（Alternating Repetitive Movements, 简称AMRs）来引出该异常表现，口腔轮替运动速率测量也是对协调性和速度的测试。此外，还可采用拍打膝盖的方式（Knee-pat Test）进行检查，患者用手掌和手背交替地快速拍打膝盖，患者会表现出拍打动作的平均速度、节律、幅度和准确度的异常。

共济失调（Ataxia）是辨距不良、轮替运动障碍和动作分离的综合表现。共济失调运动具有不连贯、不精确、急促、协调性差等特征，在速度和流畅性上有所欠缺。共济失调通常与小脑半球的疾病有关。

认知障碍（Cognitive Disturbances），小脑有助于认知加工和情绪控制。当小脑疾病的患者伴有情绪功能、执行功能、视觉空间和语言缺陷时，则被称为小脑认知情感综合征（Cerebellar Cognitive Affective Syndrome）。

但是在某些情况下，小脑疾病患者的某些症状本身并不反映小脑功能障碍。例如，伴随小脑病变出现的局限在下面部的轻度面部肌肉无力，可能由面神经受损引起，与小脑的功能障碍没有直接联系。[1]

三、运动失调型神经性言语障碍的病因

任何损害小脑或小脑控制回路的病变都有可能引起运动失调型神经性言语障碍，包括退行性、脱髓鞘性、血管性、肿瘤性、炎性或感染性、内分泌性、结构性、创伤性、免疫介导性、毒性或代谢性疾病等。但是运动失调型神经性言语障碍的具体病因尚不清楚，其中退行性、血管性和脱髓鞘性疾病所致的运动失调型神经性言语障碍较为常见。

1. 退化性疾病（Degenerative Diseases）

影响小脑的退化性疾病并不少见，但其机制尚不完全清楚，因此许多病例的病因并不明确。[2] 以下介绍几种常见的退化性疾病病因。

遗传性共济失调（Hereditary Ataxia）是最常见的退化性疾病，可能是常染色体显性遗传或常染色体隐性遗传疾病导致的。遗传性共济失调的发病常见于儿童期或成年期，病变部位主要在小脑，也可能影响脊髓束、下橄榄核等部位。[3]

弗雷德里希氏共济失调（Friedreich's Ataxia）是进行性遗传性共济失调中的一种。因其影响小脑和脊髓，也被称为脊髓小脑共济失调（Spinocerebellar Ataxia）。弗雷德里希氏共济失调是运动失调型神经性言语障碍的常见病因，但其发病率较低。其症状通常在患者 20 多岁的时候出现，表现为运动失调从而影响步伐和手部的灵活度，出现神经

---

① Gilman S, Bloedel J R, Lechtenberg R. Disorders of the cerebellum[M]. Phildephia: Davis, 1981.

② Manto M, Marmolino D. Cerebellar ataxias.[J]. Current Opinion in Neurology, 2009, 22（4）: 419.

③ 蒋雨平，邬剑军. 遗传性共济失调 [J]. 中国临床神经科学，2011，19（5）: 515-520.

性言语障碍、视觉障碍等。弗雷德里希氏共济失调通常不仅影响小脑及其控制回路，还会影响下运动神经元或锥体外系，因此，该疾病引起的神经性言语障碍不一定是单纯的某一种言语障碍，可能表现为混合型神经性言语障碍。[①]

共济失调毛细血管扩张症（Ataxia Telangiectasia）是另一种进行性常染色体隐性遗传病，常表现出神经性言语障碍、躯干或四肢共济失调、手足徐动症、肌张力障碍、感觉丧失和远端肌肉萎缩等症状。

原发性发作性共济失调（Primary Episodic Ataxia）较为罕见，为常染色体显性遗传。特点是间歇性、短暂性发作（持续几秒到几分钟或几小时）的共济失调，常伴有神经性言语障碍，有时还伴有其他神经系统症状（如肌阵挛、复视、眼震、眩晕等），运动或惊吓亦能引起这些症状发作。临床治疗中可以通过药物进行控制，如乙酰唑胺、苯妥英钠等。[②]

橄榄脑桥小脑萎缩（Olivo Ponto Cerebellar Atrophy，简称 OPCA）是一种遗传性或弥漫性的退行性疾病。它与广泛性多系统萎缩（Multiple System Atrophy，简称 MSA）相关，是最常见的非遗传性退行性共济失调。OPCA 与脑桥、弓状核、橄榄核、小脑脚或小脑的变性有关。临床特征多变，但与小脑有关的症状较常见，基底节、大脑皮层、脊髓甚至周围神经也可能发生退行性改变，伴有帕金森病、运动障碍、痴呆、锥体系和眼部症状、延髓和假性延髓麻痹等相关临床特征。[③]

2. 脱髓鞘性疾病（Demyelinating Diseases）

多发性硬化（Multiple Sclerosis，简称 MS）是一种脱髓鞘性疾病，可引起小脑病变和运动失调型神经性言语障碍。阵发性运动失调型神经性言语障碍（Paroxysmal Ataxic Dysarthria，简称 PAD）的出现提示多发性硬化、其他脱髓鞘疾病、发作性共济失调。PAD 患者在多数情况下言语能力表现正常，但会出现短暂性发作言语障碍，每次可能持续几秒钟。[④]

3. 血管疾病（Vascular Disorders）

血管病变可影响小脑功能。通常由动脉瘤、动/静脉畸形、小脑出血或脑卒中引起，导致运动失调型神经性言语障碍的病变部位常位于椎基底动脉系统的外侧区，包括延髓水平的小脑后下动脉、脑桥水平的小脑前内侧动脉和中脑水平的小脑上动脉，最常见的

---

① Schmahmann J D. Disorders of the cerebellum: ataxia, dysmetria of thought, and the cerebellar cognitive affective syndrome.[J]. Journal of Neuropsychiatry & Clinical Neuroences, 2004, 16（3）: 367-378.

② Evidente V G H, Gwinn-Hardy K A, Caviness J N, et al. Hereditary Ataxias[J]. Mayo Clinic Proceedings, 2000, 75（5）: 475-490.

③ 夏恩奎，欧阳志远，罗巍. 橄榄脑桥小脑萎缩 20 例临床分析 [J]. 中国实用神经疾病杂志，2008，11（7）: 22-23.

④ Blanco Y, Compta Y, Graus F, et al. Midbrain lesions and paroxysmal dysarthria in multiple sclerosis[J]. Multiple Sclerosis, 2008, 14（5）: 694.

是小脑和小脑上脚病变。[①]

4. 肿瘤性疾病（Neoplastic Disorders）

小脑内的肿瘤或对其产生肿块效应而导致小脑的异常症状，从而引发运动失调型神经性言语障碍。桥小脑角脑膜瘤（Cerebellopontine Angle Tumors）若压迫小脑脚、齿状核和小脑后叶，可导致早期小脑功能异常，累及多条颅神经，包括V三叉神经、VI外展神经、VII面神经、VIII前庭蜗神经和X迷走神经，同时可能包含脑干功能障碍的其他症状。该类型的肿瘤可导致运动失调型、弛缓型或痉挛型神经性言语障碍。

一些后颅窝肿瘤，特别是髓母细胞瘤、星形细胞瘤，在儿童和年轻人中更为常见。这种损伤导致的运动失调型神经性言语障碍可能是慢性的，且通常较为轻微。但是当肿瘤位于中线结构时，将大幅提高其危险性，因为该类型的肿瘤会浸润小脑半球取代小脑组织。此外，对其进行手术和术后的放射治疗也会损害小脑功能。

在一些转移性肿瘤中，小脑异常的症状和体征可提示转移性肿瘤的发生，而原发性肿瘤仍处于隐匿状态。

副肿瘤性小脑变性（Paraneoplastic Cerebellar Degeneration）是中枢神经系统最常见的副肿瘤综合征之一。这种情况下，患者常伴随卵巢肿瘤或肺肿瘤，但神经系统疾病并不能反映肿瘤的实际转移侵袭情况，且它的临床表现可能早于原发性肿瘤的临床表现。神经性言语障碍是副肿瘤小脑疾病一种常见的临床表现，甚至是该疾病首先出现的临床表现，此时最常见的神经性言语障碍类型大多为运动失调型或混合型神经性言语障碍。[②]

5. 创伤性疾病（Trauma）

创伤性脑损伤（Traumatic Brain Injury，简称 TBI）俗称脑外伤，肢体共济失调和神经性言语障碍常继发于脑外伤，小脑上脚的旋转性损伤也会导致小脑症状，从而引发运动失调型神经性言语障碍。

6. 中毒性或代谢性疾病（Toxic or Metabolic Conditions）

急性和慢性酒精滥用会引发小脑病症和异常体征，其中最常见的是姿势和步态异常。急性酒精中毒常并发共济失调，导致运动失调型神经性言语障碍；而慢性酒精中毒所致的神经性言语障碍并不常见。一些药物的神经毒性也可产生小脑症状，比如抗惊厥药苯妥英钠、卡马西平等。严重的营养不良和维生素缺乏（如硫胺素、维生素 E）同样可导致小脑功能障碍。

---

① Erdemoglu A K, Duman T. Superior cerebellar artery territory stroke.[J]. Acta Neurologica Scandinavica, 2015, 98（4）: 283-287.

② Cornwell P L, Murdoch B E, Ward E C. Differential motor speech outcomes in children treated for mid-line cerebellar tumour[J]. Brain Inj, 2005, 19（2）: 119-134.

7. 其他

甲状腺功能减退症（Hypothyroidism）是由甲状腺分泌甲状腺激素不足引起的内分泌紊乱。严重（如发生黏液水肿）时，可导致运动失调型神经性言语障碍，表现为声带大量黏液瘤样物质黏附引起的粗糙声、嘶哑声、低音调等发声障碍。

正常压力性脑积水（Normal Pressure Hydrocephalus，简称 NPH）是一种即使脑脊液压力维持在正常水平，但仍可能扩大脑室的疾病。NPH 与外伤、蛛网膜下腔出血和脑膜炎有关，但其病因往往不明确。常见三种症状，包括进行性步态异常、精神功能受损和尿失禁。NPH 会伴随运动失调型神经性言语障碍。

许多病毒、细菌和其他传染过程可导致中枢神经系统疾病，并在儿童和成人中引起明显的小脑功能障碍（如风疹、克雅氏病、莱姆病、中枢神经系统结核），导致运动失调型神经性言语障碍等一系列小脑的异常症状和体征。

本体感觉输入的缺失亦可导致感觉性共济失调，这是在某些感觉神经疾病中出现的问题。神经性言语障碍在严重的外周轴突受损患者中有报道，外周轴突受损会严重影响感觉神经的功能。

四、运动失调型神经性言语障碍的言语特征

运动失调型神经性言语障碍的患者主要表现为言语时动作控制程度和协调能力受损。与其他小脑相关的行为障碍类似，运动失调型神经性言语障碍患者在肌肉收缩的力度、时相控制上均有所欠缺。而肌肉运动的准确性是正常言语状态的基础，因此运动失调型神经性言语障碍患者肌肉运动的异常会影响言语状态。典型的运动失调型神经性言语障碍患者说话时会表现得像喝醉了一样，语速缓慢，语调单一，由此可见该类障碍的患者在言语方面的异常主要表现在构音和韵律方面。临床上也采用扫描式言语（scanning speech）来概括运动失调型神经性言语障碍的临床表现，即患者采用一字一顿的方式缓慢地说话，并且每个字都为重音。下面将从呼吸、发声、共鸣、构音和韵律五个方面进行阐述。

1. 呼吸

运动失调型神经性言语障碍患者因为小脑损伤导致与呼吸调节有关的肌肉协调性异常，从而影响言语过程中的呼吸系统功能。言语过程中呼吸功能的稳定发挥有赖于呼吸肌群的协同合作，当这种协调性出现异常时，可能表现为夸张的呼吸动作或者相互拮抗的呼吸动作，从而影响正常的言语产出。

比如，夸张的呼吸动作可造成言语时响度变化过大；肋间肌和膈肌的矛盾运动会降低肺活量，导致声门下压不足而影响发声，患者在气短的情况下，仍尝试说话，使得患者代偿性语速加快、响度低下，伴随粗糙声等；呼吸、发声功能受损且无法流畅地说

话，也会导致患者出现韵律方面的问题。

2. 发声

运动失调型神经性言语障碍的患者较少出现发声系统的障碍，若出现发声障碍则通常表现为粗糙声。正如上文所述，导致这种情况的原因主要是肌肉运动的异常。该类言语障碍的患者还可能表现出嗓音震颤，主要由小脑损伤引起，同样与肌肉运动异常有关，但出现的概率比粗糙声小。

3. 共鸣

运动失调型神经性言语障碍患者可见鼻音功能亢进的现象，但该类障碍患者的共鸣功能异常不明显，并非其主要的言语问题。此外，也可能由于软腭或其他构音器官相关肌肉的运动异常而产生鼻音功能低下。

4. 构音

构音障碍是运动失调型神经性言语障碍患者的主要言语问题。小脑的损伤致使患者不能精确地控制构音运动的时相、强度、范围、方向等，从而常表现为辅音构音不准确和元音歪曲，即汉语普通话中的声母构音不准确、韵母歪曲，导致患者说话含糊不清。构音的过程是相关言语肌肉相互协作的复杂过程，当出现异常时，常表现出构音运动分解（decomposition of movement）现象。

但运动失调型神经性言语障碍患者也可能表现出其他的构音异常问题。有些患者会表现为不规则的构音障碍（irregular articulatory breakdowns），即声母与韵母异常在不同的语流中表现不同（如单个字词或连续语音）。这种异常在含有数个多音节词的句子中较为常见，但并不是句子中的每个字都会出现异常，患者说话时言语含糊，听感上觉得音节像被压缩。

5. 韵律

运动失调型神经性言语障碍患者在韵律方面的异常与构音方面的异常情况相似，较为常见且通常为主要问题。一般表现为语调变化单一、不恰当的重音过多、响度变化单一、音节延长、不恰当的停顿、语速缓慢等。

不恰当的重音过多是该类障碍患者的特征性表现之一，即在非重音部分时说重音，这种异常状况在听感上容易造成一字一顿的感觉，从而影响言语可懂度。

音节延长及音节间不恰当的停顿可以用小脑损伤来解释。小脑损伤的特征之一是单一、重复的动作表现为动作迟缓，这种动作迟缓也表现在言语方面，可导致言语产出缓慢，音节拉长，间距增加，整体上将导致语速减慢，这一特点也是运动失调型神经性言语障碍患者的特征性表现之一。

音调和响度变化单一的现象同样可以用肌肉运动异常、肌张力不足来解释。

运动失调型神经性言语障碍的治疗

运动失调型神经性言语障碍是根据患者主要的临床表现判断哪些与患者言语障碍相关的生理系统存在问题，从而进行针对性的训练，包括呼吸障碍治疗、发声障碍治疗、共鸣障碍治疗、构音障碍治疗、韵律障碍治疗。

一、呼吸障碍治疗

呼吸障碍治疗方面，可加强生理腹式呼吸的训练，以增加肺活量，并以腹式呼吸结合发声的训练方法进行训练，增加发声时的呼吸支持。

1. 常规训练

大多数的运动失调型神经性言语障碍患者不需要针对性地练习呼吸能力，而是应该注重在言语治疗时更精确地控制气流。不协调的呼吸肌动作会使患者仅能依靠剩余的气流量说话，进而对发声和韵律造成影响。

常规训练包括：① 缓慢地、有控制地进行呼气动作。② 在呼气时立刻说话。

由于咽部的肌肉协调能力不佳，许多患者在开始呼气后一两秒才开始发声，因而浪费了大量的声门下气流。缓慢地进行有控制的呼气动作，并且在呼气时立刻说话的动作可以帮助患者逐渐控制住自己的呼吸气流，强调患者在开始呼气的那一刻立即发声。在治疗的过程中，治疗师可将患者一只手置于腹部，然后在患者开始呼气时手往内按压并让患者发音，之后逐渐过渡至患者将自己的手置于腹部进行按压，并最终过渡至撤除手的按压提示患者也能够自主立即发声。

2. 生理腹式呼吸训练

具体训练方法可参见第五章第二节中"生理腹式呼吸训练"部分。

3. 缓慢平稳呼气法

缓慢平稳呼气法是让患者发音保持连贯，发音时间越长越好。可在患者发音的同时进行声时实时反馈训练，观察发声时声波图像的变化，帮助患者控制声时，提高患者呼吸肌群和腹部肌群稳定持久收缩的控制能力。可选择擦音来进行缓慢平稳呼气法的训练（无意义音如 /f/、/h/、/x/ 的持续发声，逐渐过渡至发单音节词如"孵、喝、吸"，并适当延长声母的发音时长）。以"/f/、/h/、孵、喝"为语料进行缓慢平稳呼气法训练，如图 7-2-1、图 7-2-2 所示。

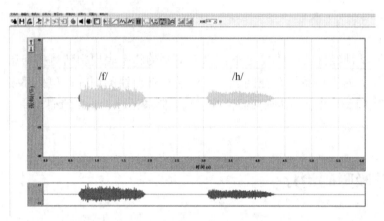

图 7-2-1　"/f/、/h/"擦音的缓慢平稳呼气法训练

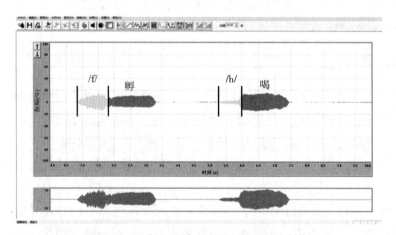

图 7-2-2　"孵、喝"的缓慢平稳呼气法训练

4. 快速用力呼气法

快速用力呼气法是让患者深吸气后，快速用力地发送气塞音的本音 / 单音节词。可在发音的同时进行声时实时反馈训练，观察发声时声波图像的变化，帮助患者控制呼出气流，提高患者言语时呼吸支持能力。可选择送气塞音进行快速用力呼气法的训练（无意义音如 /p/、/t/、/k/ 的快速用力发音，单音节词如"爬、兔、渴"，发音同时快速用力地将气流呼出）。以"/p/、/t/、/k/、爬、兔、渴"为语料进行快速用力呼气法训练，如图 7-2-3、图 7-2-4 所示。

呼吸功能——
快速用力呼气法

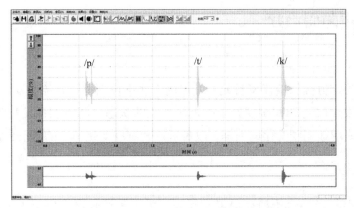

图 7-2-3 "/p/、/t/、/k/"的快速用力呼气法训练

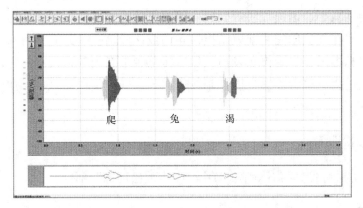

图 7-2-4 "爬、兔、渴"的快速用力呼气法训练

5. 呼吸控制结合音节时长训练

患者呼吸控制能力较弱，如说话时长短，则可结合音节时长训练。可采用言语障碍测量仪声波界面，让患者进行习惯发音和延长发音的音节时长实时视听反馈训练，以提高呼吸控制的能力。以"爬"的音节时长训练为例，如图 7-2-5 所示。

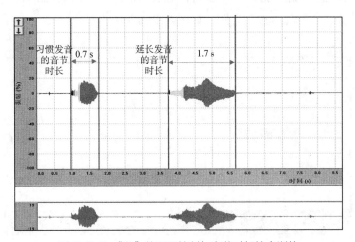

图 7-2-5 "爬"的呼吸控制与音节时长结合训练

二、发声障碍治疗

发声障碍治疗方面，使用延长元音发声的方法进行训练，并控制发声时的音调和响度，例如控制发声时音调和响度处于一个较平稳的状态，同时加强发声时的呼吸调节。也可进行转调或增加响度变化的训练，改善音调和响度变化单一的言语异常。

1. 常规训练

运动失调型神经性言语障碍患者常常表现为表浅性呼吸，以至于声门下压不足而无法支持他们一次讲完计划要讲完的话。此结果会导致他们利用剩余气流说话，出现粗糙音质、响度减小、语速加快等问题。因此患者有必要进行"提前停止发声"的正确断句训练，即在气流用完之前就结束该句话或该段话。一开始练习时，治疗师需要提供口语或视觉提示让患者停止发声，然后让患者重新吸气再发声。之后治疗师的提示逐渐撤除，过渡至患者能够自己控制在依靠剩余气流量说话之前，便能够自主停止发声。

2. 声带放松训练

具体训练方法可参见第五章第二节中"发声放松训练"部分。

3. 唱音法

唱音法是通过实时视听反馈，进行长音、短音及长短音交替训练，可对韵母进行延长发音，并将音调和响度控制在比较稳定的水平，注意采用言语腹式呼吸。可采用不同的语料来进行训练，如无意义音节连续重复：/papapa/、/tatata/、/kakaka/；切换：/pata/、/paka/、/kata/；轮替：/pataka/ 等。可提高患者对不同音节时长变化的感知与控制能力，增强患者连续语音的流利性。一方面，促进患者构音器官的协调运动；另一方面，提高患者言语时灵活控制气流的能力，提高患者对言语的维持和对停顿的控制，为改善语速奠定基础。以"/pa/、/ta/、/ka/"为例，如图 7-2-6 所示。

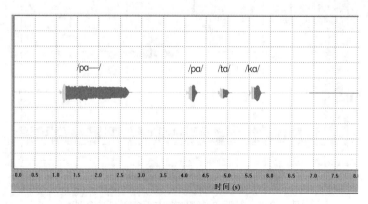

图 7-2-6　唱音法训练

4. 音调梯度训练法

音调梯度训练法是通过让患者结合语料以升调/降调的方式发声，借助基频曲线的实时反馈引导患者观察发声时基频曲线的升降变化，感知发声时的音调状态，帮助患者在升调或降调过程中稳定发声，以达到正常的音调范围，提高患者控制音调变化的能力。以"脸盆"为语料进行降调训练，如图7-2-7所示。

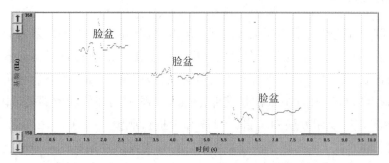

图 7-2-7 以"脸盆"为语料进行降调训练

5. 响度梯度训练法

响度梯度训练法是通过让患者以阶梯式响度训练提高或降低响度，或进行响度变化的训练，可借助实时反馈训练，与手势动作相结合，来帮助患者体会响度的大小，帮助患者在增大或减小响度的过程中稳定发声，使响度达到正常范围，提高患者控制响度的能力。以"熊猫"为语料进行增加响度的训练，如图7-2-8所示。

发声功能——
响度梯度训练法

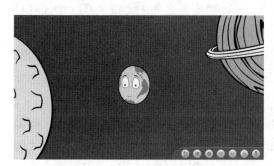 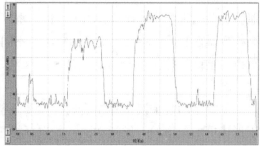

图 7-2-8 以"熊猫"为语料进行增加响度的训练

三、共鸣障碍治疗

共鸣障碍治疗方面，加强鼻音与非鼻音之间转换时的软腭运动灵活性，减少鼻音功能亢进。具体内容参见第五章"弛缓型神经性言语障碍"及第六章"痉挛型神经性言语障碍"。

四、构音障碍治疗

构音障碍治疗方面，为稳定构音过程中构音器官运动位置的精确程度，可采用强调构音位置的方法进行训练。

1. 口部运动治疗

运动失调型神经性言语障碍患者出现下颌低垂或偏移而影响下颌和双唇的闭合，治疗师可以把左手放在患者颌下，右手放在患者的头部，帮助其做下颌上举和下拉的运动，帮助患者双唇闭合。唇的训练不仅可以为患者发双唇音做好准备，还可以减轻或治愈流涎。治疗师也可利用 Rood 法快速叩击患者下颌中央部位和颞颌关节附近的皮肤，以促进口唇闭合；或用冰块对面部、口唇和舌进行刺激，每次 1—2 分钟，每日 3—4 次；或用刷子以 5 次/秒的频率快速地刺激。舌作为灵活性最强的构音器官，它的活动力至关重要。治疗师可用吸舌器、压舌板或冰棉棒等协助患者做舌的各个方向的主动、被动运动，适时辅以味觉刺激诱导。为了建立下颌、唇和舌的联合运动，可先尽量夸张地模仿咀嚼动作，待巩固后，再进行咀嚼后发声的练习，随后进行咀嚼后说单词、句子等的练习。

2. 重读治疗法

重读治疗法能够帮助患者建立正确的平静呼吸方式，促进相关呼吸肌群与发声肌群功能之间的协调，促进平静呼吸到言语呼吸的过渡，巩固正确的言语呼吸方式，促进声带的放松和黏膜波的运动，避免因声门闭合过紧而导致硬性声门撞击式的起音方式，训练声门逐步平稳闭合，减少硬起音，加强呼吸、发声和构音之间的协调关系，增加呼吸肌群、发声肌群和构音肌群的灵活性。重读治疗法应用于构音器官，与口部运动结合提高构音器官的运动能力。重读治疗法与不同的构音器官结合，训练时需要注意不同的侧重点。重读治疗法可分为能量法和支架法，具体内容参见第八章第二节中"重读治疗法"部分。

下颌运动与重读治疗结合时，主要选择高韵母与低韵母之间进行交替训练，有助于形成更加灵活的下颌运动。一般选择慢板节奏二（如［i-A-ɑ］）和行板节奏一（如［i-I-A-A］）进行训练，其中小写部分为弱拍，需轻声或以叹息声朗读；大写部分为强拍，需要重读。下颌重读治疗强调能量法，要符合高低韵母的运动，在治疗时需要注意高低韵母的切换，并且音调的模式要符合重读模式。另外，可适当结合相关的词语来诱导出正确的重读音调。

唇运动与重读治疗结合时，主要选择圆唇与非圆唇元音之间进行交替训练，旨在训练唇部的灵活性。一般选择慢板节奏二（如［i-V-i］）和行板节奏一（如［v-V-I-I］）进行训练。唇运动的韵律训练同样强调能量法，强调高低韵母的切换，唇的运动方式符合圆唇、展唇韵母的运动，音调模式要符合重读模式。

舌运动与重读治疗结合时，选择舌在前后两个位置（前、后韵母）之间进行交替训练，旨在训练舌部前后运动的灵活性。一般选择慢板节奏二（如［i–U–u］）和行板节奏一（如［u–U–I–I］）进行训练。

3. 音位获得训练

（1）模仿复述训练。

音位获得训练是在音位诱导训练的基础上，通过大量的练习材料巩固发音，将诱导出的音位进行类化，使患者能够发出含有目标音位的更多有意义的声韵组合和词语。传统治疗主要通过模仿复述进行。另外，治疗师还可以借助现代化技术进行实时反馈治疗，增强训练的趣味性和有效性。

（2）语音支持训练。

在患者初步习得某一含有目标音位的目标词语后，治疗师可结合语音支持训练进行实时反馈治疗，一方面进一步巩固患者的词语习得，另一方面训练患者的语音支持能力，从而提高患者连续语音语速和语调的控制能力。语音支持训练主要包括停顿起音、音节时长以及音调和响度变化训练，以增强患者对呼吸和发声的控制能力。训练时，可根据患者的能力或训练目标选择性地进行某一项或某几项语音支持训练。例如，如果患者语调存在问题或训练目标是强化患者的语调控制能力，则可选择音调、响度变化训练。针对儿童患者一般可采用言语障碍矫治仪进行语音支持的实时反馈训练。

停顿起音训练。若患者存在停顿起音问题，如发声紧张、说话一字一顿、停顿增多或过长等，或语速精准评估中连续语音言语速率存在损伤，则可结合停顿起音训练。首先提高患者呼吸与发声的协调能力，患者调整呼吸运动动作和呼吸节奏，使呼吸和发声器官放松，注意发声和停顿自然；然后使用正在习得的音节词来进行停顿起音训练。要求患者分别以习惯吸气后发音与缓慢吸气（深吸气）后发音来进行训练。以音节词"她"的训练为例，如图 7-2-9 所示。

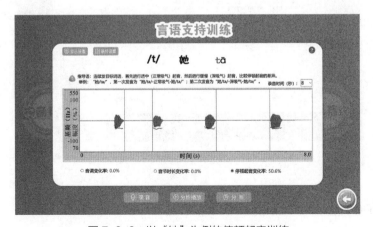

图 7-2-9　以"她"为例的停顿起音训练

音节时长训练。若患者呼吸控制能力较弱，如说话时长短，或语速精准评估中连续语音言语速率存在损伤，则可结合音节时长训练。患者先通过缓慢平稳呼气法提高呼吸支持能力，缓慢平稳地发无意义音节 /ɑ/、/i/、/u/，再过渡到发单音节词训练。仍以音节词"她"的训练为例，如图 7-2-10 所示。

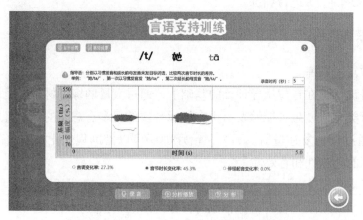

图 7-2-10　以"她"为例的音节时长训练

③ 音调变化训练。若患者存在音调问题，如音调过高或过低，或语调精准评估中言语基频标准差存在损伤，则可结合音调变化训练。首先，患者通过打嘟法进行声带放松训练，先平调慢速向前打嘟，再降调慢速打嘟，为降低音调的训练形成良好基础（若患者是音调正常或过低，则升调；若患者是音调过高，则降调）。其次，通过乐调匹配法患者进行降低音调训练，降到目标音调时以目标音调多次重复发含有目标声母的单音节词，要求尽可能地稳定在目标音调上。最后，通过音调梯度变化训练，患者提高对音调变化的控制能力。再以音节词"她"的训练为例，如图 7-2-11 所示。

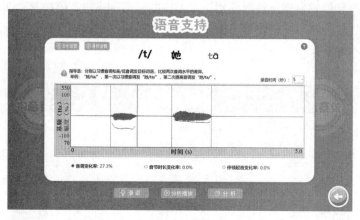

图 7-2-11　以"她"为例的音调变化训练

4. 构音 PCT 法

构音 PCT 法的定义可参考第六章第二节。采用构音训练法对运动失调型神经性言语障碍患者的构音功能进行治疗的过程，需包括以下内容：

（1）经评估得到音位对比思维导图，来指导治疗计划的制订。

《汉语构音语音能力评估》的评估内容由 52 个单音节词组成，包括 21 个声母、13 个韵母和 4 个声调。采用该评估表对患者的构音能力进行评估后，得出 21 个声母的音位获得思维导图及音位对比思维导图，为构音训练提供依据。如图 7-2-12 所示，患者 /t/、/k/、/l/、/r/ 音位受损；音位对 /p-t/、/t-k/、/t-d/、/l-r/ 受损。

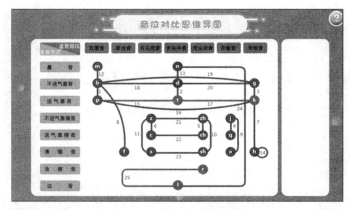

图 7-2-12　音位对比思维导图示例

（2）制订构音训练计划。

① 先进行 /t/ 的音位诱导与音位获得训练，待获得音位 /t/ 后，进行与 /t/ 相关的音位对比训练构音 PCT 法。② 与音位 /t/ 相关的最小声母音位对包括 /p-t/、/d-t/、/t-k/，其中若该患者音位 /p/、/d/ 已获得，那么对该患者而言，可优先进行 /p-t/、/d-t/ 的音位对比法训练。

（3）/t/ 的音位对比训练构音 PCT 法。

将容易混淆的一对声母提取出来进行的强化训练，用来进一步巩固新获得的声母音位。

/t/ 的最小音位的听说对比训练。① 患者指认听到的目标音；从听感上区分音位对。② 患者分别朗读或跟读两个目标音，提高声母音位对比能力，如图 7-2-13 所示。

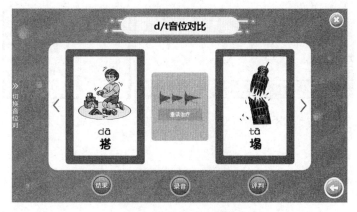

图 7-2-13　音位对比训练示例

结合重读治疗法进行视听反馈训练。① 通过节律性训练，声带的振动模式会逐渐变化，其生理灵活性和弹性会增加。使声门下压和喉部肌群的活动达到最佳的动态平衡，提高患者的嗓音功能。② 通过有节奏、有韵律、有重音地朗读音节，提高呼吸、发声、共鸣、构音、语音之间的协调关系，改善言语清晰度，帮助患者向自发地说出连续语音过渡，如图 7-2-14 所示。

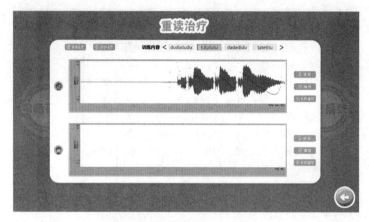

图 7-2-14 重读治疗法示例

采用音位对比训练提高连续语音中的构音清晰度。患者通过模仿复述由一组最小声母音位对（如 /d-t/ 音位对）组成的词语或句子（如：稻田、堂弟在稻田里玩耍），巩固音位获得及音位对比能力，提高言语清晰度，向自发地说出连续语音过渡，如图 7-2-15、图 7-2-16 所示。

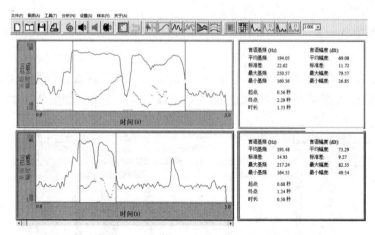

图 7-2-15 构音 PCT 法在词语中的应用，以"甜点"为例

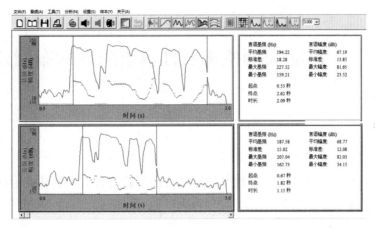

构音功能 PCT—
大厅有地毯

图 7-2-16 构音 PCT 法在句子中的应用，以"大厅有地毯"为例

五、韵律障碍治疗

韵律功能—
音节时长
（低调的督导）

韵律障碍可采用长短音交替的轮替运动进行训练。如果说话的语调变化小，可采用夸张的强调语调变化的方法进行训练；如果语调变化过大，则可采用控制单一语调的方法进行训练。

1. 结构化语音疗法

具体训练方法可参见第八章第二节中"结构化语音疗法"部分。

2. 语速控制法

运动失调型神经性言语障碍患者的言语特征是缓慢与不规律的言语速率，因此速率的控制对患者来说非常重要，可采用语速控制法进行训练，具体训练方法可参见第八章第二节"语速控制法"部分。

3. 重音对比训练

具体训练方法可参见第八章第二节中"重音对比训练"部分。

4. 语调训练

具体训练方法可参见第八章第二节中"语调训练"部分。

运动失调型神经性言语障碍的案例分析

本节以某运动失调型神经性言语障碍患者的言语功能治疗为例，具体阐述 ICF 框架下运动性言语障碍患者言语功能治疗的实施过程。

视频 1

一、患者基本信息

患者杨某，25 岁男性，因公负伤致小脑出血，肢体运动呈现共济失调状，各体位的平衡功能较差。言语障碍表现为构音清晰度尚可，以韵律失常为主，声音震颤，起音困难，呈爆破样发声，重音和语调异常，发音中断明显，不存在流涎的现象。具体如表 7-3-1 所示。

表 7-3-1　患者基本信息

医院、康复机构、特殊教育学校、资源中心
患者基本信息
姓　名　<u>杨××</u>　　出生日期　<u>1994 年 8 月 15 日</u>　　性别：☑ 男 □ 女
检查者　<u>陈××</u>　　评估日期　<u>2019 年 11 月 30 日</u>　　编号　<u>D03</u>
类型：□ 智障____　□ 听障____　□ 脑瘫____　□ 孤独症____　□ 发育迟缓____
□ 失语症_____　☑ 神经性言语障碍（构音障碍）<u>运动失调型</u>
□ 言语失用症　　　□ 其他_____
主要交流方式：☑ 口语 □ 图片 □ 肢体动作 □ 基本无交流
听力状况：☑ 正常 □ 异常　听力设备：□ 人工耳蜗 □ 助听器　补偿效果_____
进食状况：<u>无明显异常。</u>
言语、语言、认知状况：<u>言语方面，呼吸支持不足，发音中断明显，起始发音困难，呈爆破样发声，重音和语调异常，声音震颤，元音和辅音歪曲不明显，以韵律失常为主；语言与认知方面，无明显异常，待进一步观察。</u>
口部触觉感知状况：<u>无明显异常，待进一步观察。</u>

二、ICF 言语功能评估结果

根据患者主诉，言语治疗师对患者进行了嗓音言语产生功能评估、构音和语音功能评估，以掌握患者各项言语功能的损伤程度，为制订科学的治疗计划提供依据。

（一）ICF 嗓音言语产生功能评估结果

经嗓音言语产生功能评估，患者杨某最长声时为 5.4 s，最大数数能力为 4.3 s，言语基频为 150 Hz，基频震颤为 11.5 次／秒，频段能量集中率为 55.1%，声带接触率为 75.1%，接触率微扰为 5%，基频微扰为 1.3%，声门噪声为 −8.7 dB，幅度微扰为 8.45%，/i/ 的第二共振峰为 2 100 Hz，/u/ 的第二共振峰为 680 Hz，鼻流量为 58%。将上述结果输入 ICF 转换器内，得出患者 ICF 嗓音言语产生功能评估结果，如表 7-3-2 所示。该患者存在呼吸支持不足、呼吸与发声不协调、硬起音、声带振动不规律、粗糙声、嘶哑声、气息声、后位聚焦、鼻音功能亢进等嗓音言语产生功能障碍。

表 7-3-2　ICF 嗓音言语产生功能评估

身体功能：人体系统的生理功能损伤程度			无损伤	轻度损伤	中度损伤	重度损伤	完全损伤	未特指	不适用
			0	1	2	3	4	8	9
b3100	嗓音产生 Production of voice	最长声时 MPT	□	□	□	☑	□	□	□
		最大数数能力 cMCA	□	□	□	☑	□	□	□
		言语基频 F_0	☑	□	□	□	□	□	□
		基频震颤 F_0t	□	□	□	☑	□	□	□
		频段能量集中率 Ec	□	□	☑	□	□	□	□
		声带接触率 CQ	□	☑	□	□	□	□	□
		接触率微扰 CQP	□	□	□	☑	□	□	□

通过喉及其周围肌肉与呼吸系统配合产生声音的功能。

包括：发声功能，音调、响度功能；可能会出现的障碍：失声、震颤、发声困难。

信息来源：☑病史　□问卷调查　☑临床检查　□医技检查

问题描述

1. 持续稳定的发声时间为 5.4 s↓，正常范围 ≥ 22.5 s；呼吸支持能力、呼吸与发声协调能力存在重度损伤。

2. 持续、旋转地发 1 或 5 的最长时间为 4.3 s↓，正常范围 ≥ 8.6 s；呼吸与发声协调能力、言语呼吸控制能力存在重度损伤。

3. 声带振动频率为 150 次／秒，正常范围 103—153 次／秒；声带振动频率处于正常范围内，音调及音调控制能力正常。

4. 基频震颤为 11.5 次／秒↑，正常范围 2.9—6.2 次／秒；声带振动频率呈现重度包络式损伤，存在重度声带神经源性损伤而造成的嗓音障碍。

5. 频段能量集中率 55.1%↑，正常范围 39.2%—51.9%；声带振动时谐波能量衰减过少，存在中度发声功能亢进现象。

6. 声带接触率为 75.1%↑，正常范围 47.6%—71.4%；声门轻度闭合不全，嗓音音质存在轻度损伤及硬起音。

7. 接触率微扰为 5%↑，正常范围 0%—3.1%；声门闭合重度不规律，声带存在重度的振动失调。

进一步描述

一、呼吸功能

1. 呼吸支持能力方面建议进行如下治疗：

（1）实时反馈治疗，选择如声时实时反馈训练、起音实时反馈训练等治疗方法。

（2）传统治疗，选择如呼吸放松训练、发声放松训练、数数法、嗯哼法、快速用力呼气法、缓慢平稳呼气法、逐字增加句长法等治疗方法。

2. 呼吸与发声协调能力方面建议进行如下治疗：

（1）实时反馈治疗，选择如声时实时反馈训练、音调实时反馈训练、词语拓展实时反馈训练等治疗方法。

（2）传统治疗，选择如呼吸放松训练、发声放松训练、唱音法、哼音法等治疗方法。

二、发声功能

1. 嗓音震颤问题建议进行如下治疗：

（1）实时反馈治疗，选择如音调实时反馈训练、响度实时反馈训练等治疗方法。

（2）传统治疗，选择如呼吸放松训练、发声放松训练、喉部按摩法、乐调匹配法、手指按压法等治疗方法。

2. 声门闭合不全建议进行如下治疗：

（1）实时反馈治疗，选择如音调实时反馈训练、清浊音实时反馈训练、声带接触率反馈训练、词语拓展实时反馈训练等治疗方法。

（2）传统治疗，选择如发声放松训练、喉部按摩法、气泡发音法、半吞咽法等治疗方法。

3. 声门闭合不规律建议进行如下治疗：

（1）实时反馈治疗，选择如清浊音实时反馈训练、音调实时反馈训练、声带接触率反馈训练等治疗方法。

（2）传统治疗，选择如发声放松训练、喉部按摩法、咀嚼法、哈欠－叹息法、用力搬椅法、哼鸣法、吟唱法、掩蔽法、碰撞法等治疗方法。

			0	1	2	3	4	8	9
b3101	嗓音音质 Quality of voice	基频微扰 Jitter（粗糙声）	☐	☐	☑	☐	☐	☐	☐
		声门噪声 NNE（气息声）	☐	☑	☐	☐	☐	☐	☐
		幅度微扰 Shimmer（嘶哑声）	☐	☐	☑	☐	☐	☐	☐
		共振峰频率 F_2/i/（后位聚焦）	☐	☑	☐	☐	☐	☐	☐
		共振峰频率 F_2/u/（前位聚焦）	☑	☐	☐	☐	☐	☐	☐
		鼻流量 NL	☐	☐	☑	☐	☐	☐	☐

产生嗓音特征的功能，包括谐波特征、共鸣和其他特征。

包括：谐波高、低功能；鼻音功能亢进和鼻音功能低下、发声困难、声带紧张、嘶哑声或粗糙声、气息声等障碍。

信息来源：☑ 病史　☐ 问卷调查　☑ 临床检查　☐ 医技检查

问题描述

1. 基频微扰为 1.3% ↑，正常范围 ≤ 0.62%；嗓音音质存在中度损伤，存在中度的粗糙声或嘶哑声。

2. 声门噪声为 -8.7 dB ↑，正常范围 ≤ -9.6 dB；嗓音音质存在轻度损伤，存在轻度的气息声或嘶哑声。

3. 幅度微扰为 8.45% ↑，正常范围 ≤ 3.74%；嗓音音质存在中度损伤，存在中度的粗糙声或嘶哑声。

4. /i/ 的第二共振峰为 2 100 Hz ↓，正常范围 ≥ 2 151 Hz；舌向前运动能力存在轻度损伤，口腔共鸣功能存在轻度后位聚焦。

5. /u/ 的第二共振峰为 680 Hz，正常范围 ≤ 703 Hz；舌向后运动能力正常，口腔共鸣功能不存在前位聚焦。

6. 鼻流量为 58% ↑，正常范围 ≤ 34.26%；鼻腔共鸣功能存在中度损伤，存在中度的鼻音功能亢进。

进一步描述

发声功能

1. 粗糙声问题建议进行如下治疗：

（1）实时反馈治疗，选择如音调实时反馈训练、响度实时反馈训练、嗓音 Jitter 反馈训练等治疗方法。

（2）传统治疗，选择如发声放松训练、音调梯度训练法、响度梯度训练法、吟唱法等治疗方法。

2. 气息声问题建议进行如下治疗：

（1）实时反馈治疗，选择如音调实时反馈训练、起音实时反馈训练、响度感知实时反馈训练、嗓音 NNE 反馈训练等治疗方法。

（2）传统治疗，选择如发声放松训练、气泡发音法、半吞咽法、吸入式发音法等治疗方法。

3. 嘶哑声问题建议进行如下治疗：

（1）实时反馈治疗，选择如音调实时反馈训练、响度实时反馈训练、嗓音 Shimmer 反馈训练等治疗方法。

（2）传统治疗，选择如发声放松训练、音调梯度训练法、响度梯度训练法、吟唱法等治疗方法。

4. 后位聚焦问题建议进行如下治疗：

（1）实时反馈治疗，选择如共振峰实时反馈训练、音调实时反馈训练、舌域图实时反馈训练等治疗方法。

（2）传统治疗，选择如共鸣放松训练、前位音法、伸舌法等治疗方法，可结合升调训练进行。

5. 鼻音功能亢进问题建议进行如下治疗：

（1）实时反馈治疗，选择如音调实时反馈训练、鼻流量 NL 实时反馈训练、口鼻腔 LPC 实时反馈训练等治疗方法。

（2）传统治疗，选择如共鸣放松训练、口腔共鸣法、鼻音/边音刺激法等治疗方法。

（二）ICF 构音语音功能评估结果

经构音语音功能评估，患者杨某已掌握 21 个声母、25 对声母音位对，构音清晰度为 100%，口部感觉功能得分为 90%，下颌运动功能得分为 53%，唇运动功能得分为 75%，舌运动功能得分为 58%，/ta/ 的浊音时长为 2 050 ms，/ta/ 的音节时长为 250 ms，/ta/ 的停顿时长为 61 ms，连续语音的音节时长为 444 ms，连续语音的停顿时长为 385 ms，幅度标准差为 6.79 dB，重音音节总时长为 2 560 ms，重音出现率为 10.5%，/ta/ 的浊音速率为 7.8 个/秒，/ta/ 的言语速率为 4 个/秒，连续语音的构音速率为 3 个/秒，连续语音的言语速率为 2.3 个/秒，言语基频标准差为 17.6 Hz，言语基频动态范围为 69.3 Hz，基频突变出现率为 0。言语治疗师将上述结果输入 ICF 转换器内，得出患者

ICF 构音语音功能评估结果，如表 7-3-3 所示。该患者存在口部运动功能受限、言语流利性异常、响度单一、重音缺乏、语速较慢、语调单一、连续语音控制能力较差等构音语音功能障碍，其中以语音功能受损较明显。

表 7-3-3　ICF 构音语音功能评估

身体功能：人体系统的生理功能损伤程度			无损伤	轻度损伤	中度损伤	重度损伤	完全损伤	未特指	不适用
			0	1	2	3	4	8	9
b320	构音功能 Articulation functions	声母音位习得（获得）	☑	☐	☐	☐	☐	☐	☐
		声母音位对比	☑	☐	☐	☐	☐	☐	☐
		构音清晰度	☑	☐	☐	☐	☐	☐	☐
		口部感觉	☐	☑	☐	☐	☐	☐	☐
		下颌运动	☐	☐	☑	☐	☐	☐	☐
		唇运动	☐	☐	☑	☐	☐	☐	☐
		舌运动	☐	☐	☑	☐	☐	☐	☐
	产生言语声的功能。 包括：构音清晰功能，构音音位习得（获得）功能，痉挛型、运动失调型、弛缓型神经性言语障碍，中枢神经损伤的构音障碍。 不包括：语言心智功能（b167）；嗓音功能（b310）。									
	信息来源：☑ 病史　☐ 问卷调查　☑ 临床检查　☐ 医技检查									
	问题描述 1. 已掌握声母个数为 21 个，正常是 21 个；声母音位获得能力无损伤。 2. 已掌握声母音位对 25 对，正常是 25 对；声母音位对比能力无损伤。 3. 构音清晰度为 100%，正常范围 ≥ 96%；构音能力无损伤。 4. 口部感觉功能得分为 90% ↓，正常范围 ≥ 96%；患者较喜欢被刺激的感觉，甚至不想让治疗师停下来；口部感觉处于轻度损伤。 5. 下颌运动功能得分为 53% ↓，正常范围 ≥ 96%；患者下颌运动范围未达到正常水平，无法连续运动，或需用其他构音器官的动作代偿或辅助目标动作；下颌运动中度损伤。 6. 唇运动功能得分为 75% ↓，正常范围 ≥ 96%；患者唇运动范围未达到正常水平，无法连续运动，或用其他构音器官的动作代偿或辅助目标动作；唇运动中度损伤。 7. 舌运动功能得分为 58% ↓，正常范围 ≥ 96%；患者舌无法连续运动，或用其他构音器官的动作代偿或辅助目标动作；舌运动中度损伤。 进一步描述 1. 颊部触觉反应 4 级，鼻部触觉反应 4 级，唇部触觉反应 4 级，牙龈触觉反应 4 级，硬腭触觉反应 4 级，舌前部触觉反应 3 级，舌中部触觉反应 3 级，舌后部触觉反应 3 级。 2. 自然状态 2 级，咬肌肌力 2 级，向下运动 2 级，向上运动 3 级，向左运动 2 级，向右运动 2 级，前伸运动 2 级，上下连续运动 2 级，左右连续运动 2 级。 3. 自然状态 4 级，流涎 4 级，唇面部肌力 3 级，展唇运动 3 级，圆唇运动 3 级，唇闭合运动 2 级，圆展交替运动 2 级，唇齿接触运动 3 级。 4. 自然状态 3 级，舌肌肌力 2 级，舌尖前伸 3 级，舌尖下舔下颌 2 级，舌尖上舔上唇 2 级，舌尖上舔齿龈 3 级，舌尖左舔嘴角 2 级，舌尖右舔嘴角 2 级，舌尖上舔硬腭 3 级，舌尖前后交替运动 1 级，舌尖左右交替运动 1 级，舌尖上下交替运动 1 级，马蹄形上抬运动 3 级，舌两侧缘上抬运动 3 级，舌前部上抬运动 3 级，舌后部上抬运动 3 级。									

续表

				0	1	2	3	4	8	9
b3300	言语流利 Fluency of speech	口腔轮替 运动功能	浊音时长	☑	☐	☐	☐	☐	☐	☐
			音节时长	☑	☐	☐	☐	☐	☐	☐
			停顿时长	☑	☐	☐	☐	☐	☐	☐
		连续语音 能力	音节时长	☐	☐	☑	☐	☐	☐	☐
			停顿时长	☐	☐	☑	☐	☐	☐	☐

产生流利、无中断的连续言语功能。

包括：言语平滑连接的功能，如口吃、迅吃、不流利；在声音、词语（音节）或部分词语（音节）方面有重复、不规则的言语中断等障碍。

信息来源：☑病史　☐问卷调查　☑临床检查　☐医技检查

问题描述

1. /tɑ/ 的浊音时长为 2 050 ms；控制无意义音节连续产生的浊音时长的能力无损伤。

2. /tɑ/ 的音节时长为 250 ms；控制无意义音节连续产生的音节时长的能力无损伤。

3. /tɑ/ 的停顿时长为 61 ms；控制无意义音节连续产生的停顿时长的能力无损伤。

4. 连续语音的音节时长为 444 ms↑；连续语音时存在发音拖延的流利性问题，控制连续语音产生的音节时长的能力中度损伤。

5. 连续语音的停顿时长为 385 ms↑；连续语音时存在停顿延长的流利性问题，控制连续语音产生的停顿时长的能力中度损伤。

			0	1	2	3	4	8	9
b3301	言语节律 Rhythm of speech	幅度标准差	☐	☐	☑	☐	☐	☐	☐
		重音音节总时长	☐	☐	☐	☑	☐	☐	☐
		重音出现率	☐	☐	☑	☐	☐	☐	☐

言语中的节奏和重音模式及其模式调节功能。

包括：言语节律定型、重复等障碍。

信息来源：☑病史　☐问卷调查　☑临床检查　☐医技检查

问题描述

1. 幅度标准差为 6.79 dB↓；言语节律的响度变化单一，响度变化的控制能力中度损伤。

2. 重音音节总时长为 2 560 ms↑；重音过度，重音音节时长的控制能力重度损伤。

3. 重音出现率为 10.5%↓；重音缺乏，言语节律的重音变化中度损伤。

				0	1	2	3	4	8	9
b3302	语速 Speed of speech	口腔轮替 运动功能	浊音 速率	☑	☐	☐	☐	☐	☐	☐
			言语 速率	☑	☐	☐	☐	☐	☐	☐
		连续语音 能力	构音 速率	☐	☑	☐	☐	☐	☐	☐
			言语 速率	☐	☑	☐	☐	☐	☐	☐

		言语产生速率的功能。 包括：如迟语症和急语症。

信息来源：☑ 病史　☐ 问卷调查　☑ 临床检查　☐ 医技检查

问题描述
1. /tɑ/ 的浊音速率为 7.8 个 / 秒；无意义音节连续重复的浊音速率的控制能力无损伤。
2. /tɑ/ 的言语速率为 4 个 / 秒；无意义音节连续重复的言语速率的控制能力无损伤。
3. 连续语音的构音速率为 3 个 / 秒↓；连续语音时发音拖延导致语速过慢，构音速率的控制能力轻度损伤。
4. 连续语音的言语速率为 2.3 个 / 秒↓；连续语音时发音拖延和 / 或停顿拖延，言语速率的控制能力轻度损伤。

			0	1	2	3	4	8	9
b3303	语调 Melody of speech	言语基频标准差	☐	☐	☐	☑	☐	☐	☐
		言语基频动态范围	☐	☐	☐	☑	☐	☐	☐
		基频突变出现率	☑	☐	☐	☐	☐	☐	☐

	言语中音调模式的调节功能。 包括：言语韵律、语调、言语旋律，如言语平调、音调突变等障碍。

信息来源：☑ 病史　☐ 问卷调查　☑ 临床检查　☐ 医技检查

问题描述
1. 言语基频标准差为 17.6 Hz↓；语调单一，连续语音语调变化的控制能力重度损伤。
2. 言语基频动态范围为 69.3 Hz↓；语调单一，连续语音语调变化范围的控制能力重度损伤。
3. 基频突变出现率为 0；连续语音语调控制能力无损伤。

三、ICF 言语功能治疗计划的制订

　　该患者的构音功能、言语流利性、言语节律性、语速、语调等多方面均存在一定程度的损伤，根据表 7-3-2 与 7-3-3 所示，患者由于构音器官运动受限所致的连续语音能力受限、语速过慢等异常问题可选择恰当的治疗内容和方法，优先开展构音功能方面治疗。

1. 选择训练内容和方法

　　在流利性和语速方面，患者对无意义音节连续产生的流利性和语速的控制能力较好，对连续语音流利性和语速的控制能力相对较差，语速治疗应以连续语音训练为主，根据患者的接受能力、喜好和训练需求选择适合的训练内容和方法，比如训练内容选择语音切换和语音轮替的语料，训练方法选择唱音法和重读治疗法。在节律和语调方面，患者均存在中度及以上损伤，应重点开展语调和节奏治疗。可与上述连续语音流利性和语速治疗同步进行，根据患者的接受能力、喜好和训练需求选择适合的训练内容和方法，比如训练内容选择语音切换和语音轮替的语料，训练方法选择啭音法、响度梯度训练法和重读治疗法。

2. 确定实施人员和治疗目标

根据患者的接受能力和训练安排确定治疗计划的实施人员和治疗目标，具体如表7-3-4所示。

表 7-3-4 ICF 构音语音治疗计划表

治疗任务（17项）			治疗方法（38种）（音位 6+ 口部 15+ 韵律 17）	康复医师	护士	言语治疗师	特教教师	初始值	目标值	最终值
构音语音功能										
b3300 言语流利	口腔轮替运动	浊音时长	□ 口腔轮替运动 □ 核心韵母，如：a-i-u □ 声韵组合，如：pa-ta-ka □ 语音重复 □ 唱音法 □ 语速控制 *（节拍器）							
		音节时长								
		停顿时长								
	连续语音能力	音节时长	□ 听觉延迟反馈装置（DAF） ☑ 语音切换 ☑ 语音轮替 ☑ 逐字增加句长法 ☑ 重读治疗法（慢板、行板、快板）			√		2	1	0
		停顿时长	□ 韵律语调法（MIT）* □ 吸气停顿 * □ 语速控制 *（节拍器）			√		2	1	0
b3301 言语节律	强度标准差					√		2	1	0
	重音音节总时长		□ 励 - 协夫曼治疗法（LSVT） ☑ 语音切换 ☑ 语音轮替 ☑ 响度梯度训练法 ☑ 重读治疗法（慢板、行板、快板）			√		3	1	0
	重音出现率		□ 关键字重音对比 *			√		2	1	0

续表

治疗任务 （17项）			治疗方法（38种） （音位6+ 口部15+ 韵律17）	康复 医师	护 士	言语 治疗 师	特教 教师	初 始 值	目 标 值	最 终 值
b3302 语速	口腔 轮替 运动	浊音 速率	□ 口腔轮替运动 □ 核心韵母，如：a–i–u □ 声韵组合，如：pa–ta–ka □ 语音重复							
		构音 速率	□ 唱音法 □ 语速控制＊（节拍器）							
	连续 语音 能力	言语 速率	□ 听觉延迟反馈装置 （DAF） ☑ 语音切换 ☑ 语音轮替 ☑ 逐字增加句长法 ☑ 重读治疗法 （慢板、行板、快板）			√		1	0	0
		构音 速率	□ 韵律语调法（MIT）＊ □ 吸气停顿＊ □ 语速控制＊（节拍器）			√		1	0	0
b3303 语调	言语基频 标准差		☑ 语音切换 ☑ 语音轮替 ☑ 音调梯度训练法 ☑ 重读治疗法 （慢板、行板、快板）			√		3	2	1
	言语基频 动态范围					√		3	2	1
	基频突变 出现率		□ 半吞咽法 □ 韵律语调法（MIT）＊ □ 语调练习＊							

四、言语功能治疗

视频 2

言语治疗师根据表 7-3-4 所示的治疗计划对患者实施言语功能治疗，下面主要以患者杨某一次个别化康复训练为例，介绍逐字增加句长法和重读治疗法。这两种训练方法可提高患者的呼吸支持能力，改善患者呼吸与发声的协调性，改善患者语音韵律问题。

1. 逐字增加句长法

（1）选择训练的语料。

可以选择与患者的日常生活较为贴近的材料作为训练的语料，并根据患者的训练情况逐步增加材料的复杂程度和句子的长度，或者通过加快朗读语料的速度以增加训练的难度。

如：超市。

老王去超市。

老王今天去超市。

老王今天去超市买东西。

老王今天去超市买东西给孙女。

…………

（2）治疗师示范，患者跟读。

治疗师进行示范，患者逐句进行跟读，待患者熟练后可以加快跟读的语速。

（3）患者朗读。

患者自行朗读句子，并逐渐加快语速。

（4）实时反馈训练。

可采用嗓音言语障碍功能检测与矫治仪（言语障碍）进行声时实时反馈训练，帮助患者体会发声状况及逐字增加句长时声时的变化，以逐渐增加发声时的句长，如图7-3-1所示。

也可采用言语矫治仪，结合音调训练游戏进行逐字增加句长法的训练。通过改变目标音调，训练患者言语基频的变化能力，提升患者语调控制能力和扩大语调的变化范围，如图7-3-2所示。

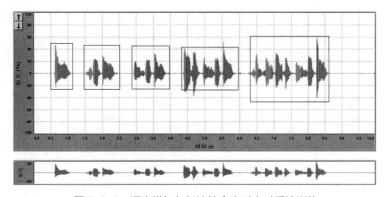

图 7-3-1 逐字增加句长法结合声时实时反馈训练

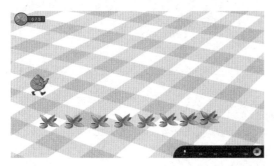
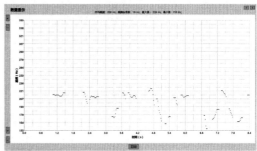

图 7-3-2 逐字增加句长法结合音调训练游戏

2. 重读治疗法

以重读治疗法——能量法为例，寻找语料中能量集中的位置，这些位置大部分是韵母的位置，帮助患者从韵母过渡到音节，继而提高连续语音流畅性。重读治疗法可以调动患者呼吸与发声的协调性，能够帮助患者放松呼吸肌群和发声肌群，建立正确的起音方式，减少硬起音和呼吸不流畅的问题，养成良好的发声停顿习惯，如图 7-3-3 所示。

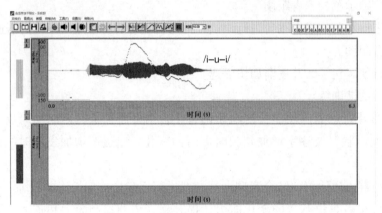

图 7-3-3　重读治疗法实时反馈训练

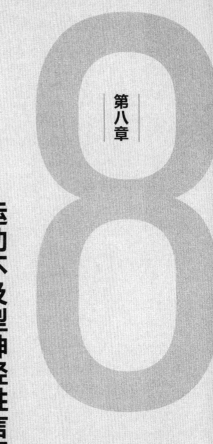

第八章

运动不及型神经性言语障碍

由于锥体外系的基底神经核受损导致说话清晰度下降、响度低下是运动不及型神经性言语障碍的主要表现。帕金森病是运动不及型神经性言语障碍的典型代表，主要表现出动作迟缓、肢体僵硬、静止性震颤、动作范围减小等运动性症状。以上症状均会影响言语的产出及其清晰度。运动不及型神经性言语障碍会影响说话动作的执行，出现构音及发声动作减小、响度低下、语调单一、重音减少等言语问题。本章将对运动不及型神经性言语障碍的神经病理学机制、病因、言语表现及治疗进行阐述。

运动不及型神经性言语障碍概述

一、运动不及型神经性言语障碍的定义

运动不及型神经性言语障碍是一种与基底节控制回路相关的运动性言语障碍，可表现为呼吸、发声、共鸣、构音和韵律方面部分或全部的受损，但在发声、构音和韵律方面表现最为明显。基底节控制回路受损可造成肌肉僵硬、肌肉力量减弱、运动范围减小、运动迟缓，有时会出现静止性震颤等运动异常，影响患者的言语运动功能，从而导致运动不及型神经性言语障碍。运动不及型神经性言语障碍的临床特征反映了控制和支持言语的神经肌肉活动的失调，主要影响言语运动控制，即运动程序的计划、持续、启动和结束。其中，运动范围的缩小是其重要的影响因素。运动不及型神经性言语障碍患者通常表现为说话响度低下，粗糙声、气息声以及语速异常等症状，是唯一一种以语速过快为特征的神经性言语障碍。运动不及型神经性言语障碍患者进行运动时，在范围、幅度、灵活性和速度方面有所限制。

由于该类型言语障碍的表现与基底节及其控制回路的病变有关，因此对于言语障碍的识别和判断有助于神经系统病变的诊断和定位。运动不及型神经性言语障碍影响言语运动控制的各个方面，如言语动作的准备、维持和转换。该障碍反映了基底节控制回路在言语运动控制中的作用，并为自主运动提供足够的神经肌肉支持。运动不及型神经性言语障碍最常见的疾病类型为帕金森病。

二、运动不及型神经性言语障碍的神经病理学机制

运动不及型神经性言语障碍表现出的症状是基底节功能失调，或基底节与中枢神经系统其他结构之间的神经连接处受损。基底神经节控制回路功能障碍对运动的影响可通过两种方式表现：一种是活动减少或运动不足；另一种是不随意运动过多或运动亢进。兴奋性和抑制性通路之间的不平衡

现象是出现这些异常的成因，如多巴胺活性的降低会导致丘脑底核、苍白球和黑质过度输出，导致投射到辅助运动皮质的丘脑神经元受到过度抑制，从而降低启动运动程序的能力，由此导致帕金森病的运动不足现象。

基底节控制回路由基底节及其神经连接组成。基底神经节位于大脑半球深处，主要结构包括尾状核、壳核、苍白球，黑质和丘脑底核在解剖学和功能上都与基底神经节密切相关。基底节的活动与间接激活通路或锥体外系的作用密切相关，其主要功能为控制随意运动、整合调节精细的意识活动和运动反应，同时还参与记忆、情感和学习等高级认知功能。基底核的病变可导致多种运动和认知障碍，如帕金森病和基底节区脑出血等。[①]

基底节控制回路的运动功能主要包括调节肌肉张力、控制和稳定姿势（例如，在写字时保持肩膀的稳定）、协调整体动作（例如，在行走时摆动手臂）、控制动作和力度的持续时间、根据环境调整动作、学习新动作等。

基底节接受来自大脑皮层的有关运动计划的信息，对这些计划性的运动，尤其是那些缓慢而持续的运动进行调控整合，一旦重新整合完成，基底节将重新整合的神经冲动传递到运动皮层，然后通过锥体系统传送到低级运动神经元，再传送到肌肉。

基底节的抑制作用扮演着动作调节的角色，抑制过多的神经冲动，协调感觉和运动信号，避免过度的输出。若基底节控制回路受损则会造成抑制性控制回路的失调，可能造成过度抑制，也可能造成过度兴奋，在运动不及型神经性言语障碍中，这种抑制作用是过度的。如帕金森病患者的神经信号强度受到过度的抑制，大脑皮质最终接收到的来自基底节发出的信号较弱，导致患者的随意运动幅度减小，启动和转换动作困难。

神经递质之间的不平衡是许多与基底节控制回路受损相关的运动问题的主要原因。多巴胺对于帕金森病及其相关的运动不及型神经性言语障碍具有特别重要的意义。多巴胺作为一种神经递质，分布在神经系统多处部位，黑质细胞中即含有许多的多巴胺，起抑制性作用，正常情况下需与其他兴奋性神经递质维持平衡关系。当黑质中产生多巴胺的神经细胞死亡后，纹状体无法接收到足够的多巴胺。由于纹状体本身是起抑制性作用的，当多巴胺对纹状体的抑制作用减弱后，纹状体即处于过度兴奋的状态，无法适当地执行原本的适度抑制功能。纹状体失去控制后，将过度抑制大脑皮质的电信号，控制回路最终传递到皮质的运动信号被大幅削弱，从而使得运动皮质产生的运动信号减弱，最终表现为帕金森病患者的动作减少、动作迟缓等症状。运动功能减退常与黑质病变有关，使得基底神经节缺乏多巴胺，导致肌张力增加，运动阻力增加（僵硬），动作缓慢且僵硬，很难启动或停止。这种对运动的限制反映在运动不及型神经性言语障碍表现出的运动范围缩小上。

---

① 柏树令 . 系统解剖学 [M]. 6 版 . 北京：人民卫生出版社，2004：347–353.

三、运动不及型神经性言语障碍的病因

任何干扰基底节控制回路功能的疾病都会导致运动不及型神经性言语障碍。这些疾病包括退行性、血管性、外伤性、感染性、炎性、肿瘤性和毒性－代谢性疾病。运动不及型神经性言语障碍的确切病因尚未定论，但其中退行性疾病是最常见的病因。

帕金森病是一种原发性退行性疾病，是运动不及型神经性言语障碍最常见的病因，若没有其他影响因素，帕金森病的神经性言语障碍表现即为运动不及型神经性言语障碍。这一情况有时会被称为"帕金森神经性言语障碍"，但是"运动不及型神经性言语障碍"这一术语更加准确，因为运动不及型神经性言语障碍的病因不仅仅为帕金森病，反之，帕金森病患者的临床表现也不只局限在言语障碍方面。

多种神经系统的疾病可以导致运动不及型神经性言语障碍，但是下文仅讨论常见的几种病因。

1. 退行性疾病

运动不及型神经性言语障碍的病因多为退行性疾病，其中又以帕金森病居多。单纯的帕金森病的病因尚不明确，称为原发性帕金森病。其他的原因，诸如药物、毒性物质、肿瘤、脑外伤、病毒感染等也可影响基底节结构功能和多巴胺的产生，从而造成类似帕金森病的临床表现，即动作迟缓、震颤、僵硬等。帕金森病的病理变化主要涉及黑质的神经细胞丢失，以及纹状体多巴胺含量的降低。纹状体中多巴胺的耗竭与帕金森病的许多临床症状有关。

这里需要注意，帕金森综合征并不完全等同于帕金森病，前者一般是指呈现出类似帕金森病症状的疾病的总称，是一个较为笼统的概念，而非特指某一种疾病，比如进行性核上性麻痹（Progressive Supranuclear Palsy，简称PSP）、脑炎等疾病都可能表现出类似帕金森病的症状。

帕金森病多发于老年患者，发病年龄在50-70岁居多，男性患者为主。主要症状包括震颤、肢体僵硬、齿轮样僵硬、动作缓慢、姿势异常、步态不稳等现象。帕金森病发病初期以单侧症状为主，后期逐渐发展为双侧。

震颤指身体不自主规律性振动，帕金森病患者是静止性震颤，即在静止状态下震颤最为明显，是具有代表性的特征之一。其中以手部震颤最为常见，也可发生在四肢和脸部。但是患者在肌肉完全放松，或用出现震颤的部位做随意运动时，这种静止性震颤会减轻甚至消失；反之，当情绪激动或紧张时，震颤现象明显增强。

帕金森病患者的肌肉僵硬现象主要出现在躯干和四肢，无论运动或静止，肌肉都会处于收缩状态。患者因面部肌肉僵硬表现出表情呆滞，眨眼减少，俗称"面具脸"。患者因肢体僵硬，在做伸展动作时，受损部位会出现持续性强直，类似弯曲软铅管的感觉，称为"铅管样强直"（Lead Pipe Resistance）。静止性震颤的患者在进行连续性动作时，可感到在均匀的阻力中出现断续停顿，如同转动齿轮时的感觉，称为"齿轮样强直"。

患者的动作迟缓主要表现为四肢僵硬，沉重无力，启动动作困难，动作幅度减小，无法做大幅度伸展运动。其中运动启动困难表现尤为明显。帕金森病患者的典型表现之一是开始行走时动作缓慢，行走一段时间后会越走越快，但步伐越来越小，即常说的"小碎步"步态或"慌张"步态，行走时身体上半部分肢体摆动幅度较小，身体前倾。患者有时会因失去平衡而摔倒，无法控制步伐立即停下。书写时字体会越来越小，说话时言语运动幅度越来越小，响度也逐渐降低，并且言语模糊。[1][2][3][4][5]

2. 血管性疾病

虽然脑卒中通常不会引起帕金森病或运动不及型神经性言语障碍，但弥漫性额叶白质病变和基底节血管病变可能与帕金森病有关。步态困难、姿势不稳、痴呆、假性球麻痹、病理反射比帕金森病更为普遍，这种病常被称为血管性帕金森病。它通常对左旋多巴治疗没有反应。脑缺氧，包括一氧化碳中毒引起的脑缺氧，也可产生帕金森病的相关症状，从而表现出言语障碍。[6]

3. 毒性－代谢性疾病

被称为多巴胺拮抗剂的抗精神病药物和抗呕吐药物可对多巴胺受体产生显著的阻断作用。帕金森病也可由干扰大脑储存多巴胺能力的药物引起，如利血平（Reserpine）和川芎嗪（Tetrabenazine）。[7]重金属（例如锰）或其他化学物质，如二硫化碳、氰化物和甲醇可通过其对基底节的影响而产生帕金森综合征。获得性代谢紊乱，包括与肝功能衰竭、甲状旁腺功能减退和桥脑中央髓鞘溶解有关的代谢紊乱可损害基底节并引起帕金森病。威尔森氏症（Wilson's Disease）导致肝脏和大脑铜沉积异常，可产生帕金森病的症状，包括运动不及型神经性言语障碍。该病也可影响基底节外的结构，因此常与混合型言语障碍有关。

4. 创伤性损害

运动迟缓、肌强直和震颤是由创伤性脑损伤（俗称脑外伤）引起的众多神经运动障碍表现的一部分，比如多次受到头部外伤，会导致黑质出现损伤，这可能会引起帕金森病患者出现运动异常、运动不及型神经性言语障碍、痴呆和共济失调。

---

① Jankovic J. Parkinson's disease: clinical features and diagnosis[J]. Journal of neurology, neurosurgery, and psychiatry, 2008.

② Kent R D, Kent J F, Weismer G, et al. What dysarthrias can tell us about the neural control of speech[J]. Journal of Phonetics, 2000, 28（3）: 273-302.

③ 张镛，马兴义. 帕金森病的诊断 [J]. 医学理论与实践，2000（7）: 447-447.

④ 张振馨. 帕金森病的诊断 [J]. 中华神经科杂志，2006，39（6）: 408-409.

⑤ 汪锡金，张煜，陈生弟. 帕金森病发病机制与治疗研究十年进展 [J]. 中国现代神经疾病杂志，2010，10（1）:

⑥ Okuda B, Kawabata K, Tachibana H, et al. Primitive reflexes distinguish vascular parkinsonism from Parkinson's disease[J]. Clin Neurol Neurosurg, 2008, 110（6）: 562-565.

⑦ 王翠英，姜家全. 利血平致帕金森综合征讨论 [J]. 中华临床医药杂志（北京），2002，3（9）: 26-26.

神经外科手术，包括立体定向的丘脑或苍白球破坏和深部脑刺激，可以缓解帕金森病相关的肢体震颤和运动障碍。然而，这种治疗，尤其是双侧治疗，可能会导致暂时或持续的言语障碍，包括神经性言语障碍，也可能使神经性言语障碍进一步恶化。

5. 感染性疾病

病毒（如流感、柯萨奇病毒、乙型脑炎、西尼罗河病毒）可能是帕金森病的诱因；导致获得性免疫缺陷综合征（艾滋病）的人类免疫缺陷病毒（HIV）与运动障碍有关，也可能导致帕金森病。其他较为罕见的感染原因包括克雅氏病（Creutzfeldt-Jakob Disease）、梅毒、结核病、惠普尔病（Whipple's Disease）和肺炎支原体感染。

6. 其他

正常压力性脑积水（Normal Pressure Hydrocephalus）和阻塞性脑积水（Obstructive Hydrocephalus）可能与帕金森病和运动不及型神经性言语障碍有关。一些遗传性疾病，比如威尔森氏症、亨廷顿氏病（Huntington's Disease）、家族性基底节钙化（Familial Basal Ganglia Calcification）、显性遗传脊髓小脑共济失调（Dominantly Inherited Spinocerebellar Ataxias），以及一些罕见的先天性代谢失调也可能与运动不及型神经性言语障碍相关联。

四、运动不及型神经性言语障碍的言语特征

运动不及型神经性言语障碍患者在言语方面常表现为说话语调单一、响度单一、缺乏重音，听感上形容为"没有感情"。可伴有粗糙声、气息声、音调较低、响度低下等问题。有些患者语速过快或说话呈现片段式语句，有些则语速缓慢。大多数患者在共鸣方面未见明显异常，很少有鼻音过重的问题。构音动作不准确、声母错误是运动不及型神经性言语障碍的常见表现。下面将从呼吸、发声、共鸣、构音和韵律五个方面的障碍进行阐述。

1. 呼吸障碍

运动不及型神经性言语障碍患者可能因胸部肌肉僵硬导致呼吸功能异常，从而降低肺活量。帕金森病患者在平静状态下较常人呼吸速率增加，换气量增加，在言语呼吸时胸腔与腹腔移动关系异常，胸腔移动较腹腔小，可见代偿性腹腔增加起伏幅度补偿胸腔运动，上述不正常的呼吸运动方式可能是造成患者无法连续说话、呈片段式的言语、语速加快的原因。

2. 发声障碍

帕金森病患者的言语系统中，发声系统最易受到影响，且障碍表现常比构音方面更为

严重。患者多表现为响度低下、低音调且音调变化范围减小，但部分患者也会出现高音调的情况。帕金森病患者的肌肉僵硬影响声带振动和其他发声相关肌群的运动，致使声带运动异常，常出现声带闭合不全的症状，产生粗糙声、气息声，导致发声功能异常。

3. 共鸣障碍

该类言语障碍患者较少出现共鸣障碍或程度较轻。

4. 构音障碍

患者在休息或持续张口或缩唇时，可明显感觉到下巴和嘴唇的震颤。同样，舌在静止状态下和伸舌时也常常出现剧烈的颤动。嘴唇（尤其是上唇）在静止或运动状态下，包括言语时会显得紧绷或运动困难。下颌、面部和舌的肌力通常是正常的，但在说话时，它们的运动非常有限。下颌、嘴唇和舌的口腔轮替运动可能是缓慢启动和缓慢完成，也可能是快速启动并且只能在有限的范围内活动。相比之下，单个动作（如唇回缩）的幅度可能是正常的，或明显大于在言语时观察到的幅度。

构音动作含糊不清、声母发音不准确是运动不及型神经性言语障碍的常见障碍表现。患者存在舌部肌肉僵硬、颤抖、运动幅度小，下颌运动幅度小、构音动作不精确的情况，上述这些情况都会导致患者说话含糊不清。而患者的构音动作幅度小会造成其声母发音不准确，在做语音轮替、切换的康复训练时，患者通常一开始构音动作小，然后速度越来越快，最后音节连续，无法区分音节。常见的声母错误类型为方式错误，最常见于塞音、擦音和塞擦音。导致患者构音运动幅度小的原因可能是构音器官运动速度的加快，或者运动范围的缩小，也有可能是二者的共同作用。

帕金森病患者由于肌肉僵硬，动作常表现为不及状，即上一个动作未做到位就进行下一个动作；步态和"小碎步"类似，患者在言语状态下也表现出启动困难，启动后动作越来越快，无法随意停止。异常的语速和构音运动使得语音清晰度降低，说话含糊，可懂度降低，让人无法听清。

综上所述，构音运动幅度过小、下颌幅度受限、闭合动作不到位以及舌运动幅度受限是运动不及型神经性言语障碍患者语音含糊不清的问题所在。

5. 韵律障碍

运动不及型神经性言语障碍患者通常说话语句短促、缺乏语调变化、缺乏重音变化，没有抑扬顿挫和音量大小的变化，因此听起来缺少感情变化，带有机械感。说话语速有的稍快，有的稍慢，视患者的具体情况而定，但从整体上来看，表现为语速加快的患者居多。需要指出的是，运动不及型神经性言语障碍是唯一一种可能出现说话语速过快的神经性言语障碍类型。帕金森病患者的语速过快和构音运动不准确会导致语音清晰度降低，言语时常发出模糊的成串的声音，旁人难以分辨。运动不及型神经性言语障碍患者通常发音不流畅，包括音节和单词重复、音节时长延长、不恰当的沉默和过多的停顿。

运动不及型神经性言语障碍的治疗

运动不及型神经性言语障碍的治疗以提高患者肌力训练为主，主要目标包括增大响度、改善音调、减慢语速、提高构音清晰度等。根据患者所在的病程阶段设置合适的治疗目标，并针对个体的言语特性制定针对的治疗内容。大多运动不及型神经性言语障碍患者在接受治疗的同时服用药物，而药物会造成"开关"的效果，例如有些患者服药后出现不自主动作的运动过度症状，则为"开"；在服药前通常处于"关闭"状态。运动不及型神经性言语障碍的治疗方法包括励－协夫曼治疗、呼吸障碍治疗、发声障碍治疗、共鸣障碍治疗、构音障碍治疗、韵律障碍治疗等。

一、励－协夫曼治疗

1. 定义

对于帕金森病患者，密集式强度治疗比较受欢迎，如励－协夫曼治疗（Lee-Silverman 治疗）。励－协夫曼治疗由言语治疗师 Lorraine Olson Ramig 于 1987 年开始发展提倡，并以第一个患者的姓名来命名。励－协夫曼嗓音治疗法（简称 LSVT），是一种针对帕金森病患者的言语障碍治疗方法，训练的主要目标是提高患者的发声响度。原则上来说，神经功能障碍（Neurological Disorders）患者都可以通过 LSVT 有一定的改善，如，痉挛型脑瘫儿童、中风、进行性核上神经麻痹、老年喉以及运动失调型神经性言语障碍等。

励－协夫曼治疗时长为一个月，包括 16 节课的密集式治疗课程，主要以改善嗓音为目标。在治疗期间，言语治疗的频率较高，一周有四到五次，一次一小时，并使用强化型活动来增强患者的发声功能。常使用最长发声时长或最大响度发声来进行训练，同时配合手部的推阻运动来改善患者发声时声带的闭合。在励－协夫曼治疗过程中，治疗师鼓励患者努力开发自己的潜能，尽可能夸张地用力发声，在呼吸、响度、音调、构音运动等方面加强说话的动作，接受并习惯用增大的响度和力量来说话。

2. 作用

LSVT 最主要的疗效是响度的显著提高，且可以在数月到两年的长时间内维持治疗的效果。它还可以对嗓音音质、基频、音调变化、韵母构音、言语清晰度，甚至面部表情、吞咽、舌功能等方面进行改善。

在发声方面，可使用硬起音的方式增加声门闭合与音量。另外，还可以使用一些仪器做自我反馈（后续介绍），以增加说话的响度或改变音调；也可使用视觉反馈装置，透过视觉指标线索加大语调的高低起伏。

在节律方面，实施加强语速控制的训练。如果患者说话速度过快，需调整说话速度使其变慢，可使用节拍器或听觉延时反馈装置将语速调整至适当的速度。调整节拍器的节拍速度，也可通过视觉线索改善说话速度过快的问题。使用听觉延时反馈装置（如结合语音自反馈训练）时，患者戴上耳机后，听到的声音有 30—200 毫秒的延迟，延迟时间可人为调整，说话者会晚一些听到自己说出的语音，如此说话速度就会变慢。

3. 治疗要点

LSVT 通过增加声带内收运动，有效改善喉肌功能；对嗓音响度的感觉运动知觉能力再评估；有效结合触觉 / 视觉提示来重塑嗓音音质和响度；充分自我暗示和提高注意力，促进治疗效果泛化到日常生活沟通中；增加响度，触发其他功能的提升，如构音、嗓音音质、语调、语速。

在治疗时，要充分注意增加呼吸系统和发声系统的运动幅度，增加发声运动的幅度（高音调、高响度训练），改进提高发声时的自我感觉能力，尽最大的努力来完成训练，进行高强度训练（每个任务最少重复 15 次，每周 4 次，连续 4 周共 16 次训练），对发声功能进行量化（监控响度、音调、嗓音质量、声门噪声）。以上治疗要点可采用言语障碍测量仪、喉功能检测仪等现代化设备结合进行治疗。[1][2][3]

4. 训练过程

（1）持续元音发音最长声时训练。

训练之初，让患者尽可能高响度、长时间地发元音 /ɑ/，发声时要保持声带"良好的音质和良好的闭合运动"，每次训练需最少发音 15 次，可用最长声时（MPT）、接触率（CQ）体现（正常范围：40% < CQ < 70%），如图 8-2-1 所示。

① 罗佳，庄佩耘，张天宇，等. 帕金森病患者的言语障碍及励 – 协夫曼言语治疗的应用 [J]. 听力学及言语疾病杂志，2007，15（6）：502-505.

② 李咏雪，谭茗丹，范豪，等. 励 – 协夫曼言语治疗对中国帕金森病患者言语功能的影响 [J]. 中华物理医学与康复杂志，2020，42（3）：245-248.

③ 杨美芳，赵健，且亚玲，等. 励 – 协夫曼言语治疗对帕金森病患者言语功能及生活质量的影响 [J]. 中华物理医学与康复杂志，2017，39（1）：43-47.

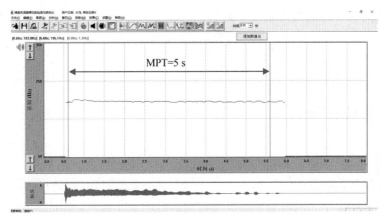

图 8-2-1　采用最长声时体现训练效果

（2）训练患者的最大基频范围。

治疗师指导患者尽可能采用高响度、良好音质发声，若患者存在低音调问题，则逐渐升高音调至患者能达到的最高音调发声；若患者存在高音调问题，则逐渐降低音调至患者能达到的最低音调发声。每次治疗进行 15 次升、降调训练。音调训练的训练效果可用言语基频 F_0 体现，如图 8-2-2 所示。

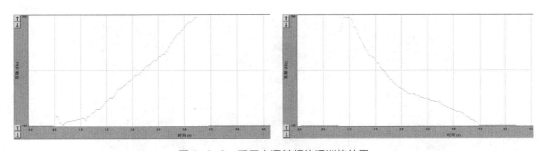

图 8-2-2　采用言语基频体现训练效果

（3）实用性语句训练。

在训练时，治疗师让患者选择 10 个日常生活中用到的短语或句子进行发声训练，每个短语 / 句子重复 5 次。注意，训练时的发声要保持响度一致（像发长时 /ɑ/ 一样）。

（4）高频短语训练。

治疗师在患者掌握了训练形式之后，可适当地使用日常生活中或不同情境下常见的实用性短语，调整发声的响度，使之适合特定的或多变的言语活动环境。

（5）每周增加训练任务的复杂性。

LSVT 的训练主目标在于提高声音的响度，在提高响度的同时，可逐渐提高训练的复杂性。一般建议第一周结合单词和短语进行训练；第二周结合句子进行训练；第三周结合朗读进行训练；第四周结合谈话进行训练。

（6）提高任务的难度。

任务复杂性提高之后，治疗师可通过上述训练形式的结合，提高训练时的难度。可通过增加发声时长、增大发声响度（音调，但响度需在正常范围之内），以及任务的复杂性（如背景噪声、双重任务、干扰物等）进行训练。

二、呼吸障碍治疗

运动不及型神经性言语障碍患者常有呼吸支持不足的问题，此问题可导致患者说话时句长变短、响度减小，同时也可造成患者发声时产生气息声。因此，在呼吸障碍康复训练中，治疗师可对患者的呼吸支持能力进行康复训练，增强患者的呼吸支持能力，改善其呼吸与发声的协调性。

1. 嗯哼法

患者双唇闭合，从鼻腔出气，发出类似"嗯哼"的声音，注意配合腹式呼吸进行，如图 8-2-3 所示。该方法能够增强患者的呼吸支持能力，配合腹式呼吸进行，还能锻炼患者呼吸与发声的协调性，建立言语腹式呼吸。

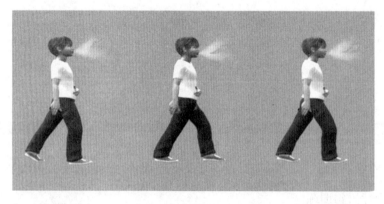

左脚退后　　　　　　左脚向前　　　　　　右脚向前

图 8-2-3　嗯哼法的发音图示

2. 逐字增加句长法

具体训练方法可参见第六章第二节中"逐字增加句长法"部分。

3. 拟声法

患者可采用单元音、双元音等语料或者模仿动物发声（如模仿马跑发出 /da-da-da/ 的声音，或模仿火车开的声音发 /u——/ ），来进行连续发声的训练，配合言语腹式呼吸，能起到增强呼吸支持能力的作用，如图 8-2-4 所示。

呼吸功能—
拟声法

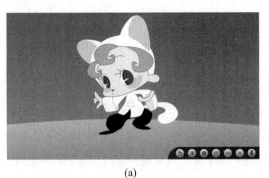
(a)

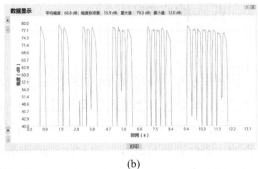
(b)

图 8-2-4　拟声法的训练过程

三、发声障碍治疗

运动不及型神经性言语障碍患者声带常出现闭合不全的情况，粗糙声和气息声多见，若同时存在呼吸支持不足的情况，可导致患者言语响度明显降低。因此，在发声障碍康复训练中，治疗师可对患者进行声带闭合能力的训练，增强其声带振动能力和规律性。

1. 发声放松训练

运动不及型神经性言语障碍患者存在肌肉僵硬的问题，这种肌肉僵硬也涉及与发声功能相关的肌群，从而影响发声功能。可通过发声放松训练对肌肉进行放松。具体训练方法可参见第五章第二节中"发声放松训练"部分。

2. 张嘴法

具体训练方法可参见第六章第二节中"张嘴法"部分。

发声功能——
张嘴法

3. 咀嚼法

咀嚼法即通过做夸张的咀嚼运动，并在做动作的同时柔和发音，以放松发声和构音器官，从而改善发声音质的方法。可采用单元音、数字、词语、短语等作为语料，随着训练的进行逐渐去除咀嚼，自然言语。

四、共鸣障碍治疗

运动不及型神经性言语障碍患者较少见共鸣系统方面的障碍，少数可见鼻音过重。具体内容参见第五章"弛缓型神经性言语障碍"及第六章"痉挛型神经性言语障碍"。

五、构音障碍治疗

运动不及型神经性言语障碍中最为常见的构音障碍是辅音（声母）构音不准确，这也是患者说话含糊不清的主要原因之一。如前文所述，这一问题的出现一般是由于构音器官的运动范围受限。帕金森病患者，若同时存在语速过快，会加重构音不清所带来的影响，降低言语可懂度。因此，对运动不及型神经性言语障碍患者进行构音障碍治疗，可从降低言语速率、增加构音器官运动范围、增强构音运动准确性入手。

1. 口部运动治疗

帕金森病患者可能存在唇、舌、下颌等构音器官运动受限的问题，因此可针对这些问题进行具体的、针对性的口部运动治疗，具体训练方法可参见第五章第二节中"口部运动治疗"部分。

2. 构音运动训练

（1）下颌运动与重读治疗结合。

下颌的运动在言语产生过程中是非常重要的，因此构音训练必须强调下颌重读治疗。下颌重读治疗包括一种在高韵母与低韵母之间进行的交替训练，这类训练有助于形成更加灵活的下颌运动。例如，慢板节奏二的下颌运动重读治疗训练：[i-A-a][a-I-i][ü-A-a]，[a-Ü-ü][u-A-a][a-U-u]；行板节奏一的下颌运动重读治疗训练：[i-I-A-A][a-A-I-I]，[u-U-A-A]，[a-A-U-U]。其中大写部分为强拍，需要重读。

下颌运动与韵律训练相结合。下颌运动的韵律训练强调能量法，高低韵母的切换，下颌的运动方式要符合高低韵母的运动，音调的模式要符合重读模式。如"下颌运动＋词语诱导＋可视音调"的例子，蜡笔（là bǐ），重读训练：[a-A-i]，蜡笔；[a-I-A-I]，蜡笔；帽子（mào zi），重读训练：[ao-AO-ao]，帽子。

（2）唇运动与重读治疗结合。

唇运动重读治疗旨在训练唇部的灵活性，主要在圆唇与非圆唇元音之间进行转换。它包括[i-Ü-i][ü-I-ü][e-O-e][o-E-o][i-I-Ü-I][ü-Ü-I-V][e-E-O-E][o-O-E-O]。唇运动的韵律训练强调能量法，强调高低韵母的切换，唇的运动方式符合圆唇、展唇韵母的运动，音调模式要符合重读模式。

（3）舌运动与重读治疗结合。

舌的运动在言语产生过程中同样是非常重要的，而与元音构音有关的最为重要的舌部运动是舌在前后两个位置间的运动转换。在重读治疗法中，在前、后韵母之间进行转换的所有运动都旨在训练舌部的灵活性。舌运动重读训练主要包括[i-Ü-u][u-I-i][ü-U-u][u-Ü-ü]，[i-I-U-U][u-Ü-I-I][ü-Ü-U-U][u-U-Ü-ü]。

3. 音位获得训练

（1）模仿复述。

具体训练方法可参见第七章第二节中"音位获得训练"部分。

（2）模仿复述和语音支持相结合。

具体训练方法可参见第七章第二节中"音位获得训练"部分。

（3）模仿复述和语音自反馈相结合。

在训练过程中可以将患者的发音录制下来并播放给患者听，利用听觉反馈来强化患者声母的获得，并通过图片的形式给予患者视觉反馈，此方法称为语音自反馈法。语音自反馈训练也可以提高韵律功能，改善患者的语速和语调，并可进一步进行音位的获得巩固。在语音自反馈训练过程中，录制患者的原始发音；然后根据患者情况选择进行变速或变调训练。若患者无法很好地控制自己的呼吸，语速存在问题时，可进行变速训练，提高患者控制发音时长的能力。若患者无法很好地控制音调，语调异常时，可进行变调训练，提高患者的音调控制能力，如图8-2-5所示。

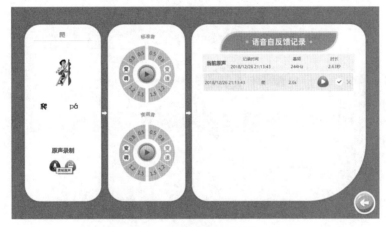

图 8-2-5 语音自反馈的训练示例

4. 音位对比训练（构音 PCT 法）

具体训练方法可参见第七章第二节中"构音 PCT 法"部分。

构音功能—
重读治疗法
（PK）

六、韵律障碍治疗

运动不及型神经性言语障碍患者存在说话时音调变化单一、语速过快等韵律问题，在前文"构音障碍治疗"中提到的降低言语速率同样可以缓解韵律方面的问题。在训练中，可以强调对语调、重音变化的训练。可采用结构化语音疗法和重读治疗法。

1. 结构化语音疗法

具体训练方法可参见第六章第二节"结构化语音疗法"部分。

2. 重读治疗法

重读治疗法（The Accent Method，简称 AM），能够帮助患者建立正确的平静呼吸方式，促进相关呼吸肌群与发声肌群功能之间的协调；促进平静呼吸到言语呼吸的过渡；巩固正确的言语呼吸方式；促进声带的放松和黏膜波的运动；避免因声门闭合过紧而导致硬性声门撞击式的起音方式，训练声门逐步平稳闭合，减少硬起音；加强呼吸、发声和构音之间的协调关系，增加呼吸肌群、发声肌群和构音肌群的灵活性。

（1）重读治疗法（能量法）。

能量法即寻找能量集中的位置。强调从声母、韵母到音节、词语和句子的过渡，加强发声诱导；声学能量主要集中在韵母上，因此解决主要能量的发声是首要问题。重读发声的方式能够解决硬起音和呼吸不流畅的问题，让患者习惯发声停顿的使用。

举例：狗（gou），[ou-OU-ou]，吸气，狗，如图 8-2-6 所示。

韵律功能——
重读治疗法
（能量法）

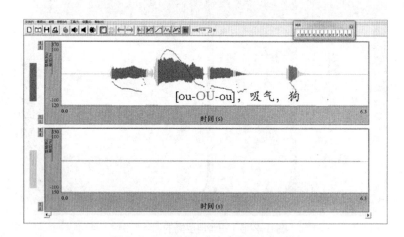

图 8-2-6　重读治疗法（能量法）示例

（2）重读治疗法（支架法）。

支架法即寻找词语和句子的发声支架，用于从声母、韵母到音节、词语和句子的过渡，如图 8-2-7、图 8-2-8 所示。

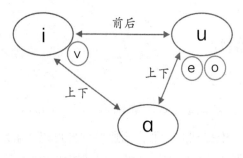

图 8-2-7　支架元音

举例：一只绿色的乌龟 yi zhi lü se de wu gui。

i–I–i	/i/
ü–Ü–ü	/lü se/
u–U–UEI–UEI	/wugui/
i–I–U–WEI	/yizhiwugui/

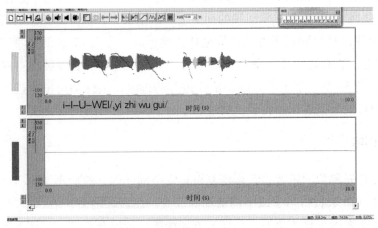

图 8-2-8　重读治疗法（支架法）示例

3. 语速控制法

运动不及型神经性言语障碍患者的言语特征是言语速率过快，因此速率的控制对患者来说非常重要。由于语速过快，患者在说话时的构音器官来不及到达目标位置，造成构音清晰度下降；而听者也没有足够的时间消化他们所听到的讯息，造成言语可懂度下降。通常只要做到减慢说话速率即可达到显而易见的效果。

（1）节拍器法。

可使用节拍器的不同节拍帮助患者恢复正常语速。在治疗前，治疗师可根据患者的情况在节拍器上设置一个恰当的速率，然后让患者朗诵或朗读一些熟悉的句子或段落。患者应该跟随节拍器，每打一次节拍患者就说出一个音节，即使念出来的音节听起来像是自动化读音也不要去纠正。训练的目的在于让患者找到使用适当语速说话的感觉，通过足够的练习后，患者即可无须借助节拍器的提示进行慢速说话。

（2）手指 / 手掌轻拍法。

当下情况若没有节拍器，治疗师可使用手指 / 手掌轻拍的方式来取代节拍器的功能。同样，治疗师手指 / 手掌轻拍的速度要根据患者的功能情况进行调整，每轻拍一次，患者即跟随着治疗师朗读一些熟悉的句子，一旦形成固定的节奏，治疗师则撤除手指 / 手掌轻拍，让患者自行朗读。对于功能较好的患者，治疗师可以在一开始让患者和自己同步打拍子，患者来进行朗读，随后治疗师不再轻拍，由患者自己打节拍并使用该速度朗读句子。

（3）语音自反馈法。

具体训练方法可参见本章本节中"构音障碍治疗"部分。

4. 重音对比训练

对于运动不及型神经性言语障碍患者而言，重音减弱或过度重音是其典型的言语特征。使用对比式重音训练可以帮助患者减轻以上症状。训练方式通常是治疗师先问问题，患者回答时要将重音落在要回答的词语上。举例来说，治疗师给患者看一张白色的小猫贝贝的图片，然后询问患者"贝贝是什么颜色的小猫"，患者要回答"贝贝是**白色**的小猫"。注意，患者要将重音落在"白色"二字上。答句的长度要根据患者的功能情况而定，通常是5—9个字不等。随着治疗进程的过渡，治疗师可不再进行提问，让患者对着一张图片说出描述性的句子，反过来让治疗师听患者的重音所在。

5. 语调训练

语调练习首先要帮助患者将音调恢复至正常范围之内，然后再考虑语调的治疗。语调训练可利用线条来表明句子或字词语调的改变。在训练之前，治疗师要和患者说明：句子下方加线条表示平直的语调，字词上方加线条表示提升音调，字词下方加线条表示降低音调。在治疗过程中，治疗师可在段落中随意合理地加入这些线条来让患者朗读。语调训练主要包括疑问句和陈述句的训练。进行疑问句训练时，治疗师要在目标字词上方加线条提示患者要发出疑问的语气；进行陈述句训练时，治疗师要在目标字词下方加线条提示患者要发出陈述的语气。多数患者最初要练习短而简单的句子，再过渡至长而复杂的句子。最终目标是让患者在撤除线条的提示之后能够自主地控制语调，恢复语调能力。

运动不及型神经性言语障碍的案例分析

本节以某运动不及型神经性言语障碍患者的言语功能治疗为例，具体阐述 ICF 框架下运动性言语障碍患者言语功能治疗的实施过程。

一、患者基本信息

视频 1

患者刘某，65 岁男性，因帕金森病入院治疗，言语不利 9 个月，主要表现为吐字不清，流畅性欠佳，流涎较多。具体如表 8-3-1 所示。

表 8-3-1　患者基本信息

医院、康复机构、特殊教育学校、资源中心
患者基本信息
姓　名　刘×× 　　出生日期　1954 年 2 月 6 日 　　性别：☑男 □女
检查者　陈×× 　　评估日期　2019 年 7 月 3 日 　　编号　　D04
类型：□智障_____ 　□听障_____ 　□脑瘫_____ 　□孤独症_____ 　□发育迟缓_____
□失语症_____ 　☑神经性言语障碍（构音障碍）运动不及型
□言语失用症 　　□其他_____
主要交流方式：☑口语 □图片 □肢体动作 □基本无交流
听力状况：☑正常 □异常 　听力设备：□人工耳蜗 □助听器 补偿效果_____
进食状况：偶有呛咳。
言语、语言、认知状况：言语方面，呼吸方式异常，呼吸支持不足，低音调，构音不清，音调及响度变化较为单一，重音较弱；语言和认知方面，无明显异常。
口部触觉感知状况：无明显异常，待进一步观察。

二、ICF 言语功能评估结果

根据患者主诉，言语治疗师对患者进行嗓音言语产生功能评估、构音和语音功能评估以掌握患者各项言语功能的损伤程度，为制订科学的治疗计划提供依据。

（一）ICF 嗓音言语产生功能评估结果

经嗓音言语产生功能评估，患者刘某最长声时为 6.6 s，最大数数能力为 4.3 s，言语基频为 86 Hz，基频震颤为 7.2 次 / 秒，频段能量集中率为 36.2%，声带接触率为 41.2%，接触率微扰为 4.1%，基频微扰为 0.71%，幅度微扰为 4.12%，声门噪声为 −8.7 dB，/i/ 的第二共振峰为 2 300 Hz，/u/ 的第二共振峰为 668 Hz，鼻流量为 32%。言语治疗师将上述结果输入 ICF 转换器内，得出患者 ICF 嗓音言语产生功能评估结果，如表 8-3-2 所示。该患者存在呼吸支持不足、呼吸与发声不协调、软起音、声带振动不规律、粗糙声、嘶哑声、气息声等嗓音言语产生功能障碍。

表 8-3-2 ICF 嗓音言语产生功能评估

身体功能：人体系统的生理功能损伤程度			无损伤	轻度损伤	中度损伤	重度损伤	完全损伤	未特指	不适用
			0	1	2	3	4	8	9
b3100	嗓音产生 Production of voice	最长声时 MPT	□	□	□	☑	□	□	□
		最大数数能力 cMCA	□	□	□	☑	□	□	□
		言语基频 F_0	□	□	☑	□	□	□	□
		基频震颤 F_0t	□	☑	□	□	□	□	□
		频段能量集中率 Ec	□	☑	□	□	□	□	□
		声带接触率 CQ	□	☑	□	□	□	□	□
		接触率微扰 CQP	□	□	☑	□	□	□	□

通过喉及其周围肌肉与呼吸系统配合产生声音的功能。
包括：发声功能，音调、响度功能；可能会出现的障碍：失声、震颤、发声困难。

信息来源：☑ 病史　□ 问卷调查　☑ 临床检查　□ 医技检查

问题描述
1. 持续稳定的发声时间为 6.6 s ↓，正常范围 ≥ 22.5 s；呼吸支持能力、呼吸与发声协调能力存在重度损伤。
2. 持续、旋转地发 1 或 5 的最长时间为 4.3 s ↓，正常范围 ≥ 8.6 s；呼吸与发声协调能力、言语呼吸控制能力存在重度损伤。
3. 声带振动频率为 86 次 / 秒 ↓，正常范围 100—133 次 / 秒；音调及音调控制能力存在中度损伤。
4. 基频震颤为 7.2 次 / 秒 ↑，正常范围 2.9—6.2 次 / 秒；声带振动频率呈现轻度包络式损伤，存在轻度声带神经源性损伤而造成的嗓音障碍。
5. 频段能量集中率为 36.2% ↓，正常范围 39.2%—51.9%；声带振动时谐波能量衰减过大，存在轻度发声功能低下现象。
6. 声带接触率为 41.2% ↓，正常范围 47.6%—71.4%；声门轻度闭合不全，嗓音音质存在轻度损伤及轻度软起音。
7. 接触率微扰为 4.1% ↑，正常范围 0%—3.1%；声门闭合中度不规律，声带存在中度的振动失调。

	进一步描述 一、呼吸功能 1. 呼吸支持能力方面建议进行如下治疗： （1）实时反馈治疗，选择如声时实时反馈训练、起音实时反馈训练等治疗方法。 （2）传统治疗，选择如呼吸放松训练、发声放松训练、数数法、嗯哼法、快速用力呼气法、缓慢平稳呼气法、逐字增加句长法等治疗方法。 2. 呼吸与发声协调能力方面建议进行如下治疗： （1）实时反馈治疗，选择如声时实时反馈训练、音调实时反馈训练、词语拓展实时反馈训练等治疗方法。 （2）传统治疗，选择如呼吸放松训练、发声放松训练、唱音法、哼音法等治疗方法。 二、发声功能 1. 低音调问题建议进行如下治疗： （1）实时反馈治疗，选择如音调实时反馈训练、声时实时反馈训练等治疗方法。 （2）传统治疗，选择如发声放松训练、乐调匹配法、手指按压法、音调梯度训练法等治疗方法。 2. 嗓音震颤问题建议进行如下治疗： （1）实时反馈治疗，选择如音调实时反馈训练、响度实时反馈训练等治疗方法。 （2）传统治疗，选择如呼吸放松训练、发声放松训练、喉部按摩法、乐调匹配法、手指按压法等治疗方法。 3. 声门闭合不全障碍及发声功能低下建议进行如下治疗： （1）实时反馈治疗，选择如音调实时反馈训练、清浊音实时反馈训练、声带接触率反馈训练、词语拓展实时反馈训练等治疗方法。 （2）传统治疗，选择如发声放松训练、喉部按摩法、气泡发音法、半吞咽法等治疗方法。 4. 声门闭合不规律障碍建议进行如下治疗： （1）实时反馈治疗，选择如清浊音实时反馈训练、音调实时反馈训练、声带接触率反馈训练等治疗方法。 （2）传统治疗，选择如发声放松训练、喉部按摩法、咀嚼法、哈欠－叹息法、用力搬椅法、哼鸣法、吟唱法、掩蔽法、碰撞法等治疗方法。									

			0	1	2	3	4	8	9
b3101	嗓音音质 Quality of voice	基频微扰 Jitter （粗糙声）	☐	☑	☐	☐	☐	☐	☐
		声门噪声 NNE （气息声）	☐	☑	☐	☐	☐	☐	☐
		幅度微扰 Shimmer （嘶哑声）	☐	☑	☐	☐	☐	☐	☐
		共振峰频率 F_2/i/ （后位聚焦）	☑	☐	☐	☐	☐	☐	☐
		共振峰频率 F_2/u/ （前位聚焦）	☑	☐	☐	☐	☐	☐	☐
		鼻流量 NL	☑	☐	☐	☐	☐	☐	☐
	产生嗓音特征的功能，包括谐波特征、共鸣和其他特征。 包括：谐波高、低功能；鼻音功能亢进和鼻音功能低下、发声困难、声带紧张、嘶哑或粗糙声、气息声等障碍。									
	信息来源：☑病史　☐问卷调查　☑临床检查　☐医技检查									

续表

	问题描述 1. 基频微扰为 0.71% ↑，正常范围 ≤ 0.62%；嗓音音质存在轻度损伤，存在轻度的粗糙声或嘶哑声。 2. 声门噪声为 −8.7dB ↑，正常范围 ≤ −9.6 dB；嗓音音质存在轻度损伤，存在轻度的气息声或嘶哑声。 3. 幅度微扰为 4.12% ↑，正常范围 ≤ 3.74%；嗓音音质存在轻度损伤，存在轻度的粗糙声或嘶哑声。 4. /i/ 的第二共振峰为 2 300 Hz，正常范围 ≥ 2 151 Hz；舌向前运动能力正常，口腔共鸣功能正常。 5. /u/ 的第二共振峰为 668 Hz，正常范围 ≤ 715Hz；舌向后运动能力正常，口腔共鸣功能正常。 6. 鼻流量为 32%，正常范围 ≤ 37.05%；鼻腔共鸣功能正常，无鼻音功能亢进。 进一步描述 发声功能 1. 粗糙声问题建议进行如下治疗： （1）实时反馈治疗，选择如音调实时反馈训练、响度实时反馈训练、嗓音 Jitter 反馈训练等治疗方法。 （2）传统治疗，选择如发声放松训练、音调梯度训练法、响度梯度训练法、吟唱法等治疗方法。 2. 气息声问题建议进行如下治疗： （1）实时反馈治疗，选择如音调实时反馈训练、起音实时反馈训练、响度感知实时反馈训练、嗓音 NNE 反馈训练等治疗方法。 （2）传统治疗，选择如发声放松训练、气泡发音法、半吞咽法、吸入式发音法等治疗方法。 3. 嘶哑声问题建议进行如下治疗： （1）实时反馈治疗，选择如音调实时反馈训练、响度实时反馈训练、嗓音 Shimmer 反馈训练等治疗方法。 （2）传统治疗，选择如发声放松训练、音调梯度训练法、响度梯度训练法、吟唱法等治疗方法。

（二）ICF 构音语音功能评估结果

经构音语音功能评估，患者刘某已掌握 11 个声母、13 对声母音位对，构音清晰度为 57.89%，口部感觉功能得分为 72%，下颌运动功能得分为 81%，唇运动功能得分为 59%，舌运动功能得分为 34%，/pa/ 的浊音时长为 2 180 ms，/pa/ 的音节时长为 181 ms，/pa/ 的停顿时长为 57 ms，连续语音的音节时长为 137 ms，连续语音的停顿时长为 166 ms，幅度标准差为 5 dB，重音音节总时长为 985 ms，重音出现率为 17.6%，/pa/ 的浊音速率为 10.09 个/秒，/pa/ 的言语速率为 5.5 个/秒，连续语音的构音速率为 9.7 个/秒，连续语音的言语速率为 7.3 个/秒，言语基频标准差为 19.2 Hz，言语基频动态范围为 78.7 Hz，基频突变出现率为 0。言语治疗师将上述结果输入 ICF 转换器内，得出患者 ICF 构音语音功能评估结果，如表 8-3-3 所示。该患者存在构音歪曲、口部运动功能异常、言语流利性异常、响度单一、重音缺乏、语速过快、语调单一等构音语音功能障碍。

表 8-3-3 ICF 构音语音功能评估

身体功能：人体系统的生理功能损伤程度			无损伤	轻度损伤	中度损伤	重度损伤	完全损伤	未特指	不适用
			0	1	2	3	4	8	9
b320	构音功能 Articulation functions	声母音位习得（获得）	□	□	☑	□	□	□	□
		声母音位对比	□	□	☑	□	□	□	□
		构音清晰度	□	□	☑	□	□	□	□
		口部感觉	□	□	☑	□	□	□	□
		下颌运动	□	☑	□	□	□	□	□
		唇运动	□	□	☑	□	□	□	□
		舌运动	□	□	□	☑	□	□	□

产生言语声的功能。 包括：构音清晰功能，构音音位习得（获得）功能，痉挛型、运动失调型、弛缓型神经性言语障碍，中枢神经损伤的构音障碍。 不包括：语言心智功能（b167）；嗓音功能（b310）。

信息来源：☑ 病史 □ 问卷调查 ☑ 临床检查 □ 医技检查

问题描述

1. 已掌握声母个数为 11 个↓，正常是 21 个；声母音位获得能力中度损伤。

2. 已掌握声母音位对 13 对↓，正常是 25 对；声母音位对比能力中度损伤。

3. 构音清晰度为 57.89%↓，正常范围≥96%；构音语音能力中度损伤。

4. 口部感觉功能得分为 72%↓，正常范围≥96%；患者允许刺激，但是有明显的消极反应（如呕吐，将头部向后撤，远离刺激）；口部感觉处于中度损伤。

5. 下颌运动功能得分为 81%↓，正常范围≥96%；能完成目标动作，但控制略差；下颌运动轻度损伤。

6. 唇运动功能得分为 59%↓，正常范围≥96%；存在结构异常；或运动范围未达到正常水平；或无法连续运动；或用其他构音器官的动作代偿或辅助目标动作；唇运动中度损伤。

7. 舌运动功能得分为 34%↓，正常范围≥96%；努力做目标动作而未成功，用头、眼或其他肢体动作来代偿；舌运动重度损伤。

进一步描述

1. 声母音位获得处于第三阶段，已获得声母有 /b、m、d、h/、/p、t、g、k、n/、/f、q/，受损声母有 /j、x/、/l、z、s、r/、/c、zh、ch、sh/；训练建议：对第三阶段受损的声母音位进行音位诱导、音位获得训练。

（1）音位诱导：可借助口部运动治疗方法找到正确的发音部位和发音方式。

（2）音位获得：选择模仿复述的方法，并结合言语支持训练，选择停顿起音、音节时长或音调变化的实时视听反馈训练。

2. 已获得声母音位对有 13 对，受损声母音位对有 12 对；训练建议：对受损的音位对进行音位对比训练。

（1）听觉识别：进行受损音位对的听觉识别训练。

（2）音位对比：选择模仿复述的方法，并结合重读治疗法中行板节奏一进行视听反馈训练（具体参见构音障碍测量与训练仪）。

3. 颊部触觉反应 4 级，鼻部触觉反应 4 级，唇部触觉反应 2 级，牙龈触觉反应 3 级，硬腭触觉反应 3 级，舌前部触觉反应 2 级，舌中部触觉反应 2 级，舌后部触觉反应 3 级。

4. 自然状态 4 级，咬肌肌力 3 级，向下运动 3 级，向左运动 3 级，向右运动 3 级，前伸运动 3 级，上下连续运动 3 级，左右连续运动 3 级，向上运动 4 级。

5. 自然状态 3 级，流涎 2 级，唇面部肌力 2 级，展唇运动 2 级，圆唇运动 2 级，唇闭合运动 2 级，圆展交替运动 2 级，唇齿接触运动 2 级。

6. 自然状态 2 级，舌肌肌力 1 级，舌尖前伸 1 级，舌尖下舔下颌 1 级，舌尖上舔上唇 1 级，舌尖上舔齿龈 1 级，舌尖左舔嘴角 1 级，舌尖右舔嘴角 1 级，舌尖上舔硬腭 2 级，舌尖前后交替运动 1 级，舌尖左右交替运动 1 级，舌尖上下交替运动 1 级，马蹄形上抬运动 2 级，舌两侧缘上抬运动 2 级，舌前部上抬运动 2 级，舌后部上抬运动 2 级。

b3300 言语流利 Fluency of speech			0	1	2	3	4	8	9
	口腔轮替运动功能	浊音时长	☐	☑	☐	☐	☐	☐	☐
		音节时长	☑	☐	☐	☐	☐	☐	☐
		停顿时长	☐	☑	☐	☐	☐	☐	☐
	连续语音能力	音节时长	☐	☐	☑	☐	☐	☐	☐
		停顿时长	☐	☐	☑	☐	☐	☐	☐

产生流利、无中断的连续言语功能。

包括：言语平滑连接的功能，如口吃、迅吃、不流利；在声音、词语（音节）或部分词语（音节）方面有重复、不规则的言语中断等障碍。

信息来源：☑ 病史 ☐ 问卷调查 ☑ 临床检查 ☐ 医技检查

问题描述

1. /pa/ 的浊音时长为 2 180 ms ↑；无意义音节连续重复发音时存在韵母延长的流利性问题，控制无意义音节连续产生的浊音时长的能力轻度损伤。

2. /pa/ 的音节时长为 181 ms；控制无意义音节连续产生的音节时长的能力无损伤。

3. /pa/ 的停顿时长为 57 ms ↓；无意义音节连续重复发音时存在停顿缩短的流利性问题，控制无意义音节连续产生的停顿时长的能力轻度损伤。

4. 连续语音的音节时长为 137 ms ↓；连续语音时存在发音缩短的流利性问题，控制连续语音产生的音节时长的能力中度损伤。

5. 连续语音的停顿时长为 166 ms ↓；连续语音时存在停顿缩短的流利性问题，控制连续语音产生的停顿时长的能力中度损伤。

b3301 言语节律 Rhythm of speech		0	1	2	3	4	8	9
	幅度标准差	☐	☐	☐	☑	☐	☐	☐
	重音音节总时长	☐	☐	☑	☐	☐	☐	☐
	重音出现率	☑	☐	☐	☐	☐	☐	☐

言语中的节奏和重音模式及其模式调节功能。

包括：如言语节律定型、重复等障碍。

信息来源：☑ 病史 ☐ 问卷调查 ☑ 临床检查 ☐ 医技检查

问题描述

1. 幅度标准差为 5 dB ↓；言语节律的响度变化单一，响度变化的控制能力重度损伤。

2. 重音音节总时长为 985 ms ↓；重音缺乏，重音音节时长的控制能力中度损伤。

3. 重音出现率为 17.6%；言语节律的重音变化无损伤。

续表

				0	1	2	3	4	8	9
b3302	语速 Speed of speech	口腔轮替运动功能	浊音速率	☑	☐	☐	☐	☐	☐	☐
			言语速率	☑	☐	☐	☐	☐	☐	☐
		连续语音能力	构音速率	☐	☐	☐	☑	☐	☐	☐
			言语速率	☐	☐	☐	☑	☐	☐	☐

言语产生速率的功能。
包括：如迟语症和急语症。

信息来源：☑ 病史　☐ 问卷调查　☑ 临床检查　☐ 医技检查

问题描述
1. /pa/ 的浊音速率为 10.09 个 / 秒；无意义音节连续重复的浊音速率的控制能力无损伤。
2. /pa/ 的言语速率为 5.5 个 / 秒；无意义音节连续重复的言语速率的控制能力无损伤。
3. 连续语音的构音速率为 9.7 个 / 秒↑；连续语音时发音缩短导致语速过快，构音速率的控制能力重度损伤。
4. 连续语音的言语速率为 7.3 个 / 秒↑；连续语音时发音和 / 或停顿缩短，言语速率的控制能力重度损伤。

			0	1	2	3	4	8	9
b3303	语调 Melody of speech	言语基频标准差	☐	☐	☑	☐	☐	☐	☐
		言语基频动态范围	☐	☐	☑	☐	☐	☐	☐
		基频突变出现率	☑	☐	☐	☐	☐	☐	☐

言语中音调模式的调节功能。
包括：言语韵律、语调、言语旋律，如言语平调、音调突变等障碍。

信息来源：☑ 病史　☐ 问卷调查　☑ 临床检查　☐ 医技检查

问题描述
1. 言语基频标准差为 19.2 Hz↓；语调单一，连续语音语调变化的控制能力中度损伤。
2. 言语基频动态范围为 78.7 Hz↓；语调单一，连续语音语调变化范围的控制能力中度损伤。
3. 基频突变出现率为 0；连续语音语调控制能力无损伤。

三、ICF 言语功能治疗计划的制订

　　该患者的构音功能、言语流利性、言语节律性、语速、语调等多方面均存在一定程度的损伤，根据表 8-3-2 与表 8-3-3 所示患者言语功能的评估结果，患者由于构音器官运动受限所致的构音清晰度差、语速过快等异常问题可选择恰当的治疗内容和方法，优先开展构音功能方面治疗。

1. 确定训练音位

由构音语音功能评估结果可知，患者受损的声母音位有 /j、x/、/l、z、s、r/、/c、zh、ch、sh/，可按照声母音位获得难易顺序结合其构音部位开展治疗。根据患者的学习和接受能力，确定本阶段（两个月）所需要训练的音位为 /j、x/、/l、z、s、r/。

2. 选择训练内容和方法

针对本阶段待训练的声母音位开展音位诱导、音位获得和音位对比训练，根据患者能力选择对应的训练内容，如可根据患者嗓音言语产生功能和言语韵律功能的情况以及训练需求，在进行音位获得训练时结合停顿起音和音调、响度变化的言语支持训练。口部运动功能治疗主要在进行上述受损音位的音位诱导训练时开展，因此勾选与本阶段待训练的声母音位和主要韵母音位构音所需要的口部运动且精准评估中未达到正常的项目，如声母音位 /x/ 构音需要具备一定的舌肌肌力及唇肌力，而患者相关评估未达到正常，因此勾选"舌运动"中的"提高舌肌力"，"唇运动"中的"改善流涎、唇面部肌力"等。

3. 确定实施人员和治疗目标

如表 8-3-4 所示，制订治疗计划的过程中还需要确定实施治疗计划的人员以及确立合适的治疗目标。

表 8-3-4 ICF 构音语音治疗计划表

治疗任务 （17项）		治疗方法 （38种） （音位6+口部15+韵律17）	康复医师	护士	言语治疗师	特教教师	初始值	目标值	最终值
构音语音功能									
b320 构音功能	声母音位获得	训练音位： /j、x/、/l、z、s、r/ ☑ 音位诱导 ☑ 发音部位 ☑ 发音方式			√		2	1	1
	声母音位对比	☑ 音位获得 ☑ 单音节词 ☑ 双音节词 ☑ 三音节词 ☑ 音位对比 ☑ 听说对比 ☑ 言语重读 ☑ 行板节奏一 ☑ 言语支持 ☑ 停顿起音 ☑ 音节时长			√		2	1	1
	构音清晰度	☑ 音调、响度变化 □ 语音自反馈			√		2	1	1
	口部感觉	☑ 改善颊、鼻、唇、牙龈、硬腭、舌前、中、后部感觉			√		2	1	1

续表

				√		1	0	0
b320 构音 功能	下颌 运动	□ 提高咬肌肌力 □ 提高下颌向下、上、左、右运动 □ 提高下颌前伸运动 ☑ 提高下颌上下、左右连续运动		√		1	0	0
	唇运动	☑ 改善流涎、唇面部肌力 □ 提高展、圆、圆展交替运动 □ 提高唇闭合运动 □ 提高唇齿接触运动		√		2	1	1
	舌运动	☑ 提高舌肌力 ☑ 提高舌尖前伸运动 ☑ 提高舌尖上舔唇、齿龈、硬腭，舌尖左舔、右舔嘴角运动 □ 提高舌尖左右、前后、上下交替运动 ☑ 提高马蹄形、舌两侧缘上抬模式 ☑ 提高舌前、后部上抬模式		√		3	2	2

四、言语功能治疗

视频 2

言语治疗师根据表 8-3-4 所示的治疗计划对患者实施言语功能治疗，下面主要以患者刘某的一次个别化康复训练为例，就声母音位 /x/ 的音位诱导、音位获得，结合生理腹式呼吸、缓慢平稳呼气法、语音自反馈进行介绍。

1. 声母音位 /x/ 的音位诱导训练

/x/ 为舌面音，擦音，因此患者发 /x/ 时需要对气流和构音器官的位置进行时长上的控制。通过对声母音位 /x/ 的音位诱导和音位获得训练，并结合呼吸障碍训练方法，增强患者对该声母的感知，加强患者的呼吸支持能力，找到正确的发音部位和发音方法。

（1）巩固正确的发音部位与发音方式。

可借助构音障碍测量与训练仪中的发音教育视频，如图 8-3-1 所示，帮助患者巩固对 /x/ 正确发音部位和发音方式的认识，建立正确的发音部位和发音方法。治疗师可先示范，让患者模仿或借助口部运动训练器进行训练。

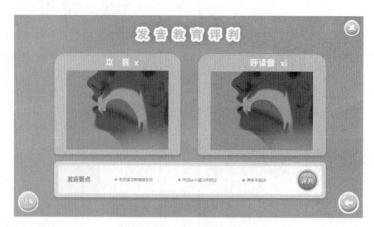

图 8-3-1　/x/ 的发音教育

（2）提高唇肌肌力，建立正确的构音运动。

治疗师可通过唇部按摩法来让患者培养唇部感觉，提高唇肌肌力，进行展唇训练。如图 8-3-2 所示，唇部拉伸法可培养唇部感觉，增强唇部肌力；随后采用如图 8-3-3 所示的唇构音运动进行展唇训练。

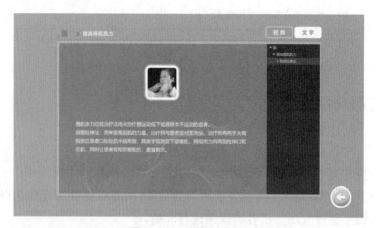

图 8-3-2　唇部拉伸法

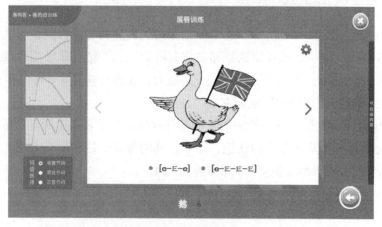

图 8-3-3　展唇训练

2. 声母音位 /x/ 的音位获得训练

诱导出声母音位 /x/ 之后，可开展声母 /x/ 的单音节词训练，从而巩固对声母音位 /x/ 的掌握。后续可开展双音节词、三音节词训练，以增加难度和连续语音能力。

（1）传统治疗。

进行如图 8-3-4 所示的 /x/ 的单音节词训练，让患者以模仿复述的方式进行训练，可选择"洗、虾、鞋"等单音节词，"膝盖、下巴、鲜花"等双音节词，"西红柿、仙人掌、小提琴"等三音节词。

（2）实时反馈治疗。

该患者同时存在呼吸支持不足、呼吸与发声不协调的问题，在训练中，可以将音位获得训练与呼吸障碍训练方法进行结合训练。考虑到 /x/ 为送气清音，发音时需要患者对送气动作进行维持，因此采用生理腹式呼吸训练帮助患者建立正确的呼吸方式，并通过缓慢平稳呼气法增强患者的呼吸支持能力。这里需要注意的是，训练时采用由声母音位 /x/ 组成的语料。如图 8-3-5 所示运用声时实时反馈训练进行 /x/ 的缓慢平稳呼气法训练。

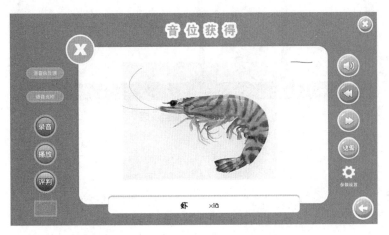

图 8-3-4　/x/ 的音位获得训练之单音节词

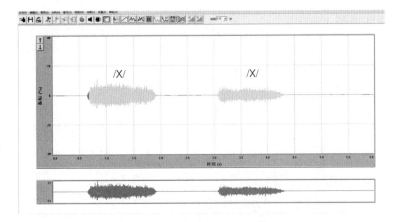

图 8-3-5　缓慢平稳呼气法声时实时反馈训练

（3）语音自反馈。

该患者存在语速过快的问题，采用语音自反馈技术可以对语速进行调节，降低语速。仍然以"虾"为语料，有两种训练方式。一种是以系统标准音作为训练语料，不需要录制声音，变速时点击中间栏上方的标准音，对语音进行变速，其中"1.2"和"1.5"是指将音节时长增加 1.2 倍和 1.5 倍，即降速；反之，为增速，因此这位患者在训练时，需要选择"1.2"和"1.5"进行降速的训练。另一种是采用患者自己的声音为基础，先将患者的发音录下来，如图 8-3-6 所示，点击左下角的音频录制或者导入音频，然后点击中间栏下方的变调音进行变速的选择。不论采用何种方法，患者可先聆听未变速的声音，再聆听变速后的声音，并进行模仿，以达到降低语速的效果。

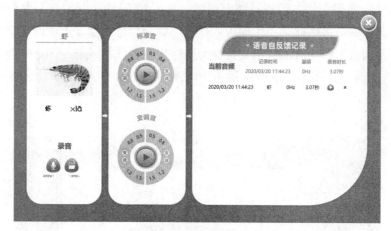

图 8-3-6　语音自反馈

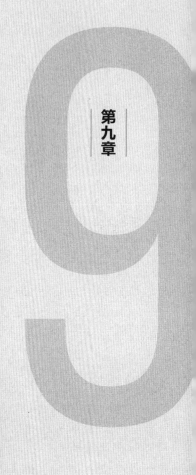

第九章

运动过度型神经性言语障碍

基底神经节控制回路受损导致呼吸与发声不协调、音调响度变化异常、发声功能亢进等是运动过度型神经性言语障碍的主要表现。舞蹈症、手足徐动症等是运动过度型神经性言语障碍的典型代表，主要表现为出现过多的不随意运动、肌张力改变、原发性震颤等症状。以上症状均会影响言语的产出及其可懂度。运动过度型神经性言语障碍会出现声母、韵母音位构音歪曲、重音减少、不恰当的停顿、嘶哑声等言语问题。本章将对运动过度型神经性言语障碍的神经学基础、病因、言语表现及治疗进行阐述。

运动过度型神经性言语障碍概述

一、运动过度型神经性言语障碍的定义

运动过度型神经性言语障碍是一群可由知觉性区辨的运动性言语障碍，它通常与基底神经节控制回路的病变有关。[①] 它们可能在言语的任一或所有的呼吸、发声、共鸣和构音方面显现，且在韵律方面也经常有显著的影响。[②] 基底节控制回路受损导致患者产生许多不同的非随意性运动，从双唇、双手或声带处的细小动作，到涉及身体许多部位的大动作，皆有可能发生。非随意性动作过多等障碍表现会影响患者的言语功能，从而形成运动过度型神经性言语障碍。运动过度型神经性言语障碍患者通常表现为声母发音不准确、停顿时间延长、音调变化过大或单一、粗糙声、紧压音质、响度变化过大等现象。运动过度型神经性言语障碍的临床特征说明了非自主运动可能对自主运动产生破坏性影响，其言语通常会受到不自主运动的干扰，从而使构音运动出现扭曲、减慢或中断。舞蹈症、肌阵挛、抽搐、肌张力不全，以及震颤等患者常表现出运动过度型神经性言语障碍。

运动过度型神经性言语障碍在感知上可与其他类型的神经性言语障碍区分开，与基底神经节控制回路或小脑控制回路的病变有关。此外，治疗师可通过观察其明显的口腔、面部、头部和呼吸运动，辅助判断障碍类型。

二、运动过度型神经性言语障碍的神经病理学机制

第一章讨论了基底神经节控制回路和中枢神经系统中其他部分可能涉及的神经性言语障碍的结构解剖和功能，本章进行简要回顾，并重点关注

---

① Portnoy R A. Hyperkinetic dysarthria as an early indicator of impending tardive dyskinesia[J]. J Speech Hear Disord, 1979, 44（2）: 214-219.

② Duffy J R. Motor speech disorders: substrates, differential diagnosis, and management[M]. 2013: 503-504.

与运动过度型神经性言语障碍相关的解剖学和病理生理学基础。

一般情况下，基底神经节控制回路包括基底神经节、黑质、下丘脑核团、大脑皮层。基底神经核具有复杂的互连，其输出通过丘脑的腹外侧核传导至皮层。腹外侧核主要对皮层具有兴奋作用。由于来自基底神经节的总冲动对丘脑有抑制作用，因此它们也倾向于抑制皮质神经元放电。许多运动过度现象的原因之一就是这些通路未能正确抑制皮质运动放电而引起的。例如，丘脑下核通常通过调节苍白球的抑制性输出而对丘脑产生抑制作用。丘脑下核的破坏会导致基底神经节抑制输出减少，从而导致丘脑和皮质放电的增加。因此，异常运动指令通过运动皮质释放到皮质脊髓或皮质延髓通路，且不会受到约束。其他运动障碍也可能受到此诱因而发生，例如，调节苍白球的纹状体中的神经元丢失现象也会导致异常的不自主运动。

此外，运动过度还可以反映出兴奋性和抑制性神经递质之间正常平衡的破坏。例如，由黑质合成的多巴胺活性增加或胆碱能活性降低均可能导致运动过度。

最后，基底神经节病变或刺激物在苍白球或丘脑腹侧核中的出现，表明了基底神经节控制回路在运动障碍中的作用。此类病变可通过改变产生异常运动的回路来消除震颤、僵硬和肢体不自主运动，从而减少运动过度的异常表现。

三、运动过度型神经性言语障碍的病因

（一）运动过度型神经性言语障碍相关的运动障碍

运动过度型神经性言语障碍包括许多不同的非随意性运动，患者的身体上有许多部位会产生过多的非随意性动作（又称不自主性动作）。正常不自主反应是机体对某些内在条件或外部刺激而产生的反应，包括对响声的惊吓反应、恐惧引起的颤抖、寒冷引起的发抖以及睡眠过程中身体部位的忽然及短暂抽搐等。异常的不自主运动是指在运动稳定的情况下（如静止状态）或自主运动期间发生的不自主运动，通常因焦虑和高涨的情绪而加剧，但可以在睡眠中被逐渐消除。在某些情况下，只有特定的动作才能触发异常的不自主运动，有时可采用特定的姿势来抑制。"运动过度"即是指这些异常或过度的不自主运动，通常用"hyper"来表示，但是这并不一定只反映运动过快，运动过度包括过快与过慢，所以，临床上把运动过度型神经性言语障碍分为快型和慢型两种。但实际上，受运动过度影响的身体部分的运动速度通常会逐渐减慢。

舞蹈症、肌阵挛、抽搐、肌张力不全以及震颤等均会不同程度地表现为运动过度型神经性言语障碍。当以上疾病患者的随意性动作干扰到言语产出时，结果便会导致运动过度型神经性言语障碍的发生。运动过度型神经性言语障碍最相关的各种运动障碍的基本特性如表 9-1-1 所示。

表 9-1-1 异常运动的类别及其主要的速率和韵律特征

名称	速率	韵律	解剖基础
运动障碍	快或慢	不规则或有节奏的	基底神经节控制回路
肌痉挛 腭咽 动作	快或慢 慢 快	不规则或有节奏的 规则 不规则	皮质至脊髓 脑干（Guillain-Mollaret 三角区） 多个可能的基因座
抽搐	快	不规则	基底神经节控制回路
舞蹈症	快	不规则	基底神经节控制回路
颤搐	快	不规则	丘脑核
手足徐动症	慢	不规则	基底神经节控制回路
肌张力不全 痉挛性发声障碍 痉挛性斜颈	慢 慢 慢	不规则或持续 不规则或持续 不规则或持续	基底神经节控制回路
脸痉挛	慢	不规则	中脑，小脑，面核
痉挛	慢或块	不规则	基底神经节控制回路
单侧面肌痉挛	快	不规则	面核，桥小脑角
原发性震颤 器质性嗓音震颤 痉挛性发音困难	慢或快 慢 慢	有节奏的 有节奏的 有节奏的	控制回路 小脑控制回路 控制回路
其他束状 联带运动 面部肌纤维颤搐	快 快或慢 中等	不规则 不规则 有节奏的	下运动神经元 下运动神经元 下运动神经元

1. 运动障碍

运动过度型神经性言语障碍受到较大影响的运动障碍[1]主要是指口面部运动障碍，患者口面部出现非自主性运动，导致运动过度，而在身体其他部位没有运动过度的情况。引起口面部运动障碍的原因大多是与基底神经节异常相关的遗传性和后天性疾病。

口面部运动障碍是长期服用抗精神病药物的常见副作用，这种情况被称为迟发性运动障碍。迟发性运动障碍最常见的表现是咂嘴动作、伸出舌头、咀嚼运动以及脸面歪扭的动作，这些动作可借由干扰正常随意性的言语产出而导致运动过度型神经性言语障碍。

---

[1] Portnoy, Robert A. Hyperkinetic dysarthria as an early indicator of impending tardive dyskinesia[J]. J Speech Hear Disord, 1979, 44（2）：214-219.

2. 肌阵挛

肌阵挛是一种运动过度性的动作障碍，特征为部分肌肉、整块肌肉或身体同一部位的肌肉群出现非随意性的短暂收缩。肌阵挛的肌肉收缩可以单独出现，也可以不规律地重复出现，或有节奏地发生。肌阵挛存在于许多神经系统疾病中，如癫痫、痴呆症（如路易体痴呆）以及一些罕见的综合征（如视神经管肌阵挛综合征）、行动性肌阵挛－肾衰竭综合征。肌阵挛也可能由代谢性脑病所引起，此外，脑外伤（TBI）、某些毒性条件和某些传染性疾病同样可能引起肌阵挛。

腭咽喉肌阵挛（常称为腭震颤）是一种独特的肌阵挛形式，与脑干区域的损伤有关。其特征为软腭、咽部和喉部的肌肉出现收缩，此收缩动作相当具有节奏性，每秒约发作一到三次，即使在睡眠状态也如此。脑干脑卒中为发病的主要原因，其他成因还包括小脑损伤、脑炎和脑瘤，但许多病案仍无明确病因。

3. 抽搐

抽搐是部分自主控制下的快速、刻板、协调或模式化的运动。单纯的抽搐很难与肌张力不全或肌阵挛相区别。然而，复杂的抽搐是具有明显特征的，有时伴有跳跃、噪声、秽语症、咂唇等异常表现。典型的抽搐症状是抽动秽语综合征（TS）。

4. 舞蹈症

舞蹈症是动作障碍的一种，特征为四肢、躯干、头部以及颈部的非随意性动作。舞蹈症动作通常被形容为舞蹈般的姿态，因为它们表现起来非常平顺流畅而协调。舞蹈症包括退行性舞蹈症（如亨丁顿舞蹈症[①]）、炎症性舞蹈症、传染性舞蹈症（如西德纳姆舞蹈症、脑炎）。本病可由妊娠期服用药物导致代谢异常引起，有时由肿瘤、丘脑底核、纹状体或丘脑相关血管病变引起，病因尚不清楚。

5. 投掷症（颤搐）

投掷症包括四肢的轴向和近端肌肉的剧烈、突然收缩，可产生剧烈的摆动动作。当病变部位发生在单侧时，这种情况被称为单侧颤搐。丘脑核的病变及脑卒中是最常见的病因。

6. 手足徐动症

手足徐动症[②]的特点是出现缓慢的、扭转样、不规则运动。它通常被认为是脑瘫的主要分型之一，具备舞蹈症和肌张力不全的特征，常用"舞蹈性运动"来描述。

---

① 刘畅，吕晓菁，郑秀玉，等. 亨廷顿舞蹈症发病机制的研究进展 [J]. 生物技术通讯，2008（4）：619-622.
② 周文萍，余波，刘合建，等. 不随意运动型脑性瘫痪的康复研究进展 [J]. 中国康复理论与实践，2014，20（5）：404-407.

7. 肌张力不全

肌张力不全是一种肌肉张力的运动过度性动作障碍,造成收缩性和拮抗性肌肉收缩动作延长,而干扰到正常的动作或姿势,其发病原因多与基底神经节、小脑和多巴胺系统相关。临床上以四肢、躯干甚至全身的剧烈而不随意扭转运动和姿势异常为主要特征。当口面肌肉受到影响时,则称为口面肌张力不全,它可以高度集中或局限于单个构音器官或发音器官(下颌、面部、舌头、咽、喉)。颈肌张力不全(痉挛性斜颈)是节段性肌张力不全,表现为颈部肌肉,尤其是胸锁乳突肌和斜方肌的强直或阵挛性痉挛。眼睑痉挛是最常见的肌张力不全,其特征是用力、相对持续地闭合眼睛,它可以单独发生,也可以与其他肌张力不全运动一起发生,特别是在口面肌肉中。

8. 痉挛

痉挛是指肌肉不随意的收缩。强直性痉挛表现为持续的肌肉收缩;阵挛性痉挛表现为重复性的、较快的肌肉收缩。痉挛通常是不自主的,甚至会引发恐惧、焦虑等异常情绪。痉挛一词有时用于描述肌张力不全中出现的异常姿势。

单侧面肌痉挛是指一侧面部阵发性、不自主、不规则的肌肉抽搐。目前本病血管性因素通常被认为是由面神经出脑干区存在血管压迫所致。桥脑小脑角的非血管占位性病变(如肉芽肿、肿瘤、囊肿等)也可能会引起面肌痉挛。

9. 震颤

原发性震颤是一种良性的动作性震颤,通常侵犯手部、臂部或头部。原发性震颤若侵犯到声带,则会导致原发性音声震颤。有证据表明,原发性震颤的发病机制与小脑功能障碍有关。

(二)运动过度型神经性言语障碍相关的病因学

运动过度型神经性言语障碍已知病因包括毒性代谢、退行性、传染性、血管性、创伤性、肿瘤性和炎症性疾病,其中原发性、毒性代谢和退行性疾病可能是最常见的病因。以下将阐述一些与运动过度型神经性言语障碍相关的常见神经系统疾病,其发生运动过度型神经性言语障碍的频率明显高于其他类型的言语障碍。

1. 毒性代谢疾病

神经代谢紊乱和服用影响基底神经节中神经递质平衡的药物会引发慢性、进行性、急性或迟发性的不自主运动。在某些人群中,药物(如神经阻滞剂、抗精神病药)引起的运动障碍非常普遍。例如,长期治疗的精神分裂症患者的迟发性运动障碍总体患病率为24%,此外,服用抗精神病药物的老年人比年轻人的迟发性运动障碍风险更高。其他可引起运动障碍的药物包括吩噻嗪、丁苯酮、左旋多巴、苯丙胺、可卡因、三环类抗抑郁药和苯妥英钠等。

　　舞蹈症和肌张力不全可能由抗帕金森病药物引起，这些运动障碍常累及四肢和口面肌肉，有时会影响呼吸。戊二酸尿症 I 型，GM1 神经节苷脂沉积病和 Lesch-Nyhan 综合征属神经代谢疾病，可能与肌张力不全或舞蹈症相关，具有明显的口面部受累和运动过度型神经性言语障碍的特征。舞蹈症，包括舞蹈样面部动作，可能与口服避孕药、戒酒和某些代谢状况有关，包括甲状腺功能亢进、缺氧性或肝性脑病、高钠血症、低血糖症等。

　　多种毒素可以导致肌阵挛（如汞、铅、士的宁），一些药物（如精神科药物、抗感染药、抗惊厥药、麻醉药、强心药物、抗组胺药）也可以引起肌阵挛。

2. 退行性疾病

　　亨丁顿舞蹈症是一种常染色体显性遗传退行性中枢神经系统疾病。[1] 该病最典型的临床特征是舞蹈样动作，可以普遍存在，但有时最初仅表现在面部或手部。痴呆、抑郁、人格改变和注意力缺陷也是其伴随的特征。舞蹈样的动作会干扰到个体的随意性动作，进而导致步履蹒跚、精细运动的动作协调不良、吞咽困难以及运动过度型神经性言语障碍。[2]

3. 传染相关疾病

　　西登哈姆氏舞蹈症与链球菌感染有关，约有三分之一的风湿热儿童会患病。本病常伴有抽搐、肌张力不全以及行为和情感障碍等临床表现，相关文献记载，此病是继发于大脑的免疫反应，尤其是基底神经节、尾状核和壳核的结构和灌注异常。其他感染原因包括白喉、风疹、系统性红斑狼疮和获得性免疫缺陷综合征（AIDS）也可能导致运动过度型神经性言语障碍。

4. 血管疾病

　　虽然脑卒中是引起偏瘫和偏侧舞蹈症的常见原因 [3]，但血管病变并不是导致运动过度的常见原因。尽管如此，基底神经节控制回路、小脑控制回路或其他血管紊乱仍可导致运动障碍和运动过度型神经性言语障碍。例如，肌张力不全可由壳核脑卒中引发；舞蹈症、肌张力不全、手足徐动症或动作性震颤可由丘脑后外侧脑卒中引发；而眼睑痉挛、梅杰综合征和腭肌阵挛可由脑干卒中和缺氧性脑病引发。

5. 肿瘤

　　基底神经节和丘脑肿瘤可引发舞蹈症和肌张力不全。

---

①　安平，鲁伯埙.亨廷顿舞蹈症研究现状 [J]. 中国细胞生物学学报，2018，40（10）：1621-1632.

②　Barkmeier-Kraemer J M, Clark H M. Speech-Language pathology evaluation and management of hyperkinetic disorders affecting speech and swallowing function[J]. Tremor & Other Hyperkinetic Movements, 2017, 7（5）: 489-507.

③　王也，姜春艳，习晶晶，等.成人舞蹈症的临床特点 [J].临床神经病学杂志，2014，27（2）：108-110.

6. 其他

神经棘细胞增多症（Neuroacanthocytosis，简称 NA）和舞蹈症 - 棘状红细胞增多症（Choreaacanthocytosis）可能与运动过度型神经性言语障碍有关。多发性硬化症、进行性核上性麻痹、精神分裂症、妊娠舞蹈症也可能与运动过度型神经性言语障碍相关联。

四、运动过度型神经性言语障碍的言语特征

运动过度型神经性言语障碍患者在言语方面常表现为语调单一、响度变化过大、紧压音质、不恰当的停顿、粗糙声等言语特征。[①] 大多数患者在共鸣方面未见明显异常，偶有鼻音过重的问题。构音动作不准确、声母构音不准确、韵母歪曲是运动过度型神经性言语障碍的常见表现。[②]

1. 呼吸障碍

舞蹈症患者可能出现突然的、强迫的、不自主的吸气或呼气动作。这些突发性的呼吸动作是胸腔或横膈膜处的非随意性运动导致的。发声时的非随意性呼气动作，会因声门下压突然升高，而使患者出现响度变化过大。对于严重的舞蹈症患者而言，这种呼吸动作可能会发生在任何时候——不管是安静状态下，还是在交流过程中。患者在交谈时若出现这种动作，可能会出现一些干扰音、言词暂停、片语及句长过短等现象。[③] 上述不正常的呼吸运动方式可能是造成患者无法连续说话、声音骤停、停顿次数过多的原因。

2. 发声障碍

当运动过度型神经性言语障碍患者发声时声带肌张力异常增高时，可能会出现刺耳、紧缩音质、音调单一、响度变化过大和声音停顿现象。痉挛性发声障碍患者可能会出现持续的或间歇性的紧张、急促、挤压、用力的粗糙嗓音，甚至严重时出现声音骤停现象。舞蹈样动作亦会影响到发声的状态，体现在粗糙声、响度变化过大、紧压音质、声音骤停等症状上。此外，还可能会存在言语声震颤现象，在韵母延长期间尤为明显。

3. 共鸣障碍

较少出现或偶有鼻音过重。

---

① Edwin M, Donald A R, Shannon N. AH, et al. Principles of motor learning in treatment of motor speech disorders[J]. J Speech Hear Disord, 2008, 17（3）: 277–298.

② 潘雪瑶，姜孟 . 亨廷顿症患者的言语障碍及其治疗 [J]. 听力学及言语疾病杂志，2020，28（3）: 346–350.

③ Skodda S, Gronheit W, Lukas C, et al. Two different phenomena in basic motor speech performance in premanifest Huntington disease[J]. Neurology, 2016, 86（14）: 1329–1335.

4. 构音障碍

声母发音不准确、韵母歪曲、音节时长延长是运动过度型神经性言语障碍的常见表现。[①] 当运动过度型神经性言语障碍患者说话时发生非随意性的咽部肌肉收缩，就可能会改变声道的形状，进而使其当下所发出的任何声母不准确及韵母歪曲现象。而当运动过度型神经性言语障碍的构音器官维持在同一位置过久，则会产生音节时长延长现象。

5. 韵律障碍

音节和音节之间、词与词之间的间距延长，以及言语速率的不规则变化[②] 是运动过度型神经性言语障碍患者常见的韵律障碍，由于运动过度型神经性言语障碍的动作在时间点安排上的不可预测性，加上患者试图以其他动作去代偿这些非随意性动作的出现，从而造成韵律障碍。[③] 此外，其他韵律障碍还包括不适当的沉默以及音调变化单一。

① García M J V, Cobeta I, Martín J, et al. Acoustic analysis of voice in huntington's disease patients[J]. Journal of Voice, 2011, 25（2）: 208-217.

② Darley F L, Aronson A E, Brown J R. Clusters of deviant speech dimensions in the dysarthrias[J]. J Speech Hear Res, 1969, 12（3）: 462-496.

③ Rowe K C, Paulsen J S, Langbehn D R, et al. Self-paced timing detects and tracks change in prodromal Huntington disease[J]. Neuropsychology, 2015, 24（4）: 435-442.

运动过度型神经性言语障碍的治疗

运动过度型神经性言语障碍患者的个体差异较大，大致分为快型和慢型两种类型，如舞蹈症属于快型运动过度，手足徐动症与肌张力障碍属于慢型运动过度。故治疗师在治疗时需要根据患者的个体情况进行针对性、阶段性的训练[①]。本节将对运动过度型神经性言语障碍的治疗展开阐述，分为呼吸障碍治疗、发声障碍治疗、共鸣障碍治疗、构音障碍治疗、韵律障碍治疗。

一、呼吸障碍治疗

1. 最长声时训练

最长声时训练是指深吸一口气后尽可能长地以尽可能大的声音持续发音，可以使用专业的语音反馈设备来提供结果反馈。练习要求以稳定的速度呼气几秒钟，有时伴有声门摩擦，最终伴有发声，这可能有助于患者促进呼吸控制。这种训练的目标是稳定地发声 5 秒钟，然后在一次呼气中产生几个音节。

呼吸功能—
最长声时训练

2. 呼气时发音法

多数运动过度型神经性言语障碍患者不需要针对性地练习呼吸能力，而是应该注重于在言语治疗时更精确地控制气流。不协调的呼吸肌动作会使患者仅能依靠剩余的气流量说话，进而对发声和韵律均造成影响。训练内容包括：① 缓慢地进行及控制呼气动作；② 在呼气时立刻说话。

由于咽部的肌肉协调能力不佳，许多患者呼气后一两秒才开始发声，因而浪费了大量的声门下气流。缓慢地进行及控制呼气动作，并且在呼气时立刻说话的动作可以帮助患者逐渐控制住自己的呼吸气流，因此要强调让患者

---

① Shoulson I, Fahn S. Huntington disease: Clinical care and evaluation[J]. Neurology, 1979, 29
（1）: 1–7.

在开始呼气的那一刻立马发声。在治疗的过程中，治疗师可将患者一只手置于腹部，然后在患者开始呼气时手往内按压并让患者发音。接着逐渐过渡至患者将自己的手置于腹部进行按压，并最终过渡至撤除手的按压提示，患者能够自主立马发声。

二、发声障碍治疗

在训练发声功能时，若患者出现粗糙声应多使用喉肌放松训练、哈欠－叹息法等，避免声带出现过度闭合状态；若患者出现气息声，可使用抗阻式运动、憋气发声、发硬起音等方法进行训练，避免声带过度呈现开放状态，促进声带闭合。

1. 发声放松训练

具体训练方法可参见第五章第二节中"发声放松训练"部分。

2. 哈欠－叹息法

发声功能—
哈欠－叹息法

"哈欠－叹息法"指通过夸张的哈欠和叹息动作，使声道充分打开，咽部肌肉放松，然后在叹息时发音并体会放松的感觉，为形成自然舒适的嗓音奠定基础。主要适用于发声障碍。

"哈欠－叹息法"的训练过程包括：① 学习要领，在打哈欠快结束时叹气；② 哈欠－叹息时发无意义音，患者叹息时发 /h/ 音，然后加入一连串的低韵母如 /ɑ/、/u/、/e/，并过渡到 /hɑ/、/hu/、/he/ 音，重复数次发声应该舒适、松弛、柔和；③ 以同样的形式，在哈欠－叹息时发单音节词或多音节词，最终过渡至在哈欠－叹息时发短语或句子。

在训练时可结合专业的语音反馈设备进行辅助训练（如言语矫治仪），如图9-2-1所示。

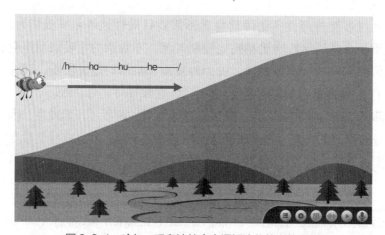

图 9-2-1　哈欠－叹息法结合言语矫治仪的训练示例

3. 甩臂后推法

甩臂后推法指让患者在甩臂后推的同时突然发音来提高声门闭合能力，提高声带闭合的能力。治疗师向患者示范甩臂后推的动作，并让患者学习一起做。治疗师指导患者紧握双拳提至胸前，深吸气，然后在用力呼气的同时将手臂突然向下向后甩至臀部以下时，手掌完全张开，如图 9-2-2 所示。逐渐过渡至用力甩臂后推的同时发音，边做动作边发单韵母 / 单音节词，注意用力甩手臂，并与此同时起音，以提高声门闭合能力。训练一段时间后，患者可省略甩臂后推动作，直接说单音节词，此时声带闭合能力基本恢复正常。

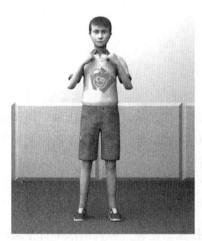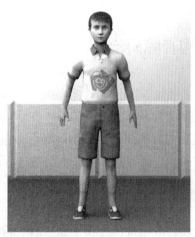

图 9-2-2　甩臂后推法的训练示例

三、共鸣障碍治疗

运动过度型神经性言语障碍患者常表现出鼻音过重的现象，对于此类患者的训练目标应为减少鼻音，训练方法包括口鼻呼吸分离训练、口腔共鸣放松训练。

1. 口鼻呼吸分离训练

患者取仰卧位，进行口鼻呼吸分离的训练，平稳地进行鼻吸气，然后从口缓慢呼出。治疗师可在其腹部放置一个两斤重的米袋或盐袋（根据患者情况选择合适的重量），使其进行平静状态下无意识的腹式呼吸运动。呼气时指导患者将手背置于嘴边，感受呼出的气流，必要时可轻捏患者鼻翼，防止气流从鼻腔通过，让患者感受气流通过口腔的感觉。待患者可在仰卧位平静状态下进行正确的口鼻呼吸时，逐渐变换体位，如侧位、坐位，同时可用吹纸条、蜡烛等进行视觉反馈。此训练方法为后续减少口腔共鸣训练做铺垫。

2. 口腔共鸣放松训练

通过完成一些夸张的动作或发一些特定的音，使共鸣肌群进行紧张与松弛的交替运动，从而促进共鸣肌群之间的协调与平衡，为形成良好的共鸣奠定基础。存在鼻音过重问题的患者可以进行口腔共鸣放松训练，来感知口腔共鸣，减轻鼻音功能亢进。

口腔共鸣放松训练包括：颌部放松运动，患者嘴巴尽可能张大，咀嚼幅度尽可能大；唇部放松运动，患者双唇需闭住，然后大幅度咀嚼；舌部运动，患者双唇闭合，用舌部按顺时针和逆时针方向舔牙齿外表面；随后尝试进行单韵母的发音，感知口腔共鸣。

四、构音障碍治疗

运动过度型神经性言语障碍患者在言语时会出现构音器官的运动不协调现象，尤其是在说话过程中的各部分动作的计划、动作时间的掌控、动作幅度的控制上不协调。治疗师在治疗时也应该着重于这些方面来进行训练。

1. 口部运动训练

在此阶段，着重进行改善下颌、唇、舌控制的训练。患者由于不自主运动较多，身体的稳定性差，所以下颌、唇、舌精细运动分化应从保持身体的稳定入手。

患者取仰卧位，髋关节、膝关节、脊柱、肩屈曲，头后仰，后逐渐过渡到坐位。坐位训练时，躯干要直，双肩水平，头保持正中位，髋关节、膝关节、踝关节屈曲90度，从头、颈、肩等大运动逐渐向下颌、口唇、舌等精细运动过渡。运动过度型神经性言语障碍患者下颌运动控制不良、唇部力量减低，是造成流涎的主要原因，可配合口面部按摩训练口唇开合、噘嘴、呲牙等交替运动。患者通过模仿进行微笑、皱眉、张口、闭合、鼓腮等动作，当口唇不能闭合时，用手拍打下颌中央部和颞颌关节附近的皮肤，可促进口的闭合，同时防止下颌的前伸。治疗师用压舌板训练患者舌的前伸、后缩、上举和侧方运动等，若患者不能主动进行，可用软毛刷在舌部按摩，诱发对抗运动，或用纱布轻轻地把持伸出的舌做上下左右运动，注意不要令患者受伤。

2. 构音训练

具体训练方法可参见第七章第二节中“构音障碍治疗”部分。

五、韵律障碍治疗

1. 逐字增加句长法

首先进行逐字增加句长的跟读训练，由治疗师采用相对患者语速较慢的语速来朗读，再由患者跟读，根据患者能力和训练进展逐渐增加句长，如"泡芙——买泡芙——爸爸买泡芙"。在上述训练过程中，治疗师朗读时录制示范音频，录制示范音频时应根据患者能力来延长音节时长和停顿时长，患者跟读时进行视听模仿匹配训练，治疗师注意引导患者延长发音的音节时长和停顿时长来放慢语速。患者能够完成上述训练后，再自主地放慢语速进行逐字增加句长的朗读训练，治疗师通过配合节拍器来帮助患者进行语速控制。

2. 重读治疗法

具体训练方法可参见第八章第二节中"重读治疗法"部分。

3. 结构化语音疗法

具体训练方法可参见第六章第二节中"结构化语音疗法"部分。

运动过度型神经性言语障碍的案例分析

本节以某运动过度型神经性言语障碍患者的言语功能治疗为例，具体阐述 ICF 框架下运动性言语障碍患者言语功能治疗的实施过程。

视频 1

一、患者基本信息

患者张某，17 岁，男性，脑性瘫痪（不随意型 GMFCS Ⅴ 级）。系第一胎第一产，运动落后于同龄正常人群。两侧姿势不对称，双眼水平眼震，理解力较好，吐字不清，语速慢，张口、伸舌，头控差，表 9-3-1 所示为该患者的基本信息。

表 9-3-1　患者基本信息

医院、康复机构、特殊教育学校、资源中心
患者基本信息
姓　名　<u>　张××　</u>　出生日期　<u>2002 年 4 月 25 日</u>　　性别：☑ 男　　□ 女
检查者　<u>　葛××　</u>　评估日期　<u>2019 年 9 月 30 日</u>　　编号　<u>　　D05　　</u>
类型：□ 智障_____　□ 听障_____　☑ 脑瘫 不随意型 □ 孤独症 □ 发育迟缓
□ 失语症_____　☑ 神经性言语障碍（构音障碍）<u>运动过度型</u>
□ 言语失用症　　□ 其他_____
主要交流方式：☑ 口语 □ 图片 □ 肢体动作 □ 基本无交流
听力状况：☑ 正常 □ 异常　听力设备：□ 人工耳蜗 □ 助听器 补偿效果_____
进食状况：<u>无明显异常。</u>
言语、语言、认知状况：<u>言语方面，呼吸支持不足，发音中断明显，偶尔出现嘶哑声，构音不清晰，语速较慢，舌运动能力较差，重音减弱，语调单一；语言与认知方面，无明显异常，待进一步观察。</u>
口部触觉感知状况：<u>无明显异常，待进一步观察。</u>

二、ICF 言语功能评估结果

根据患者主诉，言语治疗师对患者进行嗓音言语产生功能评估、构音和语音功能评估以掌握患者各项言语功能的损伤程度，为制订科学的治疗计划提供依据。

（一）ICF 嗓音言语产生功能评估结果

经嗓音言语产生功能评估，患者张某最长声时为 12.1 s，最大数数能力为 5.6 s，言语基频为 148 Hz，基频震颤为 5.4 次 / 秒，频段能量集中率为 52.9%，声带接触率为 63.8%，接触率微扰为 2.9%，基频微扰为 1.30%，声门噪声为 −11.3 dB，幅度微扰为 6.70%，/i/ 的第二共振峰为 1 964 Hz，/u/ 的第二共振峰为 694 Hz，鼻流量为 45.10%。言语治疗师将上述结果输入 ICF 转换器内，得出患者 ICF 嗓音言语产生功能评估结果，如表 9-3-2 所示。该患者存在呼吸支持不足、呼吸与发声不协调、声带振动不规律、粗糙声、嘶哑声、后位聚焦的舌位运动异常、鼻音功能亢进等嗓音言语产生功能障碍。

表 9-3-2　ICF 嗓音言语产生功能评估

身体功能：人体系统的生理功能损伤程度			无损伤	轻度损伤	中度损伤	重度损伤	完全损伤	未特指	不适用
			0	1	2	3	4	8	9
b3100	嗓音产生 Production of voice	最长声时 MPT	□	□	☑	□	□	□	□
		最大数数能力 cMCA	□	□	☑	□	□	□	□
		言语基频 F_0	☑	□	□	□	□	□	□
		基频震颤 F_0t	☑	□	□	□	□	□	□
		频段能量集中率 Ec	□	☑	□	□	□	□	□
		声带接触率 CQ	☑	□	□	□	□	□	□
		接触率微扰 CQP	☑	□	□	□	□	□	□
	通过喉及其周围肌肉与呼吸系统配合产生声音的功能。 包括：发声功能，音调、响度功能；可能会出现的障碍：失声、震颤、发声困难。									
	信息来源：☑ 病史　□ 问卷调查　☑ 临床检查　□ 医技检查									
	问题描述 1. 持续稳定的发声时间为 12.1 s↓，正常范围 ≥ 22.5 s；呼吸支持能力、呼吸与发声协调能力存在中度损伤。 2. 持续、旋转地发 1 或 5 的最长时间为 5.6 s↓，正常范围 ≥ 8.6 s；呼吸与发声协调能力、言语呼吸控制能力存在中度损伤。 3. 声带振动频率为 148 次 / 秒，正常范围 103—153 次 / 秒；声带振动频率处于正常范围内，音调及音调控制能力正常。 4. 基频震颤为 5.4 次 / 秒，正常范围 2.9—6.2 次 / 秒；无声带神经源性损伤而造成的嗓音障碍。 5. 频段能量集中率 52.9%↑，正常范围 39.2%—51.9%；声带振动时谐波能量衰减过少，存在轻度发声功能亢进现象。 6. 声带接触率为 63.8%，正常范围 47.6%—71.4%；声门闭合程度正常，嗓音音质良好。 7. 接触率微扰为 2.9%，正常范围 0%—3.1%；声门闭合规律性良好，声带振动规律。									

进一步描述

一、呼吸功能

1. 呼吸支持能力方面建议进行如下治疗：

（1）实时反馈治疗，选择如声时实时反馈训练、起音实时反馈训练等治疗方法。

（2）传统治疗，选择如呼吸放松训练、发声放松训练、数数法、嗯哼法、快速用力呼气法、缓慢平稳呼气法、逐字增加句长法等治疗方法。

2. 呼吸与发声协调能力方面建议进行如下治疗：

（1）实时反馈治疗，选择如声时实时反馈训练、音调实时反馈训练、词语拓展实时反馈训练等治疗方法。

（2）传统治疗，选择如呼吸放松训练、发声放松训练、唱音法、啭音法等治疗方法。

二、发声功能

1. 声门闭合不全障碍建议进行如下治疗：

（1）实时反馈治疗，选择如音调实时反馈训练、清浊音实时反馈训练、声带接触率反馈训练、词语拓展实时反馈训练等治疗方法。

（2）传统治疗，选择如发声放松训练、喉部按摩法、气泡发音法、半吞咽法等治疗方法。

			0	1	2	3	4	8	9
b3101	嗓音音质 Quality of voice	基频微扰 Jitter（粗糙声）	☐	☐	☑	☐	☐	☐	☐
		声门噪声 NNE（气息声）	☑	☐	☐	☐	☐	☐	☐
		幅度微扰 Shimmer（嘶哑声）	☐	☑	☐	☐	☐	☐	☐
		共振峰频率 F₂/i/（后位聚焦）	☐	☐	☑	☐	☐	☐	☐
		共振峰频率 F₂/u/（前位聚焦）	☑	☐	☐	☐	☐	☐	☐
		鼻流量 NL	☐	☐	☑	☐	☐	☐	☐

产生噪音特征的功能，包括谐波特征、共鸣和其他特征。

包括：谐波高、低功能；鼻音功能亢进和鼻音功能低下、发声困难、声带紧张、嘶哑声或粗糙声、气息声等障碍。

信息来源：☑病史 ☐问卷调查 ☑临床检查 ☐医技检查

问题描述

1. 基频微扰为 1.3% ↑，正常范围 ≤ 0.62%；嗓音音质存在中度损伤，存在中度的粗糙声或嘶哑声。

2. 声门噪声为 −11.7 dB，正常范围 ≤ −9.6 dB；嗓音音质正常，无气息声。

3. 幅度微扰为 6.7% ↑，正常范围 ≤ 3.74%；嗓音音质存在轻度损伤，存在轻度的粗糙声或嘶哑声。

4. /i/ 的第二共振峰为 1 964 Hz ↓，正常范围 ≥ 2 151 Hz；舌向前运动能力存在中度损伤，口腔共鸣功能存在中度后位聚焦。

5. /u/ 的第二共振峰为 694 Hz，正常范围 ≤ 703 Hz；舌向后运动能力正常，口腔共鸣功能正常。

6. 鼻流量为 45.10% ↑，正常范围 ≤ 34.26%；鼻腔共鸣功能存在轻度损伤，存在中度的鼻音功能亢进。

进一步描述 发声功能 1. 粗糙声问题建议进行如下治疗： （1）实时反馈治疗，选择如音调实时反馈训练、响度实时反馈训练、嗓音 Jitter 反馈训练、嗓音 Shimmer 反馈训练等治疗方法。 （2）传统治疗，选择如发声放松训练、音调梯度训练法、响度梯度训练法、吟唱法等治疗方法。 2. 嘶哑声问题建议进行如下治疗： （1）实时反馈治疗，选择如音调实时反馈训练、响度实时反馈训练、嗓音 Jitter 反馈训练、嗓音 Shimmer 反馈训练等治疗方法。 （2）传统治疗，选择如发声放松训练、音调梯度训练法、响度梯度训练法、吟唱法等治疗方法。 3. 后位聚焦问题建议进行如下治疗： 建议进行传统治疗，选择如共鸣放松训练、前位音法、伸舌法等治疗方法，可结合升调训练进行。 4. 鼻音功能亢进问题建议进行如下治疗： （1）实时反馈治疗，选择如音调实时反馈训练、鼻流量 NL 实时反馈训练、口鼻腔 LPC 实时反馈训练等治疗方法。 （2）传统治疗，选择如共鸣放松训练、口腔共鸣法、鼻音/边音刺激法等治疗方法。

（二）ICF 构音语音功能评估结果

经构音语音功能评估，患者张某已掌握 18 个声母、20 对声母音位对，构音清晰度为 84%，口部感觉功能得分为 100%，下颌运动功能得分为 89%，唇运动功能得分为 75%，舌运动功能得分为 78%，/pɑ/ 的浊音时长为 2 029 ms，/pɑ/ 的音节时长为 305 ms，/pɑ/ 的停顿时长为 87 ms，连续语音的音节时长为 563 ms，连续语音的停顿时长为 397 ms，幅度标准差为 3.9 dB，重音音节总时长为 958 ms，重音出现率为 9.5%，/pɑ/ 的浊音速率为 7.8 个/秒，/pɑ/ 的言语速率为 2.7 个/秒，连续语音的构音速率为 3.17 个/秒，连续语音的言语速率为 2.25 个/秒，言语基频标准差为 27.6 Hz，言语基频动态范围为 86.5 Hz，基频突变出现率为 0。言语治疗师将上述结果输入 ICF 转换器内，得出患者 ICF 构音语音功能评估结果，如表 9-3-3 所示。该患者存在构音清晰度差、口部运动功能受限、言语流利性异常、重音缺乏、语速较慢、语调单一、连续语音控制能力较差等构音语音功能障碍，其中以语音功能受损较明显。

表 9-3-3　ICF 构音语音功能评估

身体功能：人体系统的生理功能损伤程度			无损伤	轻度损伤	中度损伤	重度损伤	完全损伤	未特指	不适用
			0	1	2	3	4	8	9
b320	构音功能 Articulation functions	声母音位习得（获得）	☐	☑	☐	☐	☐	☐	☐
		声母音位对比	☐	☑	☐	☐	☐	☐	☐
		构音清晰度	☐	☑	☐	☐	☐	☐	☐
		口部感觉	☑	☐	☐	☐	☐	☐	☐
		下颌运动	☐	☑	☐	☐	☐	☐	☐
		唇运动	☐	☐	☑	☐	☐	☐	☐
		舌运动	☐	☑	☐	☐	☐	☐	☐

产生言语声的功能。

包括：构音清晰功能，构音音位习得（获得）功能；痉挛型、运动过度型、弛缓型神经性言语障碍，中枢神经损伤的构音障碍。

不包括：语言心智功能（b167）、嗓音功能（b310）。

信息来源：☑ 病史　☐ 问卷调查　☑ 临床检查　☐ 医技检查

问题描述

1. 已掌握声母个数为 18 个↓，正常是 21 个；声母音位获得能力轻度损伤。

2. 已掌握声母音位对 20 对↓，正常是 25 对；声母音位对比能力轻度损伤。

3. 构音清晰度为 84%↓，正常范围≥96%；构音语音能力轻度损伤。

4. 口部感觉功能得分为 100%，正常范围≥96%；患者允许治疗师轻触目标部位；口部感觉无损伤。

5. 下颌运动功能得分为 89%↓，正常范围≥96%；能完成目标动作，但控制略差；下颌运动轻度损伤。

6. 唇运动功能得分为 75%↓，正常范围≥96%；患者唇运动范围未达到正常水平，无法连续运动，或用其他构音器官的动作代偿或辅助目标动作；唇运动中度损伤。

7. 舌运动功能得分为 78%↓，正常范围≥96%；能完成目标动作，但控制略差；舌运动轻度损伤。

进一步描述

1. 口部感觉：颊部触觉反应 4 级，鼻部触觉反应 4 级，唇部触觉反应 4 级，牙龈触觉反应 4 级，硬腭触觉反应 4 级，舌前部触觉反应 4 级，舌中部触觉反应 4 级，舌后部触觉反应 4 级。

2. 下颌运动：自然状态 4 级，咬肌肌力 3 级，向下运动 4 级，向上运动 4 级，向左运动 4 级，向右运动 4 级，前伸运动 3 级，上下连续运动 2 级，左右连续运动 2 级。

3. 唇运动：自然状态 4 级，流涎 2 级，唇面部肌力 4 级，展唇运动 3 级，圆唇运动 4 级，唇闭合运动 2 级，圆展交替运动 2 级，唇齿接触运动 3 级。

4. 舌运动：自然状态 4 级，舌肌肌力 4 级，舌尖前伸 2 级，舌尖下舔下颌 4 级，舌尖上舔上唇 2 级，舌尖上舔齿龈 2 级，舌尖左舔嘴角 4 级，舌尖右舔嘴角 4 级，舌尖上舔硬腭 4 级，舌尖前后交替运动 2 级，舌尖左右交替运动 4 级，舌尖上下交替运动 3 级，马蹄形上抬运动 4 级，舌两侧缘上抬运动 3 级，舌前部上抬运动 2 级，舌后部上抬运动 4 级。

				0	1	2	3	4	8	9
b3300	言语流利 Fluency of speech	口腔轮替运动功能	浊音时长	☑	☐	☐	☐	☐	☐	☐

				0	1	2	3	4	8	9
b3300	言语流利 Fluency of speech	口腔轮替运动功能	音节时长	☐	☑	☐	☐	☐	☐	☐
			停顿时长	☐	☐	☑	☐	☐	☐	☐
		连续语音能力	音节时长	☐	☐	☐	☑	☐	☐	☐
			停顿时长	☐	☐	☑	☐	☐	☐	☐

产生流利、无中断的连续言语功能。

包括：言语平滑连接的功能，如口吃、迅吃、不流利；声音、词语（音节）或部分词语（音节）方面有重复、不规则的言语中断等障碍。

信息来源：☑ 病史　☐ 问卷调查　☑ 临床检查　☐ 医技检查

问题描述

1. /pɑ/ 的浊音时长为 2 029 ms；控制无意义音节连续产生的浊音时长的能力无损伤。

2. /pɑ/ 的音节时长为 305 ms ↑；无意义音节连续重读发音时存在发音拖延的流利性问题，控制无意义音节连续产生的音节时长的能力轻度损伤。

3. /pɑ/ 的停顿时长为 87 ms ↑；无意义音节连续重复发音时存在停顿延长的流利性问题，控制无意义音节连续产生的停顿时长的能力中度损伤。

4. 连续语音的音节时长为 563 ms ↑；连续语音时存在发音拖延的流利性问题，控制连续语音产生的音节时长的能力重度损伤。

5. 连续语音的停顿时长为 397 ms ↑；连续语音时存在停顿延长的流利性问题，控制连续语音产生的停顿时长的能力中度损伤。

			0	1	2	3	4	8	9
b3301	言语节律 Rhythm of speech	幅度标准差	☐	☐	☐	☑	☐	☐	☐
		重音音节总时长	☐	☐	☑	☐	☐	☐	☐
		重音出现率	☐	☐	☐	☑	☐	☐	☐

言语中的节奏和重音模式及其模式调节功能。

包括：如言语节律定型、重复等障碍。

信息来源：☑ 病史　☐ 问卷调查　☑ 临床检查　☐ 医技检查

问题描述

1. 幅度标准差为 3.9 dB ↑；言语节律的响度变化单一，响度变化的控制能力重度损伤。

2. 重音音节总时长为 958 ms ↓；重音缺乏，重音音节时长的控制能力中度损伤。

3. 重音出现率为 9.5% ↓；重音缺乏，言语节律的重音变化重度损伤。

				0	1	2	3	4	8	9
b3302	语速 Speed of speech	口腔轮替运动功能	浊音速率	☑	☐	☐	☐	☐	☐	☐

				0	1	2	3	4	8	9
b3302	语速 Speed of speech	口腔轮替运动功能	言语速率	☐	☐	☑	☐	☐	☐	☐
		连续语音能力	构音速率	☐	☑	☐	☐	☐	☐	☐
			言语速率	☐	☑	☐	☐	☐	☐	☐

言语产生速率的功能。
包括：如迟语症和急语症。

信息来源：☑ 病史　☐ 问卷调查　☑ 临床检查　☐ 医技检查

问题描述：
1. /pɑ/ 的浊音速率为 7.8 个 / 秒；无意义音节连续重复的浊音速率的控制能力无损伤。
2. /pɑ/ 的言语速率为 2.7 个 / 秒；无意义音节连续重复时发音拖延或停顿延长导致语速过慢，言语速率的控制能力中度损伤。
3. 连续语音的构音速率为 3.17 个 / 秒↓；连续语音时发音拖延导致语速过慢，构音速率的控制能力轻度损伤。
4. 连续语音的言语速率为 2.25 个 / 秒↓；连续语音时发音拖延和 / 或停顿拖延，言语速率的控制能力轻度损伤。

			0	1	2	3	4	8	9
b3303	语调 Melody of speech	言语基频标准差	☐	☑	☐	☐	☐	☐	☐
		言语基频动态范围	☐	☐	☑	☐	☐	☐	☐
		基频突变出现率	☑	☐	☐	☐	☐	☐	☐

言语中音调模式的调节功能。
包括：言语韵律、语调、言语旋律，如言语平调、音调突变等障碍。

信息来源：☑ 病史　☐ 问卷调查　☑ 临床检查　☐ 医技检查

问题描述：
1. 言语基频标准差为 27.6 Hz↓；语调单一，连续语音语调变化的控制能力轻度损伤。
2. 言语基频动态范围为 86.5 Hz↓；语调单一，连续语音语调变化范围的控制能力中度损伤。
3. 基频突变出现率为 0；连续语音语调控制能力无损伤。

三、ICF 言语功能治疗计划的制订

　　该患者的言语嗓音功能、构音功能、言语流利性、言语节律性、语速、语调等多方面均存在一定程度的损伤，根据表 9-3-2 与表 9-3-3 所示患者言语功能的评估结果，治疗师可选择恰当的治疗内容和方法来为患者制定针对性的训练方案。

1. 选择训练内容和方法

在言语嗓音方面，患者主要存在呼吸支持不足和呼吸与发声不协调的问题，需要选择对应的呼吸功能治疗来制订康复治疗计划。在构音功能方面，患者未掌握全部声母，并存在构音清晰度下降的问题。要保证声母构音和构音清晰度的提高，首先要保证患者的口部运动能力恢复至正常范围，所以需要进行口部运动功能训练，其次再进行构音音位的训练。在流利性和语速方面，患者对无意义音节连续产生的流利性和语速的控制能力较好，对连续语音流利性和语速的控制能力相对较差，语速治疗应以连续语音训练为主，根据患者的接受能力、喜好和训练需求选择适合的训练内容和方法，比如训练内容选择语音切换和语音轮替的语料，训练方法选择唱音法和重读治疗法。在节律和语调方面，患者均存在不同程度的损伤，应重点开展语调和节奏治疗，可与上述连续语音流利性和语速治疗同步进行。

2. 确定实施人员和治疗目标

根据患者的接受能力和训练安排确定治疗计划的实施人员和治疗目标，下面以构音语音功能的治疗计划为例进行阐述，如表 9-3-4 所示。

表 9-3-4 ICF 构音语音治疗计划表

治疗任务 （17项）		治疗方法（38种） （音位6+ 口部15+ 韵律17）	康复 医师	护士	言语 治疗 师	特教 教师	初 始 值	目 标 值	最 终 值
构音语音功能									
b320 构音 功能	声母音位 获得	训练音位：/z、c、s/ ☑ 音位诱导 ☑ 发音部位 ☑ 发音方式 ☑ 音位获得 ☑ 单音节词			√		1	0	0
	声母音位 对比	☑ 双音节词 ☑ 三音节词 ☑ 音位对比 ☑ 听说对比 ☑ 言语重读 ☑ 行板节奏一 ☑ 言语支持 ☑ 停顿起音 ☑ 音节时长			√		1	0	0
	构音 清晰度	☑ 音调、响度变化 ☐ 语音自反馈			√		1	0	0

续表

治疗任务（17项）		治疗方法（38种）（音位6+ 口部15+ 韵律17）	康复医师	护士	言语治疗师	特教教师	初始值	目标值	最终值
b320构音功能	口部感觉	□改善颊，鼻，唇，牙龈，硬腭，舌前、中、后部感觉			√		0		
	下颌运动	☑提高咬肌肌力 □提高下颌向下、上、左、右运动 □提高下颌前伸运动 ☑提高下颌上下、左右连续运动			√		1	0	0
	唇运动	☑改善流涎、唇面部肌力 ☑提高展、圆、圆展交替运动 □提高唇闭合运动 □提高唇齿接触运动			√		2	0	0
	舌运动	☑提高舌肌力 ☑提高舌尖前伸运动 ☑提高舌尖上舔唇、齿龈、硬腭，舌尖左舔、右舔嘴角运动 □提高舌尖左右、前后、上下交替运动 ☑提高马蹄形、舌两侧缘上抬模式 ☑提高舌前、后部上抬模式			√		1	0	0

四、言语功能治疗

视频2

言语治疗师根据表9-3-4所示的治疗计划对患者实施言语功能治疗，下面主要以患者张某一次个别化康复训练——口部运动功能训练为例，介绍改善下颌、唇、舌控制能力的训练，提高患者的口部运动功能，为进一步的构音音位训练做铺垫。

1. 改善下颌的控制能力训练

患者目前存在咬肌肌力不足的问题，可采用合适的训练方法（如拉伸咬肌法）提高咬肌肌力。

治疗师与患者面对面坐着，治疗师要求患者一直咬紧牙关，用双手触摸患者的咬肌，接着治疗师用食指、中指及无名指的指腹快速上下按摩咬肌，可以起到拉伸咬肌的作用，告诉患者以后就用这个部位咬东西。患者在咀嚼或咬东西的时候，拉伸咬肌效果更好。

2. 改善唇的控制能力训练

患者存在唇肌肌张力过高的现象，可选用合适的训练方法（如减少上唇回缩）降低患者唇部肌张力。同理，可进行减少唇的其他方向的回缩训练，如减少唇侧向回缩、减少下唇回缩。

减少上唇收缩分三步骤：① 治疗师与患者面对面坐着，治疗师将拇指放在患者鼻翼两侧，其余手指放在患者下颌缘处，拇指沿鼻翼两侧向两口角按摩，重复数次。② 然后，治疗师将拇指移到患者颧骨中央处，从颧骨中央处向两口角按摩，重复数次。③ 最后治疗师再将拇指移到上唇上方，对平行肌进行间歇性按压，重复数次。

3. 改善舌的控制能力训练

患者的声母 /z、c、s/ 构音不准确，主要是患者的前伸不足及舌向前运动的控制能力较差所致。可选择相应的舌运动功能训练来改善舌运动控制的能力，并辅助构音音位训练。可采用舌前位运动训练器法进行训练。治疗师将训练器凹面朝下贴于患者上腭放入，训练器后端在上齿龈处，患者舌前部顶住训练器，治疗师将训练器向下压，患者用力向上抵抗，持续 10 s，过渡到在训练的同时，让患者发舌前位音，如图 9-3-1 所示。

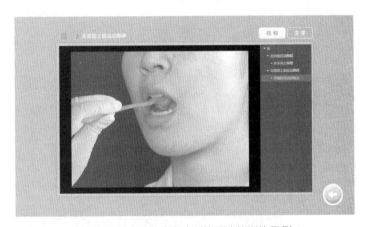

图 9-3-1　舌前位运动训练器法的训练示例

或者治疗师与患者面对面而坐，患者张开嘴巴，治疗师用压舌板或毛刷从舌中央用力并缓缓向舌尖刷，促使舌体向前伸展，待舌伸展后继续用压舌板压着，坚持 5 s，然后再重复数次。

也可让患者进行主动运动训练。治疗师与患者面对面而坐，患者伸出舌尖，治疗师将压舌板放在患者舌尖上方，要求患者舌尖向上舔压舌板，重复数次。保证患者是用舌尖而非舌叶去舔。

主动训练中可采用伸舌法，通过让患者将舌伸出口外用高音调发前位音，扩张口咽腔，引导其体会发音时口咽腔放松的感觉，如图 9-3-2 所示。治疗师首先指导患者伸出舌头发元音 /i/，如患者不能自己完成，治疗师可帮其微微张开嘴，伸出舌头；逐渐过渡至患者伸舌后慢慢将舌体回缩，同时发前位音，慢慢过渡到自然舌位发前位音；最终患者可通过正常嗓音发前位音（元音）过渡到发前位音开头的单音节词、双音节词、句子等。

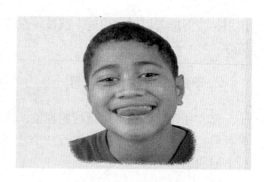

图 9-3-2　伸舌法训练示范

10

单侧上运动神经元型神经性言语障碍

由单侧上运动神经元通路受损导致响度变化异常，以及因下脸部和/或单侧舌肌无力形成的构音不清是单侧上运动神经元型神经性言语障碍的常见表现。但其表现出的言语障碍程度相对其他几类神经性言语障碍较轻，其治疗方案也有所不同。本章将对单侧上运动神经元型神经性言语障碍的神经学基础、病因、言语表现及治疗进行阐述。

单侧上运动神经元型神经性言语障碍概述

一、单侧上运动神经元型神经性言语障碍的定义

单侧上运动神经元（UUMN）型神经性言语障碍是一种由涉及言语产出的脑神经和脊神经的上运动神经元受损所引起的运动性言语障碍，其主要的言语问题为声母构音不准确，另外也常伴有口腔轮替运动动作缓慢和嗓音异常的情况[1]。UUMN 型神经性言语障碍可能体现在言语产生的任何功能系统，但最常出现在言语的构音、发声和韵律中，整体异常表现为无力，有时也会出现痉挛和不协调性问题[2]。

由于这种类型的言语障碍表现与中枢神经系统有关，因此对于言语障碍的识别和判断有助于神经系统病变的诊断和定位。当病变位于大脑左半球时，单侧上运动神经元型神经性言语障碍常常与失语症或言语失用症并发；而当病变位于大脑右半球时，常伴有认知障碍。

二、单侧上运动神经元型神经性言语障碍的神经病理学机制

上运动神经元系统包括直接（锥体束）和间接（锥体外束）激活通路，在之前的章节中已经对这些通路进行了详细描述。双侧上运动神经元病变（痉挛型神经性言语障碍）对言语的影响也在之前的章节中进行了介绍。在此仅对 UUMN 型神经性言语障碍的相关解剖结构和神经病理学机制做如下总结：

第一，上运动神经元系统是双侧的，一半起源于右脑半球，一半起源于左脑半球。

---

[1]　Singh S, Kent R D, Rider P. Singular's illustrated dictionary of speech−language pathology[M]. San Diego, CA: Singular Pub, 2000.

[2]　Darley F L, Aronson A E. Brown J. R. Motor speech disorders[M]. Philadelphia: W B Saunders, 1975.

第二，上运动神经元直接激活通路分别以皮质延髓束和皮质脊髓束的形式直接传递到颅神经和脊神经，主要到达它们起源的对侧。它从大脑皮层出发，并在放射冠处开始下降。放射冠会聚在基底核和丘脑附近的内囊中（皮质延髓纤维主要集中在内囊的膝部或中部）。放射冠从内囊下达至脑干，脑干处的皮质延髓纤维要穿过对侧到达它所支配的颅神经核；皮质脊髓纤维在延髓的椎体中交叉。这些在直接通路中传播的冲动对于精细协调的熟练动作显得至关重要。

第三，上运动神经元间接激活通路一般具有相同的主要对侧目的地，且与直接激活通路在脑干的相同区域内交叉。但是，沿着它通往颅神经和脊神经的通路，是有几个中间结构的突触连接，这些结构主要位于网状结构和其他脑干核中。该通路对调节反射、控制姿势和音调显得至关重要，而熟练的动作是在这些基础上叠加的。

第四，对于大多数人的延髓言语肌而言，对侧神经支配的一般原则多适用于下面部，也适用于舌头（程度较轻）。三叉神经、面神经上部纤维以及舌咽神经、迷走神经、副神经，舌下神经接受对侧和同侧上运动神经支配。当上运动神经元病变局限在大脑的一侧时，这种对大多数言语颅神经的双边输入能提供一定程度的代偿，有助于保持呼吸、进食和言语功能。但是，这种代偿并不总是有效的。有证据表明，至少一些患有单侧上运动神经元病变的个体可检测到对侧的下颌、上腭、声带以及最常见和明显的舌肌无力。有时甚至出现同侧无力。这解释了 UUMN 型言语障碍中可能出现的几种异常言语特征。

三、单侧上运动神经元型神经性言语障碍的病因

任何会使单侧脑部产生上运动神经元损伤的状况都可能导致 UUMN 型神经性言语障碍。这些疾病包括血管性、肿瘤性、退行性、外伤性、感染性、炎性和毒性 – 代谢性疾病，但中风是其中最常见的病因，下文仅讨论常见的病因。

左颈动脉或大脑中动脉闭塞是导致上运动神经元损伤的最常见原因，伴失语症或言语失用症。右颈动脉或大脑中动脉闭塞也是导致上运动神经元损伤的常见原因，同时伴右半球视觉缺失（忽视）和认知障碍。大脑后动脉、基底动脉和大脑前动脉区域的单侧脑中风也可引起上运动神经元损伤，但发生频率较低。

有时大脑半球的脑干、皮质或皮质下区域会出现小梗塞，导致大脑大动脉的小穿透分支被阻塞。这些小梗塞在愈合过程中会留下一个小腔隙，因此常被称为腔隙性梗塞。它们常涉及大脑前、中动脉的豆状核纹状体分支，大脑后动脉的丘脑穿孔分支和基底动脉的旁支。腔隙性脑中风中最常见的部位是基底核、丘脑、半卵圆中心、内囊和脑干。这些位置确定了腔隙作为产生 UUMN 型神经性言语障碍的机制（当病变为双侧时，为痉挛型神经性言语障碍）的相关性；也就是说，它们中的大多数都是 UUMN 通路的一部分。

四、单侧上运动神经元型神经性言语障碍的言语特征

UUMN 型神经性言语障碍患者在言语方面常表现为说话语调单一、响度单一、缺乏重音，听感上形容为"缺乏感情"。可伴有粗糙声、低音调等问题。[①] 有些患者语速过快或说话呈片段式语句，有些则语速缓慢。大多数患者在共鸣方面未见明显异常，很少有鼻音过重的问题。[②] 构音动作不准确、辅音错误是 UUMN 型神经性言语障碍的常见表现。

1. 呼吸障碍

由于肋间肌接受的是广泛性的神经支配，以及横膈膜接受双侧性神经所支配，因此 UUMN 型言语障碍患者其呼吸方面很少有明显异常，然而肌电图记录单侧脑中风后 12 小时内弛缓型偏瘫患者发现对侧胸骨旁肋间肌的呼吸动力减弱，在一项对患有单侧脑中风的呼吸功能障碍患者的肺活量学和运动学研究中，两例患者平静呼吸时存在障碍，一例存在言语呼吸障碍，这些数据表明部分 UUMN 型患者也存在非言语呼吸功能障碍，甚至影响到言语呼吸功能。临床观察表明，单侧呼吸无力存在，也可能导致患者出现语句变短、响度降低和最大数数能力下降等问题。

2. 发声障碍

多数研究指出，某些 UUMN 型神经性言语障碍的患者会出现轻度至中度的粗糙音质。Duffy 和 Folger 曾指出，他们的患者中有 39% 在言语表达时出现这种粗糙的音质，9% 的患者出现响度降低，4% 的患者有嘶哑音质。单侧性上运动神经元受损后出现粗糙音质，表明单侧性神经受损也会累及喉部肌群。Duffy（2005）认为 UUMN 型神经性言语障碍的患者呈现粗糙嗓音，可能是单侧性上运动神经元受损后，产生轻度声带无力或痉挛现象所导致的，也可能有先前未知的损伤存在，现在与脑部对侧新的上运动神经元损伤合并，而引发声带痉挛。[③]

3. 共鸣障碍

Duffy 和 Floger 发现，他们的 UUMN 型神经性言语障碍患者中，约 11% 有鼻音过重的情形，主要是因为负责软腭和咽部肌肉的迷走神经是受双侧上运动神经所支配，引起鼻音过重的原因，可能是身体的无力与不适或者单侧上运动神经元受损而导致软腭肌肉轻度无力。

---

① 郑静宜 . 话在心·口难开：运动性言语障碍的理论与实务 [M]. 新北：心理出版社，2013：288.

② Freed D B. 运动性言语障碍：诊断与治疗 [M]. 2 版 . 陈雅资，译 . 新北：合记图书出版社，2014：290-294.

③ Duffy J R. Motor speech disorders: substrates, differential diagnosis, and management[M]. st Louis: Mosby, 1995.

4. 构音障碍

正如本章一开始在定义中所述，UUMN 型神经性言语障碍主要是表现为构音功能异常，因为典型的单侧性上运动神经元损伤对舌及下脸部的影响通常会大于其他言语产生系统。引起此种构音异常现象的原因包括单侧面部和舌头的无力、活动范围缩减，以及舌头与双唇的精细动作控制能力变弱。

5. 韵律障碍

UUMN 型神经性言语障碍患者也常出现缓慢的口腔轮替运动。可能小脑皮层纤维与上运动神经元纤维在白质通路中混合，造成了共济失调样的不协调现象，临床观察表明，一些 UUMN 型神经性言语障碍患者也会表现出共济失调的言语特征。口腔轮替运动缓慢也可能是患者无力为保证言语精确性和规律性而做出努力补偿，甚至部分患者表现出痉挛的言语特征。

单侧上运动神经元型神经性言语障碍的治疗

UUMN 型神经性言语障碍患者最易损伤之处在于下脸部及舌部肌肉，是因为负责此处的脑神经仅靠一侧脑部的上运动神经元所支配。若上运动神经元损伤在左脑，则右侧的下脸部及舌部易出现无力或软瘫症状；若上运动神经元损伤在右脑，则左侧的下脸部及舌部易出现无力或软瘫症状。典型的表现是面部及舌部动作缓慢，活动范围减小。伸舌时，舌头易往患侧偏移，伴有下脸部下垂的表现。

轻度 UUMN 型神经性言语障碍患者的言语症状较轻，几周内即可恢复；中重度 UUMM 型神经性言语障碍患者可能同时存在其他障碍，如失语症、言语失用症、视觉障碍等，需要进行综合康复治疗。本节主要针对 UUMN 型神经性言语障碍的主要言语障碍的康复治疗进行阐述，包括呼吸障碍治疗、发声障碍治疗、共鸣障碍治疗、构音障碍治疗、韵律障碍治疗，其中以构音障碍治疗为主。

一、呼吸障碍治疗

UUMN 型神经性言语障碍患者的呼吸功能较少受到影响，训练时以呼吸控制训练为主要内容。

1. 呼吸肌群控制训练

在言语或非言语任务中，推、压胸腹部可能有助于增加言语的呼吸驱动力。患者在有控制地进行呼气任务时，气流随着时间的推移缓慢且均匀地呼出，可能有助于增强呼吸能力，加强对言语呼吸的控制。

呼吸肌群的训练有利于系统地改善呼吸强度，包括吸气或呼气肌力训练（IMST，EMST），目的是增加吸气肌的力量，以更好地持续或重复吸气。这种训练对神经性言语障碍患者言语的疗效尚未确定，但希望能减少与言语相关的呼吸急促、增加呼吸持续时间、增加或更好地保持响度以及减少言语期间的停顿时间。训练时需要有计划地进行练习（例如，4 周，每天 15 至 20 分钟，每周 5 天），尽快让患者提高说话时的响度，增加每个呼

呼吸训练—呼吸
肌群控制训练—
言语腹式训练结
合实时视听反馈

吸组的音节数，增加说话的耐力，提高呼吸速度。

二、发声障碍治疗

1. 哼鸣法

具体训练方法可参见第五章第二节中"哼鸣法"部分。

2. 气泡发音法

具体训练方法可参见第五章第二节中"气泡发音法"部分。

3. 吸入式发音法

吸入式发音法是指通过在吸气的时候发音来帮助患者重新使用真声带进行发音。患者双肩辅助发音，举起双臂的同时倒吸一口气，并同时用高音调发高元音；放下双臂的同时呼出气体。再以同样的方式逐渐过渡至呼气时发音，最终完成正常发音，如图10-2-1所示。吸入式发音法主要适用于嗓音音质异常。

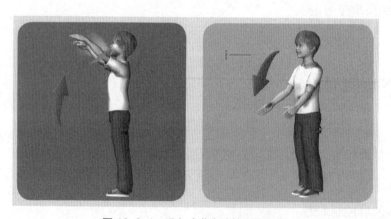

图 10-2-1　吸入式发音法的训练示例

4. 吟唱法

吟唱法是指患者用类似唱歌的形式，流畅连贯地说话，使音调响度变化较小，声带振动舒适规律，从而改善音质。患者可用某一舒适的音调进行流畅连贯且音调、响度变化不大的发音，可利用简单的 /ɑ/ 音、单音节词、双音节词进行训练，逐渐过渡至用吟唱的方式说句子，最终撤销吟唱的方式，正常发音。吟唱法主要适用于嗓音音质异常。

发声训练—吟唱法
（结合哈欠叹息法）

三、共鸣障碍治疗

共鸣训练—
共鸣放松训练法
（结合元音匹配）

具体训练方法可参考第六章第二节中"共鸣障碍治疗"部分。

四、构音障碍治疗

具体训练方法可参考第六章第二节中"构音障碍治疗"部分。

五、韵律障碍治疗

具体训练方法可参考第六章第二节中"韵律障碍治疗"部分。

单侧上运动神经元型神经性言语障碍的案例分析

本节以某单侧上运动神经元型神经性言语障碍患者的言语功能治疗为例，具体阐述 ICF 框架下运动性言语障碍患者言语功能治疗的实施过程。

视频 1

一、患者基本信息

患者王某，55 岁女性，言语障碍持续 6 个月，被诊断为由脑梗死引发单侧上运动神经元型神经性言语障碍。患者主诉出现言语含糊现象，主观感受其下颌、唇、舌等构音器官僵硬，其他方面尚无明显障碍。具体如表10-3-1 所示。

表 10-3-1 患者基本信息

医院、康复机构、特殊教育学校、资源中心
患者基本信息
姓　名　__王××__　出生日期　__1964 年 2 月 13 日__　性别：□男 ☑女
检查者　__葛××__　评估日期　__2019 年 7 月 17 日__　编号　__D006__
类型：□智障_____ □听障_____ □脑瘫_____ □孤独症_____ □发育迟缓_____
□失语症_____ ☑神经性言语障碍（构音障碍）　__单侧上运动神经元型__
□言语失用症 □其他_____
主要交流方式：☑口语 □图片 □肢体动作 □基本无交流
听力状况：☑正常 □异常 听力设备：□人工耳蜗 □助听器 补偿效果_____
进食状况：__无明显异常。__
言语、语言、认知状况：__言语方面，言语含糊，有延长，声韵母构音不清，构音动作僵硬；__
__语言和认知方面，无明显异常。__
口部触觉感知状况：__无明显异常，待进一步观察。__

二、ICF 言语功能评估结果

根据患者主诉，言语治疗师对患者进行嗓音言语产生功能评估、构音和语音功能评估以掌握患者各项言语功能的损伤程度，为制订科学的治疗计划提供依据。

（一）ICF 嗓音言语产生功能评估结果

经嗓音言语产生功能评估，患者王某最长声时为 13.3 s，最大数数能力为 10.7 s，言语基频为 217 Hz，基频震颤为 6.9 次 / 秒，频段能量集中率为 45.8%，声带接触率为 65.7%，接触率微扰为 2.7%，基频微扰为 0.6%，幅度微扰为 3.1%，声门噪声为 −14.7 dB，/i/ 的第二共振峰为 2 800 Hz，/u/ 的第二共振峰为 682 Hz，鼻流量为 41%。言语治疗师将上述结果输入 ICF 转换器内，得出患者 ICF 嗓音言语产生功能评估结果，如表 10-3-2 所示。该患者存在呼吸支持不足、呼吸与发声不协调、软起音、声带振动不规律、嘶哑声、气息声、前位聚焦、鼻音功能亢进等嗓音言语产生功能障碍。

表 10-3-2　ICF 嗓音言语产生功能评估

身体功能：人体系统的生理功能 损伤程度			无 损伤	轻度 损伤	中度 损伤	重度 损伤	完全 损伤	未 特指	不 适用
			0	1	2	3	4	8	9
b3100	嗓音产生 Production of voice	最长声时 MPT	☐	☑	☐	☐	☐	☐	☐
		最大数数能力 cMCA	☐	☐	☑	☐	☐	☐	☐
		言语基频 F_0	☑	☐	☐	☐	☐	☐	☐
		基频震颤 F_0t	☐	☑	☐	☐	☐	☐	☐
		频段能量集中率 Ec	☑	☐	☐	☐	☐	☐	☐
		声带接触率 CQ	☑	☐	☐	☐	☐	☐	☐
		接触率微扰 CQP	☑	☐	☐	☐	☐	☐	☐
	通过喉及其周围肌肉与呼吸系统配合产生声音的功能。 包括：发声功能，音调、响度功能；可能会出现的障碍：失声、震颤、发声困难。									
	信息来源：☑病史　☐问卷调查　☑临床检查　☐医技检查									
	问题描述 1. 持续稳定的发声时间为 13.3 s ↓，正常范围 ≥ 15 s；呼吸支持能力、呼吸与发声协调能力存在轻度损伤。 2. 持续、旋转地发 1 或 5 的最长时间为 10.7 s ↓，正常范围 ≥ 8.6 s；呼吸支持能力、呼吸与发声协调能力存在中度损伤。 3. 声带振动频率为 217 次 / 秒，正常范围 176—207 次 / 秒，声带振动频率处于正常范围内，音调及音调控制能力正常。 4. 基频震颤为 6.9 次 / 秒 ↑，正常范围 2.9—6.2 次 / 秒；声带振动时频率呈现轻度包络式损伤，存在轻度声带神经源性损伤而造成的嗓音障碍。 5. 频段能量集中率为 45.8%，正常范围 39.2%—51.9%；声带振动时谐波能量衰减正常。 6. 声带接触率为 65.7%，正常范围 47.6%—71.4%；声门闭合正常。 7. 接触率微扰为 2.7%，正常范围 0%—3.1%；声门闭合规律，声带振动无明显失调。									

进一步描述

一、呼吸功能

1. 呼吸支持能力方面建议进行如下治疗：

（1）实时反馈治疗，选择如声时实时反馈训练、起音实时反馈训练等治疗方法。

（2）传统治疗，选择如呼吸放松训练、发声放松训练、数数法、嗯哼法、快速用力呼气法、缓慢平稳呼气法、逐字增加句长法等治疗方法。

2. 呼吸与发声协调能力方面建议进行如下治疗：

（1）实时反馈治疗，选择如声时实时反馈训练、音调实时反馈训练、词语拓展实时反馈训练等治疗方法。

（2）传统治疗，选择如呼吸放松训练、发声放松训练、唱音法、哼音法等治疗方法。

二、发声功能

1. 嗓音震颤问题建议进行如下治疗：

（1）实时反馈治疗，选择如音调实时反馈训练、响度实时反馈训练等治疗方法。

（2）传统治疗，选择如呼吸放松训练、发声放松训练、喉部按摩法、乐调匹配法、手指按压法等治疗方法。

2. 声门闭合不全障碍建议进行如下治疗：

实时反馈治疗，选择如音调实时反馈训练、清浊音实时反馈训练、声带接触率反馈训练、词语拓展实时反馈训练等治疗方法。

b3101	嗓音音质 Quality of voice		0	1	2	3	4	8	9
		基频微扰 Jitter（粗糙声）	☑	☐	☐	☐	☐	☐	☐
		声门噪声 NNE（气息声）	☑	☐	☐	☐	☐	☐	☐
		幅度微扰 Shimmer（嘶哑声）	☑	☐	☐	☐	☐	☐	☐
		共振峰频率 F_2/i/（后位聚焦）	☑	☐	☐	☐	☐	☐	☐
		共振峰频率 F_2/u/（前位聚焦）	☑	☐	☐	☐	☐	☐	☐
		鼻流量 NL	☐	☑	☐	☐	☐	☐	☐

产生嗓音特征的功能，包括谐波特征、共鸣和其他特征。

包括：谐波高、低功能；鼻音功能亢进和鼻音功能低下、发声困难、声带紧张、嘶哑声或粗糙声、气息声等障碍。

信息来源：☑ 病史 ☐ 问卷调查 ☑ 临床检查 ☐ 医技检查

问题描述

1. 基频微扰为 0.6%；正常范围 ≤ 0.62%；嗓音音质无明显粗糙声或嘶哑声。

2. 声门噪声为 −14.7 dB，正常范围 ≤ −9.6 dB；嗓音音质正常，无明显气息声。

3. 幅度微扰为 3.1%，正常范围 ≤ 3.74%；嗓音品质正常，无明显粗糙声或嘶哑声。

4. /i/ 的第二共振峰为 2 800 HZ，正常范围 ≥ 2151 HZ；舌向前运动能力正常，口腔共鸣功能正常。

5. /u/ 的第二共振峰为 682 HZ，正常范围 ≤ 703 HZ；舌向后运动能力正常，口腔共鸣功能正常。

6. 鼻流量为 41% ↑，正常范围 ≤ 34.26%；鼻腔共鸣功能存在轻度损伤，存在轻度的鼻音功能亢进。

	进一步描述 发声功能 鼻音功能亢进问题建议进行如下治疗： （1）实时反馈治疗，选择如音调实时反馈训练、鼻流量 NL 实时反馈训练、口鼻腔 LPC 实时反馈训练等治疗方法。 （2）传统治疗，选择如共鸣放松训练、口腔共鸣法、鼻音／边音刺激法等治疗方法。

（二）ICF 构音语音功能评估结果

经构音语音功能评估，患者王某已掌握 18 个声母、20 对声母音位对，构音清晰度为 84%，口部感觉功能得分为 100%，下颌运动功能得分为 89%，唇运动功能得分为 75%，舌运动功能得分为 78%，/ta/ 的浊音时长为 2 029 ms，/ta/ 的音节时长为 305 ms，/ta/ 的停顿时长为 87 ms，连续语音的音节时长为 413 ms，连续语音的停顿时长为 237 ms，幅度标准差为 10.5 dB，重音音节总时长为 1 180 ms，重音出现率为 14.1%，/ta/ 的浊音速率为 7.8 个／秒，/ta/ 的言语速率为 2.7 个／秒，连续语音的构音速率为 3.17 个／秒，连续语音的言语速率为 2.25 个／秒，言语基频标准差为 27.6 Hz，言语基频动态范围为 86.5 Hz，基频突变出现率为 0。言语治疗师将上述结果输入 ICF 转换器内，得出患者 ICF 构音语音功能评估结果，如表 10-3-3 所示。该患者存在构音歪曲、口部运动功能异常、言语流利性异常、响度变化单一、语速稍慢、语调变化单一等构音语音功能障碍。

表 10-3-3　ICF 构音语音功能评估

身体功能：人体系统的生理功能损伤程度		无损伤	轻度损伤	中度损伤	重度损伤	完全损伤	未特指	不适用
		0	1	2	3	4	8	9
b320 构音功能 Articulation functions	声母音位习得（获得）	□	☑	□	□	□	□	□
	声母音位对比	□	☑	□	□	□	□	□
	构音清晰度	□	☑	□	□	□	□	□
	口部感觉	☑	□	□	□	□	□	□
	下颌运动	□	☑	□	□	□	□	□
	唇运动	□	□	☑	□	□	□	□
	舌运动	□	☑	□	□	□	□	□
产生言语声的功能。 包括：构音清晰功能，构音音位习得（获得）功能；单侧上运动神经元型、运动失调型、单侧上运动神经元型神经性言语障碍；中枢神经损伤的构音障碍。 不包括：语言心智功能（b167）；嗓音功能（b310）。								
信息来源：☑ 病史　□ 问卷调查　☑ 临床检查　□ 医技检查								

问题描述

1. 已掌握声母个数为 18 个 ↓，正常是 21 个；声母音位获得能力轻度损伤。

2. 已掌握声母音位对 20 对 ↓，正常是 25 对；声母音位对比能力轻度损伤。

3. 构音清晰度为 84% ↓，正常范围 ≥ 96%；构音语音能力轻度损伤。

4. 口部感觉功能得分为 100%，正常范围 ≥ 96%；患者允许治疗师轻触目标部位；口部感觉无损伤。

5. 下颌运动得分为 89% ↓，正常范围 ≥ 96%；能完成目标动作，但控制略差；下颌运动轻度损伤。

6. 唇运动功能得分为 75% ↓，正常范围 ≥ 96%；患者唇运动范围未达到正常水平，无法连续运动，或用其他构音器官的动作代偿或辅助目标动作；唇运动中度损伤。

7. 舌运动功能得分为 78% ↓，正常范围 ≥ 96%；能完成目标动作，但控制略差；舌运动轻度损伤。

进一步描述

1. 口部感觉：颊部触觉反应 4 级，鼻部触觉反应 4 级，唇部触觉反应 4 级，牙龈触觉反应 4 级，硬腭触觉反应 4 级，舌前部触觉反应 4 级，舌中部触觉反应 4 级，舌后部触觉反应 4 级。

2. 下颌运动：自然状态 4 级，咬肌肌力 3 级，向下运动 4 级，向上运动 4 级，向左运动 4 级，向右运动 4 级，前伸运动 3 级，上下连续运动 2 级，左右连续运动 2 级。

3. 唇运动：自然状态 4 级，流涎 2 级，唇面部肌力 4 级，展唇运动 3 级，圆唇运动 4 级，唇闭合运动 2 级，圆展交替运动 2 级，唇齿接触运动 3 级。

4. 舌运动：自然状态 4 级，舌肌肌力 4 级，舌尖前伸 2 级，舌尖下舔下颌 4 级，舌尖上舔上唇 2 级，舌尖上舔齿龈 2 级，舌尖左舔嘴角 4 级，舌尖右舔嘴角 4 级，舌尖上舔硬腭 4 级，舌尖前后交替运动 2 级，舌尖左右交替运动 4 级，舌尖上下交替运动 3 级，马蹄形上抬运动 4 级，舌两侧缘上抬运动 3 级，舌前部上抬运动 2 级，舌后部上抬运动 4 级。

				0	1	2	3	4	8	9
b3300	言语流利 Fluency of speech	口腔轮替运动功能	浊音时长	☑	☐	☐	☐	☐	☐	☐
			音节时长	☐	☑	☐	☐	☐	☐	☐
			停顿时长	☐	☐	☑	☐	☐	☐	☐
		连续语音能力	音节时长	☐	☑	☐	☐	☐	☐	☐
			停顿时长	☐	☑	☐	☐	☐	☐	☐

产生流利、无中断的连续言语功能。

包括：言语平滑连接的功能，如口吃、迅吃、不流利；在声音、词语（音节）或部分词语（音节）方面有重复、不规则的言语中断等障碍。

信息来源：☑ 病史 ☐ 问卷调查 ☑ 临床检查 ☐ 医技检查

问题描述

1. /tɑ/ 的浊音时长为 2 029 ms；控制无意义音节连续产生的浊音时长的能力无损伤。

2. /tɑ/ 的音节时长为 305 ms ↑；无意义音节连续重读发音时存在发音拖延的流利性问题，控制无意义音节连续产生的音节时长的能力轻度损伤。

3. /tɑ/ 的停顿时长为 87 ms ↑；无意义音节连续重复发音时存在停顿延长的流利性问题，控制无意义音节连续产生的停顿时长的能力中度损伤。

4. 连续语音的音节时长为 413 ms ↑；连续语音时存在发音拖延的流利性问题，控制连续语音产生的音节时长的能力轻度损伤。

5. 连续语音的停顿时长为 237 ms ↓；连续语音时存在停顿延长的流利性问题，控制连续语音产生的停顿时长的能力轻度损伤。

			0	1	2	3	4	8	9
b3301	言语节律 Rhythm of speech	幅度标准差	☑	☐	☐	☐	☐	☐	☐
		重音音节总时长	☐	☑	☐	☐	☐	☐	☐
		重音出现率	☐	☑	☐	☐	☐	☐	☐

言语中的节奏和重音模式及其模式调节功能。
包括：言语节律定型、重复等障碍。

信息来源：☑病史 ☐问卷调查 ☑临床检查 ☐医技检查

问题描述
1. 幅度标准差为 10.5 dB；响度变化的控制能力无损伤。
2. 重音音节总时长为 1 180 ms↓；重音缺乏，重音音节时长的控制能力轻度损伤。
3. 重音出现率为 14.1%↓；言语节律的重音变化轻度损伤。

				0	1	2	3	4	8	9
b3302	语速 Speed of speech	口腔轮替运动功能	浊音速率	☑	☐	☐	☐	☐	☐	☐
			言语速率	☐	☐	☑	☐	☐	☐	☐
		连续语音能力	构音速率	☐	☑	☐	☐	☐	☐	☐
			言语速率	☐	☑	☐	☐	☐	☐	☐

言语产生速率的功能。
包括：如迟语症和急语症。

信息来源：☑病史 ☐问卷调查 ☑临床检查 ☐医技检查

问题描述
1. /tɑ/ 的浊音速率为 7.8 个 / 秒↓；无意义音节连续重复的浊音速率的控制能力无损伤。
2. /tɑ/ 的言语速率为 2.7 个 / 秒↓；无意义音节连续重复时发音拖延或停顿延长导致语速过慢，言语速率的控制能力中度损伤。
3. 连续语音的构音速率为 3.17 个 / 秒↓；连续语音时发音拖延导致语速过慢，构音速率的控制能力轻度损伤。
4. 连续语音的言语速率为 2.25 个 / 秒↓；连续语音时发音拖延和 / 或停顿拖延，言语速率的控制能力轻度损伤。

			0	1	2	3	4	8	9
b3303	语调 Melody of speech	言语基频标准差	☐	☑	☐	☐	☐	☐	☐
		言语基频动态范围	☐	☐	☑	☐	☐	☐	☐
		基频突变出现率	☑	☐	☐	☐	☐	☐	☐

续表

	言语中音调模式的调节功能。 包括：言语韵律、语调、言语旋律，如言语平调、音调突变等障碍。
	信息来源：☑病史 □问卷调查 ☑临床检查 □医技检查
	问题描述 1. 言语基频标准差为 27.6 Hz↓；语调单一，连续语音语调变化的控制能力轻度损伤。 2. 言语基频动态范围为 86.5 Hz↓；语调单一，连续语音语调变化范围的控制能力中度损伤。 3. 基频突变出现率为 0；连续语音语调控制能力无损伤。

三、ICF 言语功能治疗计划的制订

该患者的嗓音功能、构音功能、言语流利性、言语节律性、语速、语调等多方面均存在一定程度的损伤，根据表 10-3-2 与 10-3-3 所示患者言语功能的评估结果，患者构音器官运动受限，导致其产生构音清晰度差、语速过慢等异常问题。由于患者言语嗓音问题程度较轻，故可在构音语音训练的同时进行言语嗓音的训练。

1. 确定训练目标

患者存在的主要言语问题是构音障碍、嗓音障碍和韵律障碍，由构音语音评估知患者受损的声母音位有 /z、c、s/，构音训练的目标是重新掌握受损音位，提高构音清晰度，同时结合语音支持训练为之后的韵律过渡做准备；嗓音训练的目标主要是改善患者嘶哑声、粗糙声、沙哑声等问题；韵律训练的目标主要是改善患者的语速、语调和节律等问题。

2. 选择训练内容和方法

在构音语音训练阶段针对待训练的声母音位开展音位诱导、音位获得和音位对比训练，并结合语音支持训练进行音节时长、停顿起音、音调变化等的训练；针对言语嗓音问题采用传统治疗法结合实时反馈结束展开训练；针对韵律问题采用结构化语音疗法、重读治疗法等进行训练。

3. 确定实施人员和治疗目标

如表 10-3-4 所示，制订治疗计划的过程中还需要确定实施治疗计划的人员以及确立合适的治疗目标。

表 10-3-4 ICF 构音语音治疗计划表

治疗任务（17项）		治疗方法（38种）（音位6+口部15+韵律17）	康复医师	护士	言语治疗师	特教教师	初始值	目标值	最终值
构音语音功能									
b320 构音功能	声母音位获得	训练音位：/z、c、s/ ☑ 音位诱导 ☑ 发音部位			√		1	0	0
	声母音位对比	☑ 发音方式 ☑ 音位获得 ☑ 单音节词 ☑ 双音节词 ☑ 三音节词 ☑ 音位对比 ☑ 听说对比 ☑ 言语重读 ☑ 行板节奏一 ☑ 言语支持 ☑ 停顿起音			√		1	0	0
	构音清晰度	☑ 音节时长 ☑ 音调、响度变化 ☐ 语音自反馈			√		1	0	0
	口部感觉	☑ 改善颊，鼻，唇，牙龈，硬腭，舌前、中、后部感觉			√		0		
	下颌运动	☐ 提高咬肌肌力 ☐ 提高下颌向下、上、左、右运动 ☐ 提高下颌前伸运动 ☑ 提高下颌上下、左右连续运动			√		1	0	0
	唇运动	☑ 改善流涎、唇面部肌力 ☐ 提高展、圆、圆展交替运动 ☐ 提高唇闭合运动 ☐ 提高唇齿接触运动			√		2	0	0
	舌运动	☑ 提高舌肌力 ☑ 提高舌尖前伸运动 ☑ 提高舌尖上舔唇、齿龈、硬腭，舌尖左舔、右舔嘴角运动 ☐ 提高舌尖左右、前后、上下交替运动 ☑ 提高马蹄形、舌两侧缘上抬模式 ☑ 提高舌前、后部上抬模式			√		1	0	0

续表

<table>
<tr><th colspan="3">治疗任务
（17 项）</th><th>治疗方法（38 种）
（音位 6+ 口部 15+ 韵律 17）</th><th>康复医师</th><th>护士</th><th>言语治疗师</th><th>特教教师</th><th>初始值</th><th>目标值</th><th>最终值</th></tr>
<tr><td rowspan="3">b3301
言语节律</td><td colspan="2">强度标准差</td><td rowspan="3">□ 励 - 协夫曼治疗法（LSVT）
□ 语音切换
□ 语音轮替
□ 响度梯度训练法
☑ 重读治疗法
（慢板、行板、快板）
□ 关键字重音对比 *</td><td></td><td></td><td></td><td></td><td></td><td></td><td></td></tr>
<tr><td colspan="2">重音音节总时长</td><td></td><td></td><td>√</td><td></td><td>1</td><td>0</td><td>0</td></tr>
<tr><td colspan="2">重音出现率</td><td></td><td></td><td>√</td><td></td><td>1</td><td>0</td><td>0</td></tr>
<tr><td rowspan="4">b3302
语速</td><td rowspan="2">口腔轮替运动</td><td>浊音速率</td><td rowspan="2">□ 口腔轮替运动
□ 核心韵母，如：ɑ–i–u
□ 声韵组合，如：tɑ–tɑ–kɑ
□ 语音重复
□ 唱音法
□ 语速控制 *（节拍器）</td><td></td><td></td><td></td><td></td><td></td><td></td><td></td></tr>
<tr><td>构音速率</td><td></td><td></td><td>√</td><td></td><td>2</td><td>0</td><td>0</td></tr>
<tr><td rowspan="2">连续语音能力</td><td>言语速率</td><td rowspan="2">□ 听觉延迟反馈装置（DAF）
☑ 语音切换
☑ 语音轮替
□ 逐字增加句长法
□ 重读治疗法
（慢板、行板、快板）
□ 韵律语调法（MIT）*
□ 吸气停顿 *
□ 语速控制 *（节拍器）</td><td></td><td></td><td>√</td><td></td><td>1</td><td>0</td><td>0</td></tr>
<tr><td>构音速率</td><td></td><td></td><td>√</td><td></td><td>1</td><td>0</td><td>0</td></tr>
<tr><td rowspan="3">b3303
语调</td><td colspan="2">言语基频标准差</td><td rowspan="3">☑ 语音切换
☑ 语音轮替
☑ 音调梯度训练法
□ 重读治疗法
（慢板、行板、快板）
□ 半吞咽法
□ 韵律语调法（MIT）*
□ 语调练习 *</td><td></td><td></td><td>√</td><td></td><td>1</td><td>0</td><td>0</td></tr>
<tr><td colspan="2">言语基频动态范围</td><td></td><td></td><td>√</td><td></td><td>2</td><td>0</td><td>0</td></tr>
<tr><td colspan="2">基频突变出现率</td><td></td><td></td><td></td><td></td><td></td><td></td><td></td></tr>
</table>

四、言语功能治疗

视频 2

言语治疗师根据表 10-3-4 所示的治疗计划对患者实施言语功能治疗，由于单侧上运动神经元型神经性言语障碍患者与痉挛型言语障碍患者症状相似，但症状相对较轻，因此可参考痉挛型神经性言语障碍的治疗内容（具体参见第六章“痉挛型神经性言语障碍”）。

11

混合型神经性言语障碍

对神经系统进行解剖和功能划分能帮助我们对神经疾病进行分类。通常发生在患者身上的神经性疾病往往并不是单独存在的，对患者造成的影响也具有一定的混合性。本书第五章到第十章主要讨论了仅由运动系统的某一个部分损伤导致的言语障碍，而从临床实际来看，患者的言语障碍类型往往具有混合性，反映了两种或两种以上单纯性言语障碍类型的特征。本章将对混合型神经性言语障碍的定义、类型、神经病理学基础、常见疾病及其表现出来的言语特征、治疗方法等内容进行系统的介绍。

混合型神经性言语障碍概述

一、混合型神经性言语障碍的定义

混合型神经性言语障碍是指个体由于两种及以上的神经病变导致言语中同时出现两种及以上言语障碍特征的运动性言语障碍。该障碍多发于神经性损伤延伸至运动系统两处及以上的个体，呈现出数项单纯型神经性言语障碍的混合言语特征。混合型神经性言语障碍中具体出现哪几项单纯型神经性言语障碍的言语特征，取决于神经受损的程度和损伤的位置。有研究者从病因及言语特征出发，对该障碍进行了描述。

德沃金（Dworkin）等人的研究指出，混合型神经性言语障碍是由引起弥漫性神经性损伤的疾病造成的，患者可能会表现出两种及以上单纯型神经性言语障碍的言语特征和神经肌肉的疾病特征。

混合型神经性言语障碍是两种及以上的单纯型神经性言语障碍的结合；其神经病理方面变化多样，通常是由包含多重性脑卒中或神经性疾病所造成；言语障碍是多变的，具体根据混合的单纯型神经性言语障碍种类而定。

本书主要沿用达菲（Duffy）对于混合型神经性言语障碍的定义，即混合型神经性言语障碍是一种混合的言语障碍和神经系统疾病，它可能是任何两种或两种以上的单纯型神经性言语障碍的混合，且在混合型神经性言语障碍中的任何一种单纯型神经性言语障碍特征中均可能表现突出。尽管混合型神经性言语障碍具有较大的异质性，且很难对其各种成分进行分类，但许多混合型神经性言语障碍在感知上是可以区分的。而且，就像单纯型神经性言语障碍一样，它们可能是神经系统疾病的首先呈现或首先呈现的征兆之一。[①]

---

① 原文定义为：Mixed dysarthias represent a heterogeneous group of speech disorders and neurologic diseases. Virtually any combination of two of more of the single dysarthria types is possible, and in any particular mix any one of the components may predominate.In spite of its heterogeneity and the fact that sorting out the various components of mixed dysarthrias can be quite difficult, many mixed dysarthrias are perceptuglly distinguishable. Also, like pure forms, they can be the first or among the first signs of neurologic disease.

二、混合型神经性言语障碍的分类

由于神经受损的程度和位置不同，混合型神经性言语障碍的表现也不相同。混合型神经性言语障碍可分为弛缓－痉挛型混合型、运动失调－痉挛型混合型、运动不及－痉挛型混合型等。其中合并两种言语障碍的患者约占 87%，合并三种言语障碍的患者约占 12%，混合四种类型言语障碍的患者约占 1%。

一般认为，广泛性神经损伤的发生率远高于单纯性神经损伤，混合型神经性言语障碍的患者也较其他患有任何一种单纯型神经性言语障碍的患者多。据 Duffy 统计，约有 31% 的神经性言语障碍者属于混合型神经性言语障碍，而混合型神经性言语障碍中以肌萎缩侧索硬化症的病人占多数（43%）。[①] 然而，庞子健、李胜利等人认为痉挛型神经性言语障碍是最常见的构音障碍，尽管该研究并未提供翔实的数据支持。[②]

据 Duffy 统计，各类型混合型神经性言语障碍者的占比为：首先是弛缓－痉挛型混合型神经性言语障碍者，约占 52%；其次是运动失调－痉挛型混合型神经性言语障碍者，约占 23%；再者是运动不及－痉挛型混合型神经性言语障碍者，约占 7%；最后是运动失调－弛缓－痉挛型混合型神经性言语障碍者，约占 6%。而从混合型神经性言语障碍中的单纯型言语障碍成分来看，首先是痉挛型成分所占的比重最大，其次是弛缓型成分，再者是运动失调型成分。可见混合型神经性言语障碍者中上运动神经元损伤占多数，下运动神经元损伤次之。

三、混合型神经性言语障碍的神经病理学机制

第五章到第十章已经分别介绍了弛缓型神经性言语障碍、痉挛型神经性言语障碍、共济失调型神经性言语障碍等类型的单纯型神经性言语障碍。如前文所述，每种单纯型神经性言语障碍患者都表现出运动系统中单一解剖位置的神经受损，比如弛缓型神经性言语障碍是由于下运动神经元受损引起的，而不涉及上运动神经元、小脑、基底核或神经系统的其他部分。然而，患者在患脑卒中、脑外伤、退行性疾病、感染性疾病、肿瘤等疾病后，其所引发的神经损伤往往会影响多处运动系统，产生混合型神经性言语障碍。下面以脑卒中患者为例做说明。

脑卒中患者同时存在涉及上、下运动神经元的神经损伤。上运动神经元向下经脑干

①　Duffy J R. Motor speech disorders: substrates, differential diagnosis, and management[M]. St. Louis: Mosby, 2005.

②　庞子建，李胜利. 运动障碍性构音障碍言语、声学水平机制及治疗进展 [J]. 中国康复理论与实践，2009，15（5）.

抵达位于脑神经和脊神经外的下运动神经元，并与其发生突触接合；在颅神经内部分下运动神经元的细胞体位于脑干内，上、下运动神经元均有部分位于脑干中；脑卒中病发后，如果通往脑干某特定部位的血流受到阻碍，上、下运动神经元均有可能受损。而假如患者引起双侧性神经损伤，影响到锥体和锥体外上运动神经元及用以产出言语的脑神经的下运动神经元，使弛缓型神经性言语障碍和痉挛型神经性言语障碍同时发生，便会产生弛缓－痉挛型混合型神经性言语障碍。

混合型神经性言语障碍与神经受损的范围和严重程度有关。下面以几种常见的混合型神经性言语障碍为例进行说明：① 由于上、下运动神经元在脑干的生理解剖位置上彼此距离接近，脑卒中可造成患者出现弛缓－痉挛型混合型神经性言语障碍；② 脑创伤患者，在同时伤及小脑和多条颅神经后，可能出现运动失调－弛缓型混合型神经性言语障碍；③ 帕金森病患者如果右脑受损，也可能出现运动不及－单侧上运动神经元型混合型神经性言语障碍；④ 同时患有亨廷顿氏症和格林巴利综合征（Guillain-Barré Syndrome，GBS）的病人，也会产生运动过度－弛缓型混合型神经性言语障碍。临床上，言语治疗师接诊的混合型神经性言语障碍患者较任何一种单纯型神经性言语障碍的患者都多。据 Duffy 统计，梅奥诊所在 11 年内所接诊的神经性言语障碍案例中，混合型神经性言语障碍患者就占了 27%，目前我国暂未有相关统计。

混合型神经性言语障碍是由不同类型的单纯型神经性言语障碍混合而成的，而各单纯型神经性言语障碍所占的比重也不尽相同。在许多混合型神经性言语障碍的案例中，其中某一型神经性言语障碍的表现较其他型来得更为突出，这与神经受损的严重程度和范围有关。如果运动系统中的某部分比其他部分受损更严重，那么与此受损处相关的神经性言语障碍表现通常就会比较明显，如弛缓－痉挛型混合型神经性言语障碍患者言语中的弛缓型表现（如鼻漏气）可能比痉挛型表现（如紧张音质）更明显。当然，混合型神经性言语障碍患者的几种言语障碍所占的比重也可能略微相同，这可能是运动系统受损的严重程度相当所致。这样会导致弛缓－痉挛型混合型神经性言语障碍患者言语中的鼻漏气和音质紧张特征均很明显。而需要注意的是，神经性言语障碍表现出的言语异常会慢慢发生改变，如肌萎缩性侧索硬化症患者的下运动神经元先受到影响，表现出弛缓型神经性言语障碍特征。然而，随着病程的推进，该病症逐渐波及患者的上运动神经元，而产生迟缓－痉挛型混合型神经性言语障碍。初期，患者言语中的弛缓型神经性言语障碍的特征会比痉挛型特征明显，但由于后期上运动神经元的损伤会发展到类似下运动神经元损伤的程度，表现出的痉挛型神经性言语障碍与弛缓型神经性言语障碍的言语异常特征将一样明显。

四、常见疾病的混合型神经性言语障碍特征

许多疾病都有可能引起混合型神经性言语障碍，比如单一或多重性脑卒中、肿瘤、头部外伤、退化性疾病、代谢性疾病及传染性疾病。事实上，任何疾病只要影响到运动

系统两处及以上部位,就可能导致混合型神经性言语障碍。下面将对几种易导致混合型神经性言语障碍疾病的言语特征进行简要介绍。

（一）多发性硬化症导致的混合型神经性言语障碍特征

Duffy 研究发现，40%—50% 的多发性硬化症患者患有神经性言语障碍，运动失调型言语障碍和痉挛型神经性言语障碍是常见的两种单纯型神经性言语障碍，而其中最常见的混合型神经性言语障碍是运动失调－痉挛型混合型神经性言语障碍。多发性硬化症可能会对神经系统的不同部位造成影响，从而引发任何类型的单纯型神经性言语障碍，或任何组合的混合型神经性言语障碍。多发性硬化症患者的言语障碍表现主要体现在音量控制受损、音质粗糙和构音不准确等方面，如表 11-1-1 所示。

表 11-1-1　多发性硬化症患者常见的十种言语特征

排名	言语障碍表现
1	音量控制受损
2	音质粗糙
3	构音不准确
4	重音不准（扫描式语言）
5	肺活量减少
6	鼻音功能亢进
7	音调控制能力不佳
8	气息声
9	呼吸速率增加
10	突发性的构音瓦解

（二）多系统萎缩导致的混合型神经性言语障碍特征

多系统萎缩（Multisystems Atrophy，简称 MA）是另一种会引发混合型神经性言语障碍的渐进性疾病，是一种涵盖多种退化性疾病的总称。下面以 Shy-Drager 综合征、进行性核上眼神经麻痹症和橄榄核桥脑小脑萎缩症三种典型的疾病为例，对其容易引发的言语障碍进行简要介绍。

1. 夏伊－德雷格综合征

在夏伊-德雷格综合征（Shy-Drager Syndrome，简称 SDS）可能出现的混合型神经性言语障碍中有数种形式，由于基底核上运动神经元和小脑方面的神经退化，最常见的三种为痉挛－运动失调－运动不及型、运动不及－运动失调型、运动失调－痉挛型混合型神经性言语障碍。

2. 进行性核上眼神经麻痹症

该症与数类神经性言语障碍有所关联，运动不及型、痉挛型和运动不及－痉挛型混合型神经性言语障碍在这类病症中较为常见，也可能出现运动失调型神经性言语障碍，常会伴随运动不及型或痉挛型神经性言语障碍一起出现。

3. 橄榄核桥脑小脑萎缩症

由于橄榄核桥脑小脑萎缩症这种退化症会影响到脑部的许多部位，故其引发的神经性言语障碍类型多为混合型，如运动失调型、痉挛型、弛缓型或运动不及型神经性言语障碍等类型的组合。

（三）肌萎缩侧索硬化症导致的混合型神经性言语障碍特征

约 80% 的肌萎缩侧索硬化症患者均会出现言语障碍，患病类型由受损的运动神经元决定。若患者主要是下运动神经元受损，则会出现弛缓型神经性言语障碍；若患者主要是上运动神经元受损，则会出现痉挛型神经性言语障碍；若患者上、下运动神经元皆受影响，则会呈现出弛缓－痉挛型混合型神经性言语障碍。单纯型神经性言语障碍可能只出现在发病早期阶段，而混合型神经性言语障碍则会一直存在于之后的病程期。

达利（Darley）等人研究发现，肌萎缩侧索硬化症患者的言语障碍表现出弛缓型和痉挛型神经性言语障碍的联合特征。[1] 其言语表现为嗓音低沉而紧张、音调变化单一、鼻音过重、声韵母构音异常、言语可懂度低、说话缓慢费劲、片段式语言多且语音间停顿过长，详见表 11-1-2，其中三项最显著的言语异常是声母构音不准确、鼻音功能亢进，以及音质粗糙。[2]

表 11-1-2 肌萎缩侧索硬化（Amyotrophic Lateral Sclerosis，简称 ALS）患者常见的十种言语特征 [3]

排名	言语障碍表现
1	声母构音不准确
2	鼻音功能亢进
3	音质粗糙

① Darley F L, Aronson A E, Brown J R. Clusters of deviant speech dimensions in the dysarthrias[J]. J Speech Hear Res, 1969, 12（3）: 462-496.

② Darley F L, Aronson A E, Brown J R. Differential diagnostic patterns of dysarthria[J]. Journal of Speech & Hearing Research, 1969, 12（2）: 246.

③ Darley F L, Aronson A E, Brown J R. Motor speech disorders[M]. Philadelphia: W B Saunders, 1975.

排名	言语障碍表现
4	语速缓慢
5	音调单一（音高平板）
6	简短的语词/片语
7	韵母歪曲现象
8	音调低沉
9	响度单一
10	重音不明显

（四）威尔森氏症导致的混合型神经性言语障碍特征

神经性言语障碍是威尔森氏症常见的异常特征，也是该病症最先出现的症状之一。Berry、Darley 等人对该病症患者研究发现，此病症中最显著的三项言语异常为重音减弱、音调单一和响度单一，且该研究发现许多威尔森氏症患者表现出运动失调－痉挛－运动不及型的混合型神经性言语障碍，且这三种类型中的任何一类型言语障碍表现均可能较另外两个类型更显著。此外，部分威尔森氏症患者可能只呈现这三种类型中任何一种单纯型神经性言语障碍。威尔森氏症患者的具体言语表现，如表 11-1-3 所示。

表 11-1-3　威尔森氏症患者常见的十种言语特征

排名	言语障碍表现
1	重音减弱
2	音调单一（音高平板）
3	响度单一
4	声母构音不准确
5	语速缓慢
6	过度与持平的中音表现
7	音调低沉
8	不规律的构音瓦解
9	鼻音功能亢进
10	不适当的停顿

（五）小结

下面将本节讲述的几种疾病易引发的混合型神经性言语障碍类型进行汇总，如表11-1-4所示。

表 11-1-4　各病症典型的混合型神经性言语障碍的形态

病症	典型的混合型神经性言语障碍分型
多发性硬化症	运动失调型＋痉挛型
夏伊－德雷格综合征	运动失调型＋运动不及型＋痉挛型
进行性核上眼神经麻痹症	运动不及型＋痉挛型＋运动失调型
橄榄核桥脑小脑萎缩症	运动失调型＋痉挛型＋运动不及型／松弛型
肌萎缩侧索硬化症	松弛型＋痉挛型
威尔森氏症	运动不及型＋运动失调型＋痉挛型

注：表现更为明显的神经性言语障碍类型排在前面。

混合型神经性言语障碍的治疗

混合型神经性言语障碍整体的治疗目标是以提高语音清晰度及促进日常沟通效能为主。在治疗过程中需要特别注意的是，与单纯型神经性言语障碍相比，混合型神经性言语障碍的治疗原则有所不同。由于混合型神经性言语障碍多为进行性神经系统疾病引起的，比起功能的恢复或者重建，对于不同病程阶段功能的维持和满足基本日常生活需求可能是更为主要的治疗原则，如何进行功能的保持，减缓功能的恶化是更为重要的目标。言语治疗师对于该类患者的预后也应该有一定的把握，因为随着病程加重，患者言语各方面的特征可能会突然性地加重，比如后期病程恶化呼吸肌群的萎缩会导致呼吸支持严重不足，甚至伴随更为严重的吞咽困难等，此时对于这类混合型 DYS 患者的治疗思路就需要因人而异的调整。

混合型神经性言语障碍的治疗过程中，一般先治疗对患者言语产出影响最大的类型。比如，当弛缓－运动失调型混合型神经性言语障碍的患者表现的弛缓型特征影响其言语清晰度多于运动失调型的特征时，则治疗的第一步应着重在弛缓型神经性言语障碍的治疗上。弛缓型神经性言语障碍得到一定改善后，再着手进行运动失调型神经性言语障碍的治疗。

若患者混合型神经性言语障碍的每一类型对言语产出造成的影响均相同，治疗顺序应依言语产出的要素（即呼吸、发声、共鸣、构音及韵律）受神经性言语障碍影响的程度来安排。建议言语治疗师将提升呼吸功能放在治疗首位，然后是发声，接着是共鸣，再者是构音，最后是韵律。[1] 如果混合型神经性言语障碍患者呈现的重音不明显、声母构音不准确，以及鼻音过重的严重程度相当，则建议治疗顺序应以共鸣问题为先，然后是构音问题，最后才是韵律问题。这是根据言语功能在言语产出中的作用及各功能之间的相互支持度决定的。首先针对呼吸问题进行治疗，是因为呼吸功能为所有其他言语功能的基础。若没有足够的呼吸支持，共鸣、发声、构音和韵律均会产生程度不一的障碍，那么后面言语功能问题将无法解决。

然而，当患者某一言语相关功能出现两项及以上的问题时，应先解决较严重的问题。例如，某病人表现出两种韵律问题——重度的音节间停顿时间过长与中度的响度变化过大，应先着重改善影响病人韵律最大的停顿

---

① Dworkin J P. Motor speech disorders: A treatment guide [M]. St Louis: Mosby, 1991.

时长过长问题。需要注意的是，该方法的选择应在排除有任何呼吸、共鸣、发声与构音功能损伤后，方可进行。

这种以严重偏误为先的治疗准则存在特殊例外。例如，患者可能已有自己首选和要先治疗的某项言语功能。若患者存在注意力或记忆力障碍，会使得治疗某项言语障碍的进展艰难；但在治疗另一项言语障碍时，则进步较快。若出现这类特殊状况，选择损伤较轻微的言语功能优先进行治疗也是可行的。

混合型神经性言语障碍的治疗方法主要是在治疗原则的指导下，根据其言语障碍表现来进行针对性训练。本节将对在现代技术支持下的治疗方式进行介绍。

一、呼吸障碍治疗

呼吸障碍的促进治疗法主要针对呼吸方式异常、呼吸支持不足、呼吸与发声不协调三种障碍。通过促进治疗法，患者可建立正常的呼吸方式，提高呼吸支持能力，促进呼吸与发声的协调性。该方法所需要的设备支持有言语障碍测量仪软件、言语矫治仪软件、促进治疗软件，如图 11-2-1 所示。

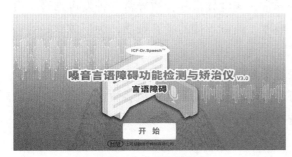
a. 言语障碍测量仪软件

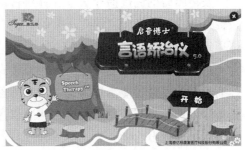
b. 言语矫治仪软件

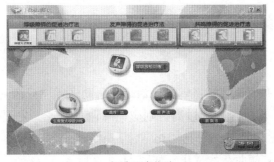
c. 促进治疗软件

图 11-2-1　呼吸促进治疗法设备支持

如图 11-2-2 所示，以一名呼吸支持能力不足、呼吸控制能力差表现明显的痉挛－弛缓型混合型神经性言语障碍患者的呼吸功能治疗为例，治疗师可首先采用快速用力呼气法进行训练，提升其呼吸支持能力，然后采用缓慢平稳呼气训练增加患者的呼吸控制能力，过程中可采用实时反馈的方式帮助患者提高呼吸功能。

呼吸功能—
缓慢平稳呼气法

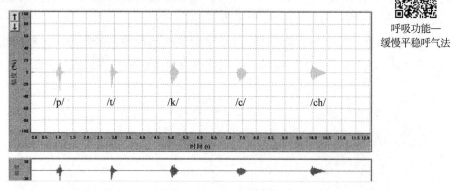

图 11-2-2　塞音的快速用力呼气法

二、发声障碍治疗

发声障碍的促进治疗法主要针对音调异常、响度异常和音质异常三种发声障碍。通过促进治疗法，患者可建立正常的音调、响度，改善不佳的嗓音音质，为形成良好的言语奠定基础。

以一名发声协调能力差、音调异常表现明显的痉挛－运动不及型混合型神经性言语障碍患者的发声功能治疗为例，治疗师可通过声带放松训练帮助患者放松声带，进而放松整个发声器官甚至颈部肌群，然后再进行降低音调的训练，可采用实时反馈的方式帮助患者提高发声功能。

1. 声带放松训练

具体训练方法可参见第五章第二节中"发声放松训练"部分。

发声功能—
平调旋转打嘟

2. 音调梯度训练

治疗师可采用平调慢速旋转打嘟进行治疗，帮助患者进行音调的模仿匹配训练，提高其音调控制能力。若患者音调过高，则应先降调再发音，先唱 mi-re-do，然后用唱 do 时的音调过渡到发单元音 /a/、/o/、/e/、/i/、/u/、/ü/，以逐步建立正常的音调。患者发声的同时注意观察基频曲线的变化，如图 11-2-3 所示。

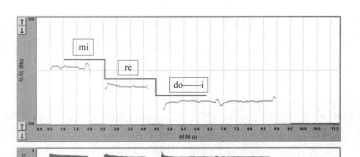

图 11-2-3　音调梯度法（降调）基频曲线图

三、共鸣障碍治疗

共鸣功能—
共鸣促进治疗
结合降调

共鸣障碍的促进治疗法主要针对口腔共鸣异常、鼻腔共鸣异常和共鸣音质异常三种共鸣障碍。通过促进治疗法，患者可建立正确的口腔共鸣，获得良好的共鸣音质，为形成良好的言语奠定基础。混合型神经性言语障碍患者的言语异常通常是多样的，言语治疗方法也可以进行组合使用。

以一名前位聚焦且伴有音调过高问题的痉挛－运动失调型混合型神经性言语障碍患者的共鸣障碍治疗为例，治疗师可以通过后位音法结合降调训练做实时反馈训练。患者通过夸张地发一些发音部位靠后的音来体会发音时舌位靠后的感觉；或发一些 /k/、/g/ 开头的单音节词，发音时注意延长元音部分，将聚焦点向舌后位转移，可结合音调（降调）实时反馈训练，降低一个音阶后再结合后位音法进行训练，如图 11-2-4 所示。

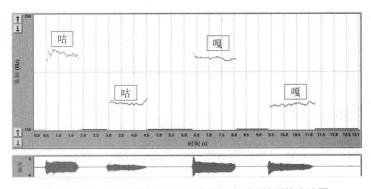

图 11-2-4　共鸣促进治疗法结合降调实时反馈训练声波图

四、构音障碍治疗

构音清晰度欠佳是各类混合型神经性言语障碍患者的主要问题。对于存在声母构音清晰度低的运动不及－痉挛型、运动不及－运动失调型、痉挛－弛缓型等混合型神经性言语障碍患者，治疗师可采用口部运动治疗和构音 PCT 法提高患者言语运动功能和构音清晰度，并为连续语音的发音打下基础。设备支持主要包括构音障碍测量与康复训练软件、言语重读干预仪软件、言语矫治仪软件，如图 11-2-5 所示。

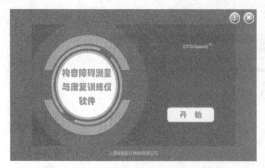 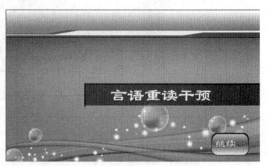

a. 构音障碍测量与康复训练软件　　　　b. 言语重读干预仪软件

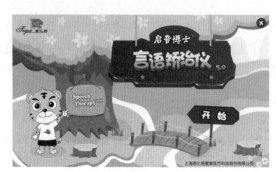

c. 言语矫治仪软件

图 11-2-5　构音训练设备支持图

以一名下颌运动受限、声母清晰度低下（主要表现为 /k/、/r/、/zh、ch、sh/ 音位受损）、韵律障碍表现明显的痉挛 - 弛缓型混合型神经性言语障碍患者的构音功能治疗为例，治疗师可通过口部运动治疗和构音 PCT 法来进行构音康复训练。

（一）口部运动治疗

具体训练方法可参见第五章第二节中"口部运动治疗"部分。

（二）音位对比训练（构音 PCT 法）

1. 音位受损情况

受损音位：/k/、/r/、/zh/、/ch/、sh/；

受损音位对：/t-k/、/p-k/、/g-k/、/h-k/、/l-r/、/z-zh/、/c-ch/、/s-sh/、/zh-sh/、/zh-ch/，患者音位对比思维的导图，如图 11-2-6 所示。

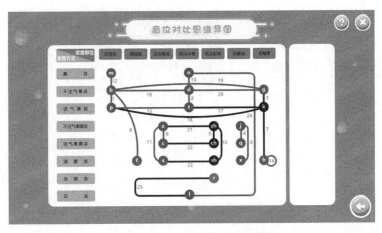

图 11-2-6　患者音位对比思维导图

2. 治疗策略

（1）原则：点→线（获得→对比）。

根据患者受损音位的难易情况，康复师首先进行第二阶段 /k/ 的"音位诱导→音位获得"训练，然后通过构音 PCT 法进行音位 /k/ 的对比训练。患者未掌握 /t-k/、/p-k/、/g-k/、/h-k/ 四个最小音位对，而 /p/、/t/、/g/、/h/ 音位已习得，故进行最小音位对 /t-k/、/p-k/、/g-k/、/h-k/ 的构音 PCT 法训练。本次选择 /t-k/ 进行训练。

（2）音位对 /t-k/ 的训练。

/k/ 的音位诱导训练。训练目的：诱导该音位正确的发音部位及发音方法，训练要点如表 11-2-1 所示。

表 11-2-1　/k/ 的音位诱导训练要点

训练音位	构音阶段	错误走向		建立正确的构音运动 （借助口部运动治疗法）	增强发音方式 （借助言语实时促进治疗法）
/k/	二	k→t	前进化： 舌根音 前进化	舌后位运动训练器	快速用力呼气法

/k/ 的音位习得（获得）训练。训练目的：掌握该音位组成的单、双、三音节词，以及超音段能力，训练要点如表 11-2-2 所示。

表 11-2-2 /k/ 的音位获得训练要点

训练音位	构音阶段	单音节词 核心：与核心韵母结合	双音节词 核心：音调响度	三音节词 核心：音节时长、停顿时长
		增强超音段能力（借助语音韵律疗法：音节时长、停顿时长、音调响度的变化）		
/k/	二	1. 卡、壳、哭 2. 看、筐、坑、扛、宽、盔……	双音节词前位：卡车、咳嗽、客人 双音节词后位：冰块、报刊、天空……	三音节词前位：科幻片、开汽车…… 三音节词后位：小竹筐、向日葵…… 三音节词中位：喝咖啡、穿裤子……

　　/k/ 的音位对比训练（构音 PCT 法，关键）。训练目的：/t/ 与 /k/ 发音特征的唯一区别为发音部位不同，将 /t/ 与 /k/ 组成一组最小声母音位对 /t-k/，在"字、词、句"中提高患者的构音清晰度，为清晰的、流畅的连续语音服务。/t-k/ 的音位对比训练要点，如表 11-2-3 所示。训练步骤为：① 通过听说对比，采用重读治疗完成 /t-k/ 音位对在"字"中的训练；② 通过语音切换，完成 /t-k/ 音位对在"词"中的训练；③ 通过语音切换，完成 /t-k/ 音位对在"句"中的训练。

表 11-2-3 /t-k/ 的音位对比训练要点

音位对	对比意义	听说对比 （字）	言语重读治疗 （字）	语音切换（词） 核心：音调响度	语音切换（句） 核心： FFT+LPC
/t-k/	舌尖中音 vs 舌根音	吐—裤、凸—哭 套—靠、塔—卡……	/tɑ-KA-TA-KA/ /te-KE-TE-KE/ /tu-KU-TU-KU/ ……	坦克、土块 快艇、空桶……	坦克在天空下 土块在坦克旁

　　/t-k/ 音位对在"字"中的训练。通过"听觉识别——听"和"音位对比——说"的形式，患者能够掌握音位对 /t-k/ 组成的"字"的区别。其间，康复师可对患者的发音录音并评判正确与否，如图 11-2-7 所示。

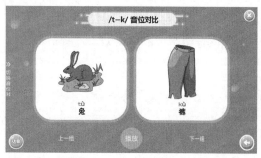

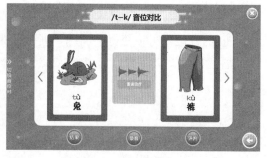

a. /t-k/ 听对比　　　　　　　　　　　　b. /t-k/ 说对比

图 11-2-7 /t-k/ 音位听说对比

　　将构音 PCT 法与重读治疗法相结合，通过"内在韵母交替对比（/ka-KA-KA-KA/）"（如图 11-2-8 所示）和"外在声母交替对比（/ta-KA-TA-KA/）"（如图 11-2-9 所示）的形式，将音位对在一个重读音节内呈现，让患者一口气连贯、清晰并流畅地朗读该重读音节，逐渐向连续语音过渡。

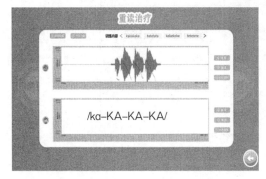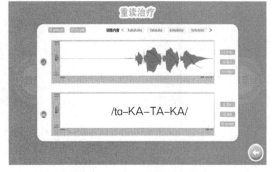

图 11-2-8　内在韵母交替对比　　　　　　　　图 11-2-9　外在声母交替对比

　　/t-k/ 音位对在"词"中的训练。治疗师将 /t-k/ 音位对组成双音节词语，可采用言语语言综合训练仪，让患者模仿复述，患者掌握在词语中对于 /t/、/k/ 两个音位来回切换的能力，如图 11-2-10 所示。

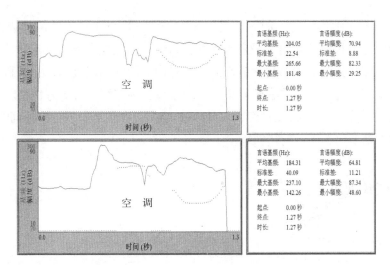

图 11-2-10　/t-k/ 音位对词语练习

　　/t-k/ 音位对在"句"中的训练。治疗师将 /t-k/ 音位对组成句子，让患者模仿复述，患者掌握在句子中对 /t/、/k/ 两个音位来回切换的能力，如图 11-2-11 所示。

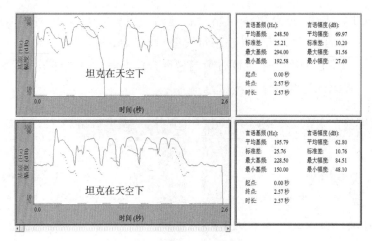

图 11-2-11   /t-k/ 音位对句子练习

五、韵律障碍治疗

对于构音清晰度尚可的患者而言，言语流利和节律性问题是他们最先想解决的问题。治疗师可使用结构化语音疗法、重度治疗法等改善患者的言语韵律，提升其言语可懂度。

同样，以上文中出现的下颌运动受限、声母清晰度低下、韵律障碍表现明显的痉挛－弛缓型混合型神经性言语障碍患者的治疗为例，当完成声母音位 /k/ 的构音治疗时，可继续进行与该音位相关的结构化语音治疗，对构音治疗加以巩固，并提高患者的语音支持能力，从而帮助其完成构音到连续语音的过渡，为连续语音做好铺垫。治疗师可以选择目标音 /k/ 的语句进行重复训练，以及 /k-t/ 切换，在句子中进行目标词的音节时长、音调变化和响度变化的语音韵律训练。

（一）时长训练

1. 听觉刺激

治疗师分别录音正常语速发音、慢速发音材料，对患者进行听觉刺激，如 /k/ 的重复语料可使用"可可口渴了"，/k-t/ 的切换可使用"土块在坦克旁"。

2. 言语治疗

患者跟读，分别进行正常语速发音、慢速发音。

3. 实时反馈

通过声波图的实时反馈不断强化和巩固音节时长变化能力，判断连续语音训练中音节时长的康复疗效，并进行实时监控。图 11-2-12 为治疗师示范以正常语速和缓慢语速读 /k/ 的重复语料"可可口渴了"，然后患者模仿。

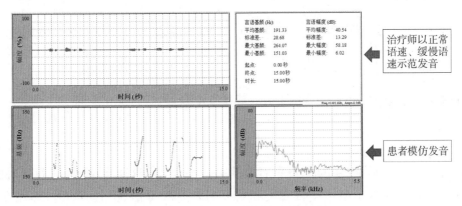

图 11-2-12 /k-t/ 的重复音节时长训练

（二）音调变化训练

1. 听觉刺激

治疗师录音，分为习惯音调、变化音调（提高和降低），对患者进行听觉刺激。

2. 言语治疗

患者进行跟读，分为习惯音调发音、变化音调发音。

3. 实时反馈

通过时频图的反馈，判断连续语音训练中音调变化的康复疗效，并进行实时监控。图 11-2-13 是治疗师示范以习惯音调和提高音调读 /k-t/ 语音切换语料"坦克在天空下"，然后患者模仿。

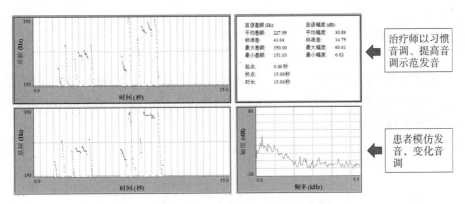

图 11-2-13 /k-t/ 的切换音调变化训练

（三）响度变化

1. 听觉刺激

治疗师录音，分为习惯响度、变化响度（增大和减少），对患者进行听觉刺激。

2. 言语治疗

患者进行跟读，分为习惯响度发音、变化响度发音。

3. 实时反馈

通过时频图的反馈，判断连续语音训练中响度变化的康复疗效，并进行实时监控。图 11-2-14 是治疗师示范用正常响度和增大响度读 /k-t/ 语音切换语料"坦克在天空下"，然后患者模仿。

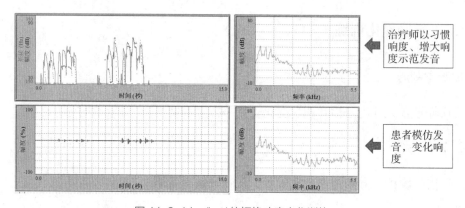

治疗师以习惯响度、增大响度示范发音

患者模仿发音，变化响度

图 11-2-14　/k-t/ 的切换响度变化训练

六、适用于肌萎缩侧索硬化症患者的扩大性辅助沟通法

在本章讨论过的许多渐进性的神经性病症中，患者的言语可懂度会下降到无法达成沟通目的。约 75% 的肌萎缩侧索硬化症患者及约 4% 的多发性硬化患者可能会出现这种情况。当患者不能用口语沟通时，扩大性辅助沟通方法将发挥重要作用。肌萎缩侧索硬化症患者在病程进展的过程中会经历过五种沟通阶段[①]，根据每个阶段的特点可采用不同的扩大性辅助沟通方法。

① Beukelman R, Mirenda P. Augmentative and alternative communication: supporting children and adults with complex communication needs, 3rd ed[M]. Baltimore: Paul H. Brookes Publishing Co. 2005.

（一）察觉不出的言语障碍

在此阶段，治疗师可向患者和其家人提供与肌萎缩侧索硬化症相关的沟通缺失的概要说明；因为最后患者需要使用扩大性辅助沟通方法的可能性很大，患者可以在发病初期开始学习使用该方法的基本原则。举例来说，患者应开始认识何种沟通方法是可以选用的，以及该方法的特别之处。但是，过早给患者提供需要使用扩大性辅助沟通法的过多信息，有时也会产生适得其反的效果。

（二）发现明显的言语障碍，但其言语是清晰的

在此阶段，患者开始表现出一些听觉上容易辨别出的言语偏误，但他们仍保有很高的言语可懂度。治疗师应更积极地指导患者如何发出清晰的言语。例如，应该建议家庭成员避免在嘈杂的地方与患者进行交谈，或教导他们在改话题时，懂得如何确定患者了解话题转变的状况。患者在现阶段亦可利用扬声器或扩音器来加强团体交谈时的发音效果。这个阶段可以开始进行扩大性辅助沟通系统的评估与选择的初阶段步骤。

（三）言语可懂度下降

当患者进展到此阶段时，其神经性言语障碍将严重降低言语可懂度。之前的章节对弛缓型和痉挛型神经性言语障碍的治疗方法进行了详细阐述，这些治疗方法有助于改善患者的言语可懂度。举例来说，讲话时使用较大嘴形的动作姿势、较长的呼吸肌群时长、抬颚器、减缓讲话速率，以及使用夸张的韵母发音方式等，都适合用于治疗患者在此阶段表现出来的言语障碍。患者在此阶段可以开始使用扩大性的辅助沟通法。

（四）剩余的自然言语与扩大性辅助沟通法

在此阶段，扩大性辅助沟通法已是病人沟通的主要方式。治疗师应评估患者目前使用的扩大性辅助沟通系统（Augmentative and Alternative Comunication system，简称AAC）是否合适，以确定该系统是否最为适合病人尚存的运动能力，或者系统的物理位置是否可让病人发挥最大的能力来使用它。治疗师也应指导患者的家庭成员和朋友，让患者与他们做最有效性的沟通和互动。

（五）丧失可用的言语能力

最后阶段，患者几乎丧失了所有的言语，只有依靠使用扩大性辅助沟通系统来表达他们的欲望和需求。科技的发展为患者的沟通提供了强有力的技术保障，患者可以使用扩大性辅助沟通系统来进行沟通对话，如图 11-2-15 所示。霍金在病程后期，进行了器

官摘除手术后，研究人员帮他设计了一种特殊的眼镜，上面安装了红外线发射器及用来检测肌肉活动的探测器，霍金可以通过面部肌肉的收缩和舒张来激活辅助系统，从而实现"用脸打字"。

建议除了使用复杂的电子器材外，也使用一些低科技的扩大性辅助方法来将病人的沟通能力发挥至最大。这些方法包括简单的"是－否"沟通法、用眼（动）指示的技巧，以及眨眼的方式。

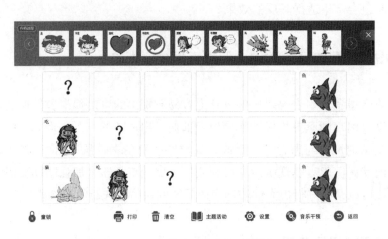

图 11-2-15　扩大性辅助沟通系统示例

混合型神经性言语障碍的案例分析

本节以某混合型神经性言语障碍患者的言语功能治疗为例，具体阐述 ICF 框架下运动性言语障碍患者的言语功能治疗的实施过程。

一、患者基本信息

视频1

患者周某是一位 64 岁的男子，近一年来，家人发现他有偶尔绊倒、走路跌倒的情形。患者自己已经察觉到一年来嗓音呈现出的异常变化，且感觉自己的语音"笨拙"。患者反映，他睡觉时会被口水呛到，偶有"喉部痉挛"现象。受气喘、呼吸疲劳、口唇紧张等问题影响，患者无法吹奏平日里擅长的小号和长笛。近日他出现泌尿急症、手指不灵活的问题，前来医院就诊。神经学检查显示，患者轴向僵硬，直立性低血压，向上凝视减少，有明显的言语障碍；肌电图显示，患者存在轻度运动性周围神经病变；喉部检查显示患者左声带麻痹；肺功能检查结果异常但无特异性；脑部磁共振成像（Magnetic Resonance Imaging，简称 MRI）表现为中度小脑和脑室周围萎缩障碍。患者言语相关的主诉及其基本信息，如表 11-3-1 所示。

表 11-3-1　患者基本信息

医院、康复机构、特殊教育学校、资源中心
患者基本信息
姓　名　<u>周××</u>　　出生日期　<u>1955.11.23</u>　　性别：☑男 □女
检查者　<u>华××</u>　　评估日期　<u>2019.12.15</u>　　编号　<u>D07</u>
类型：□智障_____　□听障_____　□脑瘫_____　□孤独症_____　□发育迟缓_____
□失语症　　　☑神经性言语障碍（构音障碍）<u>混合型（运动不及－弛缓型）</u>
□言语失用症　　□其他_____
主要交流方式：☑口语 □图片 □肢体动作 □基本无交流
听力状况：☑正常 □异常　　　　听力设备：□人工耳蜗 □助听器 补偿效果_____
进食状况：<u>吃饭、喝水时容易发生呛咳、吞咽困难等情况。</u>
言语、语言、认知状况：<u>言语方面，患者嗓音听感上存在音调和响度单一的问题，患者</u><u>音调有略微升高且存在嗓音沙哑，听感上，嗓音存在声带震颤明显、发音不稳定和鼻音</u><u>重的问题；患者左下面部下垂，两侧舌头肌力不足，咳嗽和声门发作变弱，在说话和快</u><u>速吸气时有吸入性喉喘鸣音；患者构音不准确，元音延长发音呈现出紧张和不稳定的特</u><u>点，声韵母构音不清，构音动作不稳定，讲话语速较快；语言和认知方面，无明显异常。</u>
口部触觉感知状况：<u>无明显异常，待进一步观察。</u>

二、ICF 言语功能评估结果

根据患者主诉，言语治疗师对患者进行嗓音功能评估、构音和语音功能评估以掌握患者各项言语功能的损伤程度，为制订科学的治疗计划提供依据。

（一）ICF 嗓音言语产生功能评估结果

经嗓音言语产生功能评估，患者周某最长声时为 7.9 s，最大数数能力为 6.9 s，言语基频为 190 Hz，基频震颤为 11.4 次 / 秒，频段能量集中率为 40.2%，声带接触率为 41.4%，接触率微扰为 11.9%，基频微扰为 0.73%，幅度微扰为 4.12%，声门噪声为 −8.7 dB，/i/ 的第二共振峰频率为 1 759 Hz，/u/ 的第二共振峰频率为 669 Hz，鼻流量为 58.3%。言语治疗师将上述结果输入 ICF 转换器内，得出患者 ICF 嗓音言语产生功能评估结果，如表 11-3-2 所示。该患者存在呼吸支持不足、呼吸与发声不协调、软起音、声带振动不规律、粗糙声、嘶哑声、气息声、后位聚焦、鼻音功能亢进等嗓音言语产生功能障碍。

表 11-3-2　ICF 嗓音言语产生功能评估

身体功能：人体系统的生理功能损伤程度			无损伤	轻度损伤	中度损伤	重度损伤	完全损伤	未特指	不适用
			0	1	2	3	4	8	9
b3100	嗓音产生 Production of voice	最长声时 MPT	□	□	☑	□	□	□	□
		最大数数能力 cMCA	□	☑	□	□	□	□	□
		言语基频 F_0	☑	□	□	□	□	□	□
		基频震颤 F_0t	□	□	□	☑	□	□	□
		频段能量集中率 Ec	☑	□	□	□	□	□	□
		声带接触率 CQ	□	☑	□	□	□	□	□
		接触率微扰 CQP	□	□	□	☑	□	□	□
	通过喉及其周围肌肉与呼吸系统配合产生声音的功能。 包括：发声功能，音调、响度功能；可能会出现的障碍：失声、震颤、发声困难。									
	信息来源：☑ 病史　□ 问卷调查　☑ 临床检查　□ 医技检查									
	问题描述 1. 持续稳定的发声时间为 7.9 s ↓，正常范围 ≥ 15 s；呼吸支持能力、呼吸与发声协调能力存在中度损伤。 2. 持续、旋转地发 1 或 5 的最长时间为 6.9 s ↓，正常范围 ≥ 8.6 s；呼吸与发声协调能力、言语呼吸控制能力存在轻度损伤。 3. 声带振动频率为 190 次 / 秒，正常范围 190—219 次 / 秒；声带振动频率处于正常范围内，音调及音调控制能力正常。 4. 基频震颤为 11.4 次 / 秒 ↑，正常范围 2.9—6.2 次 / 秒；声带振动频率呈现重度包络式损伤，存在重度声带神经源性损伤而造成的嗓音障碍。									

续表

5. 频段能量集中率为 40.2%，正常范围 39.2%—51.9%；声带振动时谐波能量衰减状况正常，发声功能良好。

6. 声带接触率为 41.4%↓，正常范围 47.6%—71.4%；声门轻度闭合不全，嗓音音质存在轻度损伤及轻度软起音。

7. 接触率微扰为 11.9%↑，正常范围 0%—3.1%；声门闭合完全不规律，声带振动完全失调。

进一步描述

一、呼吸功能

1. 呼吸支持能力方面建议进行如下治疗：

（1）实时反馈治疗，选择如声时实时反馈训练、起音实时反馈训练等治疗方法。

（2）传统治疗，选择如呼吸放松训练、发声放松训练、数数法、嗯哼法、快速用力呼气法、缓慢平稳呼气法、逐字增加句长法等治疗方法；

2. 呼吸与发声协调能力方面建议进行如下治疗：

（1）实时反馈治疗，选择如声时实时反馈训练、音调实时反馈训练、词语拓展实时反馈训练等治疗方法。

（2）传统治疗，选择如呼吸放松训练、发声放松训练、唱音法、哼音法等治疗方法。

二、发声功能

1. 嗓音震颤问题建议进行如下治疗：

（1）实时反馈治疗，选择如音调实时反馈训练、响度实时反馈训练等治疗方法。

（2）传统治疗，选择如呼吸放松训练、发声放松训练、喉部按摩法、乐调匹配法、手指按压法等治疗方法。

2. 声门闭合不全障碍，建议进行如下治疗：

（1）实时反馈治疗，选择如音调实时反馈训练、清浊音实时反馈训练、声带接触率反馈训练、词语拓展实时反馈训练等治疗方法。

（2）传统治疗，选择如发声放松训练、喉部按摩法、气泡发音法、半吞咽法等治疗方法。

3. 声门闭合不规律障碍，建议进行如下治疗：

（1）实时反馈治疗，选择如清浊音实时反馈训练、音调实时反馈训练、声带接触率反馈训练等治疗方法。

（2）传统治疗，选择如发声放松训练、喉部按摩法、咀嚼法、哈欠－叹息法、用力搬椅法、哼鸣法、吟唱法、掩蔽法、碰撞法等治疗方法。

			0	1	2	3	4	8	9
b3101	嗓音音质 Quality of voice	基频微扰 Jitter（粗糙声）	☐	☑	☐	☐	☐	☐	☐
		声门噪声 NNE（气息声）	☐	☑	☐	☐	☐	☐	☐
		幅度微扰 Shimmer（嘶哑声）	☐	☑	☐	☐	☐	☐	☐
		共振峰频率 F_2/i/（后位聚焦）	☐	☐	☐	☑	☐	☐	☐
		共振峰频率 F_2/u/（前位聚焦）	☑	☐	☐	☐	☐	☐	☐
		鼻流量 NL	☐	☐	☑	☐	☐	☐	☐
	产生嗓音特征的功能，包括谐波特征、共鸣和其他特征。包括：谐波高、低功能；鼻音功能亢进和鼻音功能低下、发声困难、声带紧张、嘶哑声或粗糙声、气息声等障碍。									
	信息来源：☑病史　☐问卷调查　☑临床检查　☐医技检查									

问题描述 1. 基频微扰为 0.73% ↑，正常范围 ≤ 0.62%；嗓音音质存在轻度损伤，存在轻度的粗糙声或嘶哑声。 2. 声门噪声为 −8.7 dB ↑，正常范围 ≤ −9.6 dB；嗓音音质存在轻度损伤，存在轻度的气息声或嘶哑声。 3. 幅度微扰为 4.12% ↑，正常范围 ≤ 3.74%；嗓音音质存在轻度损伤，存在轻度的粗糙声或嘶哑声。 4. /i/ 的第二共振峰为 1 759 Hz ↓，正常范围 ≥ 2 746 Hz；舌向前运动能力存在重度损伤，口腔共鸣功能存在重度后位聚焦。 5. /u/ 的第二共振峰为 669 Hz，正常范围 ≤ 715 Hz；舌向后运动能力正常，口腔共鸣功能正常。 6. 鼻流量为 58.3% ↑，正常范围 ≤ 34.26%；鼻腔共鸣功能存在中度损伤，存在中度的鼻音功能亢进。 进一步描述 发声功能 1. 粗糙声问题建议进行如下治疗： （1）实时反馈治疗，选择如音调实时反馈训练、响度实时反馈训练、嗓音 Jitter 反馈训练、嗓音 Shimmer 反馈训练等治疗方法。 （2）传统治疗，选择如发声放松训练、音调梯度训练法、响度梯度训练法、吟唱法等治疗方法。 2. 气息声问题建议进行如下治疗： （1）实时反馈治疗，选择如音调（NNE）实时反馈训练、起音实时反馈训练、响度感知实时反馈训练、嗓音 NNE 反馈训练等治疗方法。 （2）传统治疗，选择如发声放松训练、气泡发音法、半吞咽法、吸入式发音法等治疗方法。 3. 嘶哑声问题建议进行如下治疗： （1）实时反馈治疗，选择如音调实时反馈训练、响度实时反馈训练、嗓音 Jitter 反馈训练、嗓音 Shimmer 反馈训练等治疗方法。 （2）传统治疗，选择如发声放松训练、音调梯度训练法、响度梯度训练法、吟唱法等治疗方法。 4. 后位聚焦问题建议进行如下治疗： 建议进行传统治疗，选择如共鸣放松训练、前位音法、伸舌法治疗方法。 5. 鼻音功能亢进问题建议进行如下治疗： （1）实时反馈治疗，选择如音调实时反馈训练、鼻流量 NL 实时反馈训练、口鼻腔 LPC 实时反馈训练等治疗方法。 （2）传统治疗，选择如共鸣放松训练、口腔共鸣法、鼻音 / 边音刺激法等治疗方法。

（二）ICF 构音语音功能评估结果

经构音语音功能评估，患者周某已掌握 15 个声母、15 对声母音位对，构音清晰度为 61%，口部感觉功能得分为 92%，下颌运动功能得分为 81%，唇运动功能得分为 86%，舌运动功能得分为 44%，/pɑ/ 的浊音时长为 1 980 ms，/pɑ/ 的音节时长为 151 ms，/pɑ/ 的停顿时长为 87 ms，连续语音的音节时长为 132 ms，连续语音的停顿时长为 161 ms，幅度标准差为 4 dB，重音音节总时长为 980 ms，重音出现率为 17.7%，/pɑ/ 的浊音速率为 4.13 个 / 秒，/pɑ/ 的言语速率为 3.5 个 / 秒，连续语音的构音速率为 6.9 个 / 秒，连续语音的言语速率为 6.6 个 / 秒，言语基频标准差为 21 Hz，言语基频动态范围为 105 Hz，基频突变出现率为 0。言语治疗师将上述结果输入 ICF 转换器内，得出患者 ICF 构音语音功能评估结果，如表 11-3-3 所示。该患者存在构音歪曲、口部运动功能异常、言语流利性异常、响度单一、重音缺乏、语速过慢、语调单一等构音语音功能障碍。

表 11-3-3　ICF 构音语音功能评估

身体功能：人体系统的生理功能损伤程度			无损伤	轻度损伤	中度损伤	重度损伤	完全损伤	未特指	不适用
			0	1	2	3	4	8	9
b320	构音功能 Articulation functions	声母音位习得（获得）	□	□	☑	□	□	□	□
		声母音位对比	□	□	□	☑	□	□	□
		构音清晰度	□	□	☑	□	□	□	□
		口部感觉	□	☑	□	□	□	□	□
		下颌运动	□	☑	□	□	□	□	□
		唇运动	□	☑	□	□	□	□	□
		舌运动	□	□	□	☑	□	□	□

产生言语声的功能。

包括：构音清晰功能，构音音位习得（获得）功能，痉挛型、运动失调型、弛缓型神经性言语障碍，中枢神经损伤的构音障碍。

不包括：语言心智功能（b167）；嗓音功能（b310）。

信息来源：☑病史　□问卷调查　☑临床检查　□医技检查

问题描述

1. 已掌握声母个数为 15 个↓，正常是 21 个；声母音位获得能力中度损伤。

2. 已掌握声母音位对 15 对↓，正常是 25 对；声母音位对比能力重度损伤。

3. 构音清晰度为 61%↓，正常范围 ≥96%；构音语音能力中度损伤。

4. 口部感觉功能得分为 92%↓，正常范围 ≥96%；患者较喜欢被刺激的感觉，甚至不想让治疗师停下来；口部感觉处于轻度损伤。

5. 下颌运动功能得分为 81%↓，正常范围 ≥96%；能完成目标动作，但控制略差；下颌运动轻度损伤。

6. 唇运动功能得分为 86%↓，正常范围 ≥96%；能完成目标动作，但控制略差；唇运动轻度损伤。

7. 舌运动功能得分为 44%↓，正常范围 ≥96%；努力做目标动作而未成功，用头、眼或其他肢体动作来代偿；舌运动重度损伤。

进一步描述

1. 患者已获得声母有 /b、m/、/p、t、g、k、n/、/f、j、q、x/、/z、s/、/c /，受损声母有 /k/、/h/、/r/、/zh/、/ch/、/sh/；训练建议：对其发音阶段靠前的受损声母音位进行音位诱导、音位获得训练。

（1）音位诱导：可借助口部运动治疗方法找到正确的发音部位和发音方式。

（2）音位获得：选择模仿复述的方法，并结合言语支持训练，选择停顿起音、音节时长或音调变化的实时视听反馈训练。

2. 已获得声母音位对有 15 对，受损声母音位对 10 对；训练建议：对受损的音位对进行音位对比训练。

（1）听觉识别：进行受损音位对的听觉识别训练。

（2）音位对比：选择模仿复述的方法，并结合重读治疗法中行板节奏—进行视听反馈训练（具体参见构音测量与训练仪）。

3. 颊部触觉反应 4 级，鼻部触觉反应 4 级，唇部触觉反应 2 级，牙龈触觉反应 3 级，硬腭触觉反应 3 级，舌前部触觉反应 2 级，舌中部触觉反应 2 级，舌后部触觉反应 3 级。

4. 自然状态 4 级，咬肌肌力 3 级，向下运动 3 级，向左运动 3 级，向右运动 3 级，前伸运动 3 级，上下连续运动 3 级，左右连续运动 3 级，向上运动 4 级。

5. 自然状态 3 级，流涎 4 级，唇面部肌力 2 级，展唇运动 2 级，圆唇运动 2 级，唇闭合运动 2 级，圆展交替运动 2 级，唇齿接触运动 2 级。

6. 自然状态 2 级，舌肌肌力 1 级，舌尖前伸 1 级，舌尖下舔下颌 1 级，舌尖上舔上唇 1 级，舌尖上舔齿龈 1 级，舌尖左舔嘴角 1 级，舌尖右舔嘴角 1 级，舌尖上舔硬腭 2 级，舌尖前后交替运动 1 级，舌尖左右交替运动 1 级，舌尖上下交替运动 1 级，马蹄形上抬运动 2 级，舌两侧缘上抬运动 2 级，舌前部上抬运动 2 级，舌后部上抬运动 2 级。

				0	1	2	3	4	8	9
b3300	言语流利 Fluency of speech	口腔轮替运动功能	浊音时长	☑	☐	☐	☐	☐	☐	☐
			音节时长	☐	☑	☐	☐	☐	☐	☐
			停顿时长	☐	☐	☑	☐	☐	☐	☐
		连续语音能力	音节时长	☐	☐	☑	☐	☐	☐	☐
			停顿时长	☐	☐	☑	☐	☐	☐	☐

产生流利、无中断的连续言语功能。

包括：言语平滑连接的功能，如口吃、迅吃、不流利；在声音、词语（音节）或部分词语（音节）方面有重复、不规则的言语中断等障碍。

信息来源：☑ 病史 ☐ 问卷调查 ☑ 临床检查 ☐ 医技检查

问题描述

1. /pɑ/ 的浊音时长为 1 980 ms；控制无意义音节连续重复产生的浊音时长的能力无损伤。

2. /pɑ/ 的音节时长为 151 ms ↓；无意义音节连续重复发音时存在发音缩短的流利性问题，控制无意义音节连续产生的音节时长的能力轻度损伤。

3. /pɑ/ 的停顿时长为 87 ms ↑；无意义音节连续重复发音时存在停顿延长的流利性问题，控制无意义音节连续产生的停顿时长的能力中度损伤。

4. 连续语音的音节时长为 132 ms ↓；连续语音时存在发音缩短的流利性问题，控制连续语音产生的音节时长的能力中度损伤。

5. 连续语音的停顿时长为 161 ms ↓；连续语音时存在停顿缩短的流利性问题，控制连续语音产生的停顿时长的能力中度损伤。

			0	1	2	3	4	8	9
b3301	言语节律 Rhythm of speech	幅度标准差	☐	☐	☐	☑	☐	☐	☐
		重音音节总时长	☐	☐	☑	☐	☐	☐	☐
		重音出现率	☑	☐	☐	☐	☐	☐	☐

言语中的节奏和重音模式及其模式调节功能。

包含：如言语节律定型、重复等障碍。

信息来源：☑ 病史 ☐ 问卷调查 ☑ 临床检查 ☐ 医技检查

问题描述

1. 幅度标准差为 4 dB ↓；言语节律的响度变化单一，响度变化的控制能力重度损伤。

2. 重音音节总时长为 980 ms ↓；重音缺乏，重音音节时长的控制能力中度损伤。

3. 重音出现率为 17.7%；言语节律的重音变化无损伤。

				0	1	2	3	4	8	9
b3302	语速 Speed of speech	口腔轮替运动功能	浊音速率	☐	☑	☐	☐	☐	☐	☐
			言语速率	☐	☑	☐	☐	☐	☐	☐
		连续语音能力	构音速率	☐	☐	☑	☐	☐	☐	☐
			言语速率	☐	☑	☐	☐	☐	☐	☐

言语产生速率的功能。
包括：如迟语症和急语症。

信息来源：☑病史 ☐问卷调查 ☑临床检查 ☐医技检查

问题描述
1. /pɑ/ 的浊音速率为 4.13 个 / 秒↓；无意义音节连续重复发音时韵母延长导致语速过慢，浊音速率的控制能力轻度损伤。
2. /pɑ/ 的言语速率为 3.5 个 / 秒↓；无意义音节连续重复发音时发音拖延或停顿延长导致语速过慢，言语速率的控制能力轻度损伤。
3. 连续语音的言语速率为 6.6 个 / 秒↑；连续语音时发音和 / 或停顿缩短，言语速率的控制能力中度损伤。
4. 连续语音的构音速率为 6.9 个 / 秒↑；连续语音时发音缩短导致语速过快，构音速率的控制能力轻度损伤。

			0	1	2	3	4	8	9
b3303	语调 Melody of speech	言语基频标准差	☐	☐	☑	☐	☐	☐	☐
		言语基频动态范围	☐	☐	☑	☐	☐	☐	☐
		基频突变出现率	☑	☐	☐	☐	☐	☐	☐

言语中音调模式的调节功能。
包括：言语韵律、语调、言语旋律，如言语平调、音调突变等障碍。

信息来源：☑病史 ☐问卷调查 ☑临床检查 ☐医技检查

问题描述
1. 言语基频标准差为 21 Hz↓；语调单一，连续语音语调变化的控制能力中度损伤。
2. 言语基频动态范围为 105 Hz↓；语调单一，连续语音语调变化范围的控制能力中度损伤。
3. 基频突变出现率为 0；连续语音语调控制能力无损伤。

三、ICF 言语功能治疗计划的制订

该患者的构音功能、言语流利性、言语节律性、语速、语调等多方面均存在一定程度的损伤，如表 11-3-2 与 11-3-3 所示，患者由于构音器官运动受限所致的构音清晰度差、语速过快等异常问题可选择恰当的治疗内容和方法，优先开展构音功能方面治疗。

1. 确定训练音位

由构音语音功能评估结果可知，患者受损的声母音位有 /k/、/h/、/r/、/zh/、ch/、/sh/，可按照声母音位获得难易顺序结合其构音部位开展治疗。根据患者的学习和接受能力，确定本阶段（两个月）所需要训练的音位为 /h/、/k/、/r/、/zh/、/ch、/sh/。

2. 选择训练内容和方法

针对本阶段待训练的声母音位开展音位诱导、音位获得和音位对比训练，根据患者能力选择对应的训练内容，如可根据患者嗓音言语产生功能和言语韵律功能的情况及训练需求，在进行音位获得训练时结合停顿起音和音调、响度变化的言语支持训练。口部运动功能治疗主要在进行上述受损音位的音位诱导训练时开展，因此勾选与本阶段待训练的声母音位和主要韵母音位构音所需要的口部运动且精准评估中未达到正常的项目，如声母音位 /k/ 构音需要具备一定的舌肌肌力，而患者该项评估未达到正常，因此勾选舌运动中的"提高舌肌力"。

3. 确定实施人员和治疗目标

如表 11-3-4 所示，制订治疗计划的过程中还需要确定实施治疗计划的人员及确立合适的治疗目标。

表 11-3-4　ICF 构音语音治疗计划表

治疗任务 （17项）		治疗方法（38种） （音位6+ 口部15+ 韵律17）	康复 医师	护士	言语 治疗 师	特教 教师	初始 值	目标 值	最终 值
构音语音功能									
b320 构音 功能	声母 音位 获得	训练音位：/h/、/k/、/r/、 /zh/、/ch/、/sh/ ☑ 音位诱导			√		2	0	0
	声母 音位 对比	☑ 发音部位 ☑ 发音方式 ☑ 音位获得 ☑ 单音节词 ☑ 双音节词 ☑ 三音节词 ☑ 音位对比 ☑ 听说对比 ☑ 言语重读 ☑ 行板节奏一			√		3	1	0
	构音 清晰度	☑ 言语支持 ☑ 停顿起音 ☑ 音节时长 ☑ 音调、响度变化 ☐ 语音自反馈			√		2	1	0
	口部 感觉	☑ 改善颊，鼻，唇，牙龈， 硬腭，舌前、中、后部感觉			√		2	1	1
	下颌 运动	☐ 提高咬肌肌力 ☐ 提高下颌向下、上、左、 右运动 ☐ 提高下颌前伸运动 ☑ 提高下颌上下、左右连续 运动			√		1	0	0
	唇运动	☑ 改善流涎、唇面部肌力 ☐ 提高展、圆、圆展交替运动 ☐ 提高唇闭合运动 ☐ 提高唇齿接触运动			√		2	1	1
	舌运动	☑ 提高舌肌力 ☑ 提高舌尖前伸运动 ☑ 提高舌尖上舔唇、齿龈、 硬腭，舌尖左舔、右舔嘴角 运动 ☐ 提高舌尖左右、前后、上 下交替运动 ☑ 提高马蹄形、舌两侧缘上 抬模式 ☑ 提高舌前、后部上抬模式			√		3	2	2

四、言语功能治疗

视频 2

言语治疗师根据表 11-3-4 所示的治疗计划表对患者实施言语功能治疗，下面主要以患者周某的一次个别化康复训练为例，针对患者停顿时长过长的问题进行康复训练。

1. 构音语音功能的治疗计划

为改善患者说话时的起音问题，提高患者说话的言语流利性能力。治疗师采用言语语言综合训练仪 SLI，选择同样的目标词语对患者进行训练。本次训练以已获得目标音位为 /b/ 的单音节词"绑"、双音节词"斑马""壁虎"为例，进行固定句式"斑马在睡觉""我在绑鞋带""这是壁虎"的停顿起音训练，治疗计划如表 11-3-5 所示。

表 11-3-5　构音语音治疗计划表

训练类型		内容	康复医师	护士	言语康复师	特教教师	训练前描述	训练效果
b320 构音功能	声母音位获得	音位获得——促进治疗	☑ 主语：斑马在睡觉 ☑ 谓语：我在绑鞋带 ☑ 宾语：这是壁虎 传统治疗： ☑ 模仿复述 实时反馈治疗： ☑ 与语音支持（停顿起音训练）结合进行起音实时反馈训练 ☐ 与语音支持（音节时长训练）结合进行声时实时反馈训练 ☐ 与语音支持（音调、响度变化训练）结合进行音调、响度实时反馈训练			√		起音时间 /ban-ma/ 0.85 s	

2. 停顿起音训练

周某进行停顿起音训练，主要通过听觉刺激、言语治疗、实时反馈的方式，利用已获得音位 /b/ 为词语的主语、谓语、宾语的停顿起音。下面以主语停顿起音训练的实时反馈为例来进行说明。

听觉刺激：治疗师示范正常吸气后发音"斑马在睡觉"，然后深吸气后发音"斑马在睡觉"，对患者进行听觉刺激。

言语治疗：患者像治疗师示范的那样进行跟读语句"斑马在睡觉"；治疗师要求患者正常吸气后发音"斑马在睡觉"，然后深吸气后发音"斑马在睡觉"。

实时反馈：治疗师使用言语语言综合训练仪，通过声波图的反馈，判断语音支持训练中停顿起音的康复疗效，并进行实时监控，如图 11-3-1 所示。

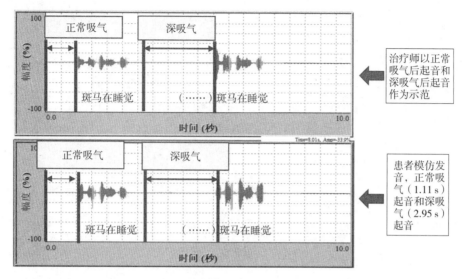

图 11-3-1 停顿起音训练的实时反馈——主语

3. 语音支持训练中停顿起音的实时监控

经本次训练，周某的停顿起音能力有较大的改善，停顿变化率 166%（大于 20%），如表 11-3-6 所示。

表 11-3-6 语音支持训练中停顿起音的实时监控

时间	训练类型	内容	训练前描述（如需）		训练效果	
2月4日	停顿起音训练	训练音位：/b/ 训练材料：斑马在睡觉	停顿情况：☑缓慢　□快速 （差异显著：变化率≥20%）			
		☑ 声波反馈（SLI） □ 游戏反馈（S2）	停顿时长=0.85 s（正常）	停顿时长=0.90 s（缓慢）	停顿时长=1.11 s（正常）	停顿时长=2.95 s（缓慢）
			变化率：5.8%		变化率：166%	

12

言语失用症

本章我们将介绍一种不同于神经性言语障碍的运动性言语障碍——言语失用症。与前几章我们所介绍的神经性言语障碍不同，言语失用症在神经肌肉的运动执行方面没有明显异常，是言语运动计划和编程功能受损而导致的言语障碍。言语失用症的发病率与几种主要的神经性言语障碍相近，占运动性言语障碍的7.9%。在这一章中，我们将对言语失用症的定义、神经病理学机制、病因、言语特征、评估及治疗手段等进行系统阐述。

言语失用症概述

一、言语失用症的定义

所谓"失用症"，顾名思义是失去了"使用"或运用身体某部分躯体运动机能的能力，然而患者的躯体、四肢的运动机能是正常的，并没有肌肉萎缩或肌张力问题，但患者却不知道如何使肢体完成想做的动作。失用症主要可分为意念性失用症和动作性失用症。[①]

意念性失用症是指患者由于失去了某工具或姿势动作有关的认知，其相关的概念受到干扰，从而无法使用某一个工具或做出姿势动作。意念性失用症较为少见，通常由于左侧顶叶受损所致。

动作性失用症则是指患者并没有丧失对一个物品或姿势动作的认知，但无法执行指定的动作指令，或虽然能够执行部分动作，却无法完成整套动作。其问题出在使用物品或做手势时动作计划的执行方面。动作性失用症又可大致分为三类：肢体失用症是指患者在随意性活动时手臂、腿部、手部或脚部动作无法进行排序的一种障碍，但是活动的概念及大致的动作计划上似乎都颇为准确，常因左脑半球受损所致；非言语性口部失用症亦称脸颊颜面失用症、颜面失用症、口面部失用症、舌部失用症，是指患者在执行非口语的舌、唇、下颌及其他口腔相关构造的随意运动时，运动排序能力缺损的一种情况，常见于左脑半球受损的患者，常与失语症并发；言语失用症是指患者在随意产出音素时，控制构音器官的运动指令在选择和排序能力上产生了缺陷。因为大部分言语活动都属于随意性运动，所以言语失用症会对患者的口语沟通能力产生严重影响。[②]

具体而言，言语失用症是由大脑言语运动计划阶段受损引起的，是指患者在无运动或感觉障碍时，计划做出有目的或精细的言语动作时表现出无能为力的状况，有时虽然不能在全身动作的配合下正确地使用一部分肢体去做已形成习惯的动作，但在不经意的情况下却能自发地完成此类动作

---

① 郑静宜. 话在心·口难开：运动性言语障碍的理论与实务 [M]. 新北：心理出版社，2013：288.

② Freed D B. 运动性言语障碍：诊断与治疗 [M]. 2 版. 陈雅资，译. 新北：合记图书出版社，2014：290–294.

的一类病症。这类患者知道他们想说的话，大脑却无法正常协调地控制发出语音的有关肌肉，因此常常呈现表现不一的言语异常。

二、言语失用症的神经病理学机制

如第一章所述，言语产生是在中枢神经系统的控制下，通过外周发音器官复杂而精确的运动产生语音来实现的。语音产生包括四个阶段：音位编码阶段、言语运动计划阶段、运动编程阶段和运动执行阶段。言语失用症是言语运动计划阶段和运动编程阶段的障碍，患者无法有效地将已形成的和填充好的语音框架转换成已习得的、为执行有目的的运动而组配的运动参数。言语运动计划与运动编程的活动由脑中的言语运动编程区域完成。

言语运动编程是脑中的一个神经网络系统，而不是单个的解剖结构，它负责排序所需的运送动作以准确地产出言语，通常在言语产生过程中首先会针对某个已经计划好的言语活动的语言学、运动、感觉和情绪方面的信息进行分析。该系统通过与大脑中负责认知、语言、情绪和动作计划的区域建立大量神经连接从而获得信息，再将信息排列成神经编码，这些神经编码代表计划所说的言词在产生音素、字词和片语时所需的肌肉收缩，如果该神经编码完全在神经肌肉连接处按照正确的序列被接收，那么肌肉将会以恰当的顺序进行收缩，从而产生流利的言语，如图 12-1-1 所示。此神经编码以含有重音和语调的形式，来传达说话者的意图。神经编码也可通过在言语运动编程接收到的感受信息，反映出口腔运动结构的即时情况，如说话者正在嚼口香糖，那么神经编码就必须依据此状况进行修改，以确保口内含有东西时，其言语构音仍保持清晰。

尽管已有很多学者探讨过言语运动编程（Darley et al.,1975; Duffy, 2005; Mcneil et al., 1997）[1][2][3]，但其概念实际上仍然并不明确。与 Broca 区和 Wernicke 区不同的是，言语运动编程并未被清楚地定位于脑中的某处。有研究指出，该区域靠近左脑半球的外侧裂周区，此处与脑部的言语和运动有极大的联系。言语运动编程与 Broca 区有特别紧密的联系，因此该区在转换神经编码而成为想要表达的词语的准确性上发挥着重要作用（Brookshire, 1997）。[4] 但即便如此，言语运动编程仍然是一种假设，目前有两个依据可以作为言语运动编程区域存在的证明：① 人类具有迅速排列言语运动的能力；② 左脑半球受损会损伤该项活动的能力。然而，目前关于此假设尚需进一步的研究，以期能将

① Darley F L, Aronson A E, Brown J R. Motor speech disorders[M]. Philadelphia: WB Saunders, 1975.

② Duffy J R. Motor speech disorders: substrates, differential diagnosis, and management[M]. St Louis: Mosby, 1995.

③ McNeil M R. Clinical management of sensorimotor speech disorders[M]. 2nd ed. NewYork: Thieme, 2009.

④ Brookshire R H. Introduction to Neurogenic Communication Disorders[M]. St Louis: Mosby, 1997.

言语运动编程准确定位，以对此复杂的运作过程有更清楚的认识。[①]

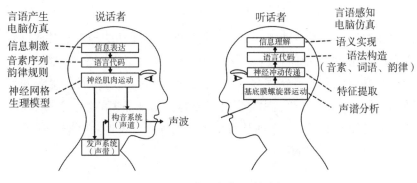

图 12-1-1　言语产生和感知过程

三、言语失用症的病因

言语运动编程区域的损伤可能会导致言语失用症，一般也认为言语失用症是由左脑半球的外侧裂周区受损所致。虽然左侧的外侧裂周区是最常见的病灶位置，但不是唯一的位置，脑岛以及基底核的受损也与言语失用症有关。引起言语失用症的病因主要包括脑卒中、退化性疾病、创伤及肿瘤等疾病。

脑卒中是造成言语失用的主要病因，约占40%（Duffy，2005）。[②]因脑卒中引起言语失用症的患者大多存在左脑半球的外侧周裂区受损，主要在额叶和顶叶处。部分言语失用症的患者还存在颞叶的损伤，但其损伤会同时涉及额叶或顶叶区。

退行性疾病是造成言语失用症的另一个重要病因，约占27%，这类病症包括阿尔兹海默病（Alzheimer's Disease）、原发性进行性失语症（Primary Progressive Aphasia），以及克 - 雅病（Creutzfeldt–Jakob Disease）。虽然上述疾病通常与弥漫性脑损伤有关，但达菲（Duffy）指出，至少在病程早期，这些疾病可能只是局部性创伤导致的言语失用，或者其他与明确病灶相关的障碍和异常。

脑部创伤也是造成言语失用症的一个原因，约占14%。左额叶的手术性创伤是导致言语失用症的常见创伤类型；动脉瘤修复手术、肿瘤摘除及脑出血清除手术也存在导致言语失用症的可能。虽然其中有几例颅骨封闭式损伤的个案也出现言语失用症，但大部分仍为手术后的局部性创伤所致。达菲研究中其余的患者则有左额叶肿瘤、癫痫发作、不明病因或多重病因，如因左脑半球卒中和失智症引起。

①　Freed D B. 运动性言语障碍：诊断与治疗 [M]. 2 版 . 陈雅资，译 . 新北：合记图书出版社，2014: 294–296.

②　Duffy J R. Motor Speech Disorders: substrates, differential diagnosis, and management[M].st. Louis: Mosby, 2005.

四、言语失用症的言语特征

言语失用症的临床表现多种多样，主要是构音和韵律功能异常，其典型特征表现为以下几个方面：① 随着发音器官运动调节复杂性的增加，发音错误也随之增加；② 辅音开头的词比在其他位置发音错误多；③ 重复朗读相同的材料时，患者的发音错误可能前后表现不一致；④ 模仿复述比自发性言语容易出现更多的发音错误；⑤ 发音错误随着词句难度的增加而增多。[①] 下面从言语产生的呼吸、发声、共鸣、构音、语音五个方面讨论言语失用症的言语特征。

（一）呼吸

部分言语失用症患者可能无法按要求进行随意性的深呼吸，患者在尝试进行深呼吸时，会出现迟疑、费力的动作。患者的呼吸障碍程度与其言语失用症的严重程度相关，使用仪器检测能够显示言语失用症患者更细微的呼吸缺陷。

（二）发声

轻度或中度言语失用症患者鲜少表现出发声功能异常，而当其出现发声困难时，通常与构音问题合并发生。部分重度言语失用症患者可能无法完成如延长韵母发声之类的简单的发声活动，这是由于患者言语运动的排序能力受损以致随意性和自发性的发声难以成功。但需注意的是，言语失用症患者的发声障碍往往会比构音障碍程度要轻。那些重度言语失用症且无法延长韵母发声的患者，可能同时伴随相同严重程度的构音障碍和发声障碍。

（三）共鸣

鼻音功能亢进或鼻音功能低下很少会是言语失用症患者的明显问题。虽然针对此类患者的软腭运动的研究并不多，但已完成的少数研究结果显示，言语失用症中共鸣功能异常程度很少会被察觉出来。虽然在执行重复性的运动时，言语失用症患者的软腭运动可能不具有一致性，但执行一般的软腭运动模式时通常会维持在正常范围之内，并不表现出共鸣问题。

---

① 李胜利. 语言治疗学 [M]. 北京：人民卫生出版社，2013：242.

（四）构音

构音障碍是言语失用症患者最常见的问题，这是因为患者在排列口部运动顺序以产生流利语音方面存在缺陷。言语失用症患者的构音错误多以替代、歪曲、遗漏和重复为特征。所有构音错误中首先最常见的是发音部位错误，其次是发音方式错误，再次是声调错误，最后是口/鼻音辨别的错误。在发音部位方面，双唇音和舌－齿龈音较其他发音部位更容易出现错误；在发音方式方面，塞擦音和擦音更容易出现错误；而在音位替代方面，患者可能存在音位趋同错误（后面的音素影响前面的音素发音），也可能存在音位滞后错误（前面的音素持续过久影响到后面的因素）或音素置换。患者的构音错误可能体现在辅音、元音方面或两者皆有，但以辅音错误为主。无论是辅音错误还是元音错误，无论是替代还是歪曲，错音均接近目标音。[1]

（五）语音

语音异常是言语失用症患者的另一个最常见的问题，通常表现为语速缓慢、重音不明显、异常停顿、音调及响度变化异常等。但失用症是如何影响语音的，目前尚不明确。根据韦茨（Wertz）等人（1984）[2]、达菲（Duffy）（2005）[3]及其他学者的研究，目前存在三种解说：① 患者在试图代偿其言语时的构音障碍过程中干扰到其语音表现；② 言语失用症患者的构音障碍导致患者难以产生正常的语音；③ 语音障碍同构音障碍一样是言语失用症患者的常见的异常表现，它是由运动排序缺陷导致的。

---

① 袁永学. 言语失用的言语特征、评价及机制探讨 [J]. 中国康复理论与实践，2014，20（07）：637-640.

② Wertz R T, Lapointe L L, Rosenbek J C. Apraxia of speech in adults: The disorder and its management[M]. San Diego: Singular Publishing Group, 1991.

③ Duffy J R. Motor speech disorders: substrates, differential diagnosis, and management[M]. St Louis: Mosby, 1995.

言语失用症的评估及鉴别诊断

一、言语失用症的评估

（一）国外常用的评估方法

在英语体系中，运动性言语评价法（Motor Speech Evaluation，简称 MSE）是应用较为广泛的言语失用的诊断性评价方法。该方法设计了如下任务以引出失用症患者的言语样本：元音延长，音节、单词和短语的复述，朗读和画面描述，包括九项子测验。

1. 元音延长

患者中等程度吸气，然后尽可能长地发元音"ah"。本项检查有助于确定患者是否有足够的言语呼吸支持，并明确是否存在震颤和音量波动。

2. 语音轮替运动

患者多次重复单音节字符（"pɑ、pɑ、pɑ……"、"tɑ、tɑ、tɑ……"和"kɑ、kɑ、kɑ……"）。

3. 交互轮替运动

患者尽可能平稳、流畅地交替性发三音节字符"patɑkɑ"。

4. 多音节词汇的单遍复述

患者复述三个多音节词（"gingerbread［ˈdʒɪndʒəbred］""snowman［ˈsnəʊmæn］"和"television［ˈtelɪvɪʒn］"）一遍，刺激包括辅音簇并要求在不同发音位置之间运动。

5. 多音节词的多遍复述

患者每次复述三个多音节词（"artillery［ɑːˈtɪləri］""impossibility［ɪmˌpɒsəˈbɪləti］"和"catastrophe［kəˈtæstrəfi］"）五遍，词汇包括辅音簇，说每个单词的过程中要求在多个发音位置间快速转换。

6. 单音节词的单遍复述

患者复述一个单音节词一遍，每个单词都以同一个辅音开始和结束（如"nine［naɪn］""judge［dʒʌdʒ］"），所以仅最小限度地转换发音位置。

7. 增加单词长度

患者重复增加音节数量的相似单词（例如"jab［dʒæb］""jabber［ˈdʒæbər］""jabbering"）。本项测验检查的是患者将正确数量的音节排列成适当顺序的能力。一些言语失用症患者呈现出说长单词比短单词更易出现错误的现象。

8. 重复句子

患者重复由高频词和低频词组成的句子（如"In the summer they sell vegetables""Arthur－was an oozy, oily sneak"）。

9. 阅读文章

患者阅读一篇简短的、语音均衡的段落，段落包含英语的大部分发音，其目的是将朗读过程中的言语与复述和有目的、主动谈话中的言语进行比较。通过上述检查，可较容易引出患者典型的错误发音，如出现前文所述的典型表现，即可确诊。

言语失用症患者在完成持续发元音、连续的口腔轮替运动（如 /papapa/ ）和单个单词的复述（包括单音节和多音节）方面困难较小，即简单的发音不足以引发言语失用症患者的言语错误。在进行交替的口腔轮替运动（如 /pataka/ ）和多次复述多音节词这两项检查时，轻度言语失用症患者也会表现不佳。假定是这两项检查中构音运动的复杂性引起失用症患者的言语错误，那么，运动性言语评价法中的这两项检查可以作为临床上评估言语失用的快速手段，因为所有言语失用症患者，即使是轻度障碍的患者，也会有这两项典型障碍表现。

（二）国内常用的评估方法

在国内，应用较广泛的言语失用评估方法是中国康复研究中心研发的言语失用症评定法，该评定法包括元音顺序模仿、词序模仿及短语模仿等检查项目，以获得体现言语失用症的言语样本。检查中，患者的异常表现包括：元音 / 词错误、顺序错误、动作探索和发音错误等。与运动性言语评估法检查相同，在临床实际应用中，我们也发现多数轻度言语失用症患者在元音顺序模仿时出现错误最少，而在词序及短语模仿时出现典型异常表现。因此，词序及短语模仿也可作为临床上快速评估汉语言语失用症的手段。检查过程中，若患者出现错音、探索、反复尝试、努力的表情、自我纠正等前述典型异常表现，即可确诊。[①] 下面将评定结果记录在表 12-2-1 所示的言语失用评定结果记录表中。

---

① 李胜利 . 语言治疗学 [M]. 北京：人民卫生出版社，2013：242.

表 12-2-1　言语失用评定结果记录表

元音顺序（1、2、3 要说 5 遍）
1. a–u–i 正常顺序 _____ 元音错误 _____ 摸索 _____
2. i–u–a 正常顺序 _____ 元音错误 _____ 摸索 _____
3. 词序（复述"爸爸、妈妈、弟弟"） 正常顺序 _____ 元音错误 _____ 摸索 _____
4. 词（复述"啪嗒洗手、你们打球、不吐葡萄皮"） 正常顺序 _____ 元音错误 _____ 摸索 _____

二、言语失用症与几种疾病的鉴别诊断

临床上，言语失用症与下列疾病所表现出的一些症状类似，治疗师需要进行鉴别诊断。

（一）肌肉无力

肌肉无力会造成受累的身体部位出现动作缓慢且费力的情况，与失用症相似。但肌肉无力造成的运动障碍是整个患侧所有的动作都呈现无力的状态；而失用症则是患侧做指令性随意性动作时才发生问题，自发性动作通常表现正常。

（二）感觉丧失

布鲁克希尔（Brookshire）[1]发现感觉丧失不一定会引起运动失调，但可使患侧肢体动作变得缓慢或不灵活，如口腔感觉丧失会导致言语构音不准确。同肌肉无力的鉴别诊断一样，感觉丧失与失用症的区分是看患者的指令性随意性动作与自发性动作是否都出现问题。

---

[1]　Brookshire R H. Introduction to neurogenic communication disorders[M]. St Louis: Mosby, 1997.

（三）理解障碍

言语治疗师需要先确定患者表现出的失用性偏误并非其无法理解活动指令所致。要判断患者是否由于理解障碍导致无法完成目标指令时，治疗师可以先为患者示范目标动作并提问与该动作有关的问题，如："我在用杯子喝水吗？"如患者回答正确，则可认为其运动困难与理解力确实无关。

（四）运动不协调

一些患者如小脑运动失调的患者会出现运动不协调的情况，虽然在某些个别步骤上其排序能力较少出现困难，但其动作的不灵活有时与失用症中所见的迟疑、费力动作表现相似。治疗师鉴别时需注意患者的运动不协调是否出现在所有动作中，还是只出现在随意动作中。

（五）失语症

言语失用症常与失语症并发，达菲（Duffy）（2005）[1]估计二者并发的比例有72%。单纯的言语失用症患者的语言能力（符号表达能力）并未受损，通常语言能力与口语表达能力差距悬殊。言语失用症主要呈现口语表达障碍，具体表现在口语动作时间、动作的顺序转换与语音的扭曲或替代，其理解能力、阅读和书写能力大多不受影响。[2]

1. 言语失用症与音素型错语症（Literal Paraphasic Errors）

音素型错语症是字词中出现一个或多个音素位置不正确的情况，多出现在流畅性失语中，通常是 Wernicke 区受损引起的。多数情况下，音素型错语症包含了单一字词中音素或音节的置换或替代。言语失用症与音素型错语症之间的差异是：

① 言语失用症患者通常存在前脑损伤和右侧偏瘫；音素型错语症患者通常为后脑损伤，但不存在偏瘫。言语失用症患者通常与 Broca 失语并发；音素型错语症通常与 Wernicke 失语并发。② 言语失用症患者的语音韵律功能存在异常，患者常常会频繁停止或减慢其言语表达以搜寻正确的构音位置；相比之下，音素型错语症的言语流畅度并不会受影响。③ 言语失用症患者可能由于找寻首字的正确构音位置困难而难以开始一段言语；音素型错语症则无此表现。④ 言语失用症中，音素和音节的替代音通常与目标音相近；而音素型错语症的替代音通常与目标音之间相差甚远。[3]

---

① 　Duffy J R. Motor speech disorders: substrates, differential diagnosis, and management [M]. st Louis: Mosby, 1995.

② 　Freed D B. 运动性言语障碍：诊断与治疗 [M]. 2 版 . 陈雅资，译 . 新北：合记图书出版社，2014：303–311.

③ 　汪洁，屈亚萍 . 言语失用症与音位性错语的产生机制及鉴别诊断 [J]. 中国康复医学杂志，2006，21（8）：743–744.

2. 言语失用症与运动性失语症

言语失用症与运动性失语症病灶位置的差异甚小，下额叶的受损通常与二者均有关，且言语失用症与 Broca 失语常常并存。运动性失语症患者的言语表达内容方面存在问题，是指说不出来，并非仅仅是发不好音；而言语失用症患者没有用词不当或不知说哪个词的情况，只是说不好那些词。

（六）神经性言语障碍

正确区分二者的言语障碍有一定难度，可从以下几个方面鉴别：

① 言语失用症中的言语障碍往往会随字词长度增加和复杂度增加而增多，但神经性言语障碍在这方面通常表现比较一致，不随之变化。② 言语失用症患者的肌肉运动范围、肌张力、协调状态及肌力都在正常范围内，而神经性言语障碍患者至少其中一项是受损的。③ 言语失用症主要影响构音和语音；而神经性言语障碍除此之外还影响呼吸、发声和共鸣功能。④ 言语失用症患者言语时一般存在搜寻构音的动作，通常在字首的音素发音时出现该问题；而费力寻找构音位置的情况在神经性言语障碍中不常见。⑤ 言语失用症患者较多存在语言优势脑半球的外侧裂周受损，而神经性言语障碍多是不同神经系统部位受损，如上下运动神经元、小脑和基底核等。⑥ 言语失用症患者在自发性言语表达和情绪性言语表达时，较少出现偏误，而神经性言语障碍患者在言语中的偏误呈现一致性，不论是在随意性言语还是自发性言语中。⑦ 相较于神经性言语障碍，言语失用症较常与失语症并发。

为明确诊断言语失用症，尤其是当其与其他言语障碍共患时，温鲍（Wambaugh）等人将言语失用症的诊断性特征进行了归纳①，如表 12-2-2 所示。

表 12-2-2　言语失用症的诊断性特征

类型	特征
主要特征（典型言语失用症）	① 语速缓慢、发音延长、异常停顿、非中央元音插入（如将 plane 说成了 puhlane）。 ② 韵律异常，特别是音节的重音增加和均等化。 ③ 语音歪曲和替代。 ④ 错误的类型和错误在话语中的位置相对稳定，但错误并非总是出现。

① Wambaugh J L, Dully J R, McNeil M R, et a1. Treatment guidelines for acquwed apraxia of speech: Treatment descriptions and recommendations[J]. Journal of medical speech-language Pathology, 2006, 14（2）: 35-66.

续表

类型	特征
不具区别性的特征 （也可能发生在其他障碍中）	① 构音摸索（听觉和视觉可察知）。 ② 言语启动困难。 ③ 持续性错误（如将 pancakes 持续说成 panpakes）。 ④ 自发言语优于随意的、命题的言语。 ⑤ 非流畅的、错误多样的言语。 ⑥ 单词复杂性增加导致错误增加。 ⑦ 对错误能够自我察觉。 ⑧ 可预期的错误（比如 pancakes 说成 cancakes）。 ⑨ 置换性错误（比如 pancakes 说成 canpakes）。
可能与言语失用症共患的 障碍	① 肢体失用。 ② 口颜面失用（非言语）。 ③ 表达性–理解性言语 / 语言不符。
排除标准	① 正常言语速度。 ② 快速言语速度。 ③ 正常韵律。

言语失用症的治疗

言语失用症的治疗原则应集中在异常的发音上，因此与适用于失语症和构音障碍的语言刺激、听觉刺激不同。视觉刺激模式是指导发音的关键，建立或强化视觉记忆是成人言语失用症治疗的关键。此外，言语治疗师也要向患者讲解构音音位的方式或进行发音教育指导发音。可以按照以下步骤：① 掌握每个辅音（声母）发音的位置；② 迅速重复每个辅音加"啊"，以每秒 3—4 次为标准；③ 用辅音加元音（声韵母组合）方式建立音节，如"fa、fa、fa、fa……"；④ 一旦患者掌握了稳定的自主发音基础和基本词汇后，便鼓励患者试图说复杂的词，原则上还是先学会发词中的每个音素、音节，最后是词。[①]

本节将对言语失用症的几种治疗方法进行简要介绍。

一、呼吸障碍治疗

如前所述，言语失用症患者在做随意性的呼吸运动时会表现出障碍，且障碍程度与其言语失用症的严重程度相关。治疗师针对言语时的随意性呼吸障碍，可对患者进行呼吸发声协调性的训练。传统的方法有唱音法、哼音法、气息式发音法、甩臂后推法等。

例如，患者是一名尝试发音时费力、迟疑并伴有硬起音的言语失用症患者，治疗师可使用哼音法来改善其呼吸与发声协调能力，提高其言语时声带的控制能力。

首先，当患者掌握哼音法的要领时，治疗师可以让患者通过音调感知与哼音法相结合进行训练，如图 12-3-1 所示，患者用音调和响度连续变化的音发哼音 /i/ 时，热气球随着发哼音过程中音调的起伏进行上下飞行，音调增高，热气球向上升，音调下降，热气球向下降。

---

① 李胜利. 语言治疗学 [M]. 北京：人民卫生出版社，2013：242.

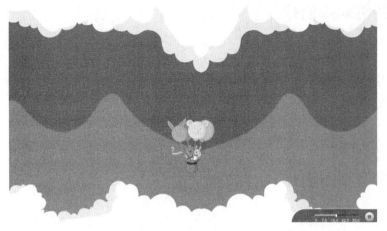

图 12-3-1　哼音法结合音调实时反馈训练（音调感知）

　　其次，也可结合实时视听反馈设备进行基频模式下的哼音法训练，如图 12-3-2 所示，当患者用音调和响度连续变化的音发哼音 /i/ 时，治疗师观察基频曲线的高低起伏，帮助患者控制自己的音调起伏变化。患者在发音过程中保持基频曲线的连贯，一口气发哼音，尽量不间断。

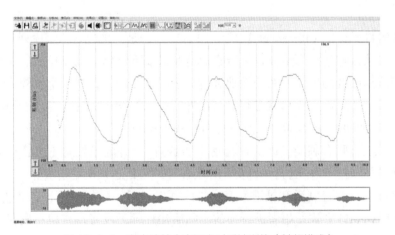

图 12-3-2　哼音法结合音调实时反馈训练（基频模式）

二、发声障碍治疗

　　言语失用症患者很少表现出发声障碍，若患者伴随有发声障碍，可参考本书第五至第十一章中"发声障碍治疗"部分。

三、共鸣障碍治疗

言语失用症患者很少表现出共鸣障碍，若存在此类问题，可参考本书第五至第十一章中"共鸣障碍治疗"部分。

四、构音障碍治疗

构音障碍是言语失用症患者最常见的问题，可通过示范构音器官的位置、姿势及重复方式，在改善构音动作的时间和位置上加强。相关的疗法有八步进程治疗法（Eight-Step Continuum）（Rosenbek et al., 1973）、语音产出治疗法（Sound Production Treatment，简称 SPT）（Wambaugh & Nessler, 2004）和构音 PCT 法。

（一）八步进程治疗法

此疗法源自罗森松（Rosenbek）等人（1973）[1]，是一项包含八个序列步骤的结构性活动，让患者从跟随治疗师重复目标音素而持续进展到能够在角色扮演的情境中独立表达。治疗师依据患者的反应，系统性地调节提示线索或回顾，当一个步骤成功后再前进到下一个步骤，如果没有成功就必须加入额外的提示线索（如触觉提示）加以练习，等成功后再去掉额外的提示线索。八步进程治疗法步骤如下。

步骤一：视听联合刺激，即"看着我""听我说"，并同声发音（患者与治疗师同声发音）。治疗师督促患者在他们一起发音时认真听，尤其注意视觉暗示。

步骤二：视听联合刺激和推迟发音（治疗师发音后，停顿一下，患者再模仿）。治疗师为患者明确发音方式，患者进行模仿。随后治疗师做发音动作但不发音，由患者大声发音，即视觉暗示保留、同步听觉暗示削减。

步骤三：视听综合刺激和推迟发音无视觉暗示，即"我先说，你跟着我说"。治疗师不给予同步暗示。

步骤四：视听综合刺激后连续发音无干预刺激，即无听觉或视觉暗示。在治疗师发音后，患者反复发音无任何提示。

步骤五：文字刺激和同步发音。

步骤六：文字刺激和推迟发音。

步骤七：由提问激发恰当的发音，无模仿。治疗师提问，把发音作为对问题的恰当反应。

① Wambaugh J, Nessler C. Modification of sound production treatment for apraxia of speech: Acquisition and generalisation effects[J]. Aphasiology, 2004, 18（5-7）: 407-427.

步骤八：角色扮演情景中的恰当反应。

（二）语音产出治疗法

万博（Wanbaugh）等人发展的语音产出治疗法是言语失用症治疗中探究最为深入的治疗法，包括四个步骤。

步骤一：复述词。治疗师说出第一个字（如 mutt）并让患者复述。若复述正确则要求患者独自复述五次，五次均正确则出示下一个含有 /m/ 的字词（如 me），并重复此步骤。

若"mutt"复述不正确，治疗师需解释清楚是哪里错误，并说"让我们试试看不同的字"，再呈现一个与"mutt"差别最小的对比字（如 butt），再由患者重复此字。

若患者可以正确重复"butt"，治疗师便说"好，让我们再回到刚刚不久前那个字"，然后以"mutt"开始步骤二。

若差别最小的字（butt）也不能正确复述，则治疗师说："看着我并听我说，再跟着我一起说。"治疗师接着说"butt"三次，患者重复此字，且不讨论"butt"是否正确，治疗师以原来的目标字"mutt"开始步骤二。

步骤二：提示目标词的字母。治疗师呈现一张写着大大的"M"（目标语音）的字卡，然后请患者重复"mutt"这个字。若患者说得正确则让患者重复五次"mutt"，然后回到步骤一清单上的下一个字（me）。若表达不正确则移至步骤三。

步骤三：看着治疗师且听治疗师说。治疗师说"看着我且听我说，再跟着我一起说"，然后说"mutt"三次。患者也尝试跟着说并齐声重复。若能正确说出，则治疗师请患者再复述五次后回到步骤一清单上的下一个字。若患者不能通过看和听的方式正确说出"mutt"则移至步骤四。

步骤四：提示构音位置。当患者无法通过看和听的方式说出目标字时，治疗师给出口语、视觉或触觉的综合提示，以呈现如何说出目标音。在给予提示后，就请患者再看并听治疗师，齐声说出该字（mutt）三次。若齐声发音正确则独自重复五次；若齐声发音不正确则暂停练习"mutt"，并回到步骤一继续清单上的下一个字。

（三）构音 PCT 法

构音 PCT 法以"音位对比"为训练手段，是专门针对精细语音的发音训练方法。言语失用症患者的构音错误包括发音部位、发音方式、声调的错误等，使用构音 PCT 法可以提高患者构音精细度，帮助其过渡到连续语音。

构音 PCT 法的具体操作内容及训练步骤详见第五章中"构音 PCT 法"部分。

五、韵律障碍治疗

言语失用症患者的语音韵律有异常表现，针对韵律障碍的治疗主要有语速和节奏法、结构化语音疗法、重读治疗法。

（一）语速和节奏法

语速和节奏法假设言语失用症主要是构音时间点上出错的结果，通过控制患者言语的速率和节奏，这些治疗视图修复自然的构音动作形态。相关治疗方法包括使用节拍器调节口语产出的速率（Dworkin, Abkarian, & Johns, 1988）以及利用电脑设定所期望的速率呈现刺激（Southwood, 1987）。语速和节奏法是基于"AOS 是言语产出的时机上存在障碍"这一假设提出的。语速和节奏法包括言语速度的控制或利用外部节奏提示该言语失用症患者的言语产出。这样的节奏控制可为运动计划或编程及知觉反馈加工提供更充足的时间。治疗过程中可设定节拍器的速率来训练患者的言语产出速率，这种训练方法是对简单的重复练习的一个补充。

韵律语调治疗（Melodic Intonation Therapy, 简称 MIT）是一种典型的语速和节奏训练法。它通过慢速、旋律化的言语发声，并配合左手打节拍，从而促进听觉与动作配合以及感觉运动反馈（Albert, et al, 1973）。通常旋律由未受损的右脑半球处理，通过唱出歌曲中的字词可使右脑半球以某种方式协助受损的左半球脑。韵律语调治疗将节奏和旋律结合，在言语失用症和失语症的训练语料中，初期强调节奏和旋律，后期再将患者旋律部分转化为自然的语音。韵律语调治疗包含三个阶段，言语的长度和任务难度逐级增加，在所有阶段的训练中，每个音节都与左手敲击的节奏相对应。

1. 初级阶段

语料通常是由 2—3 个词组成的短语或句子，包括五个步骤：① 言语治疗师向患者哼唱要学习的内容，患者用左手打节拍；② 患者和治疗师同时哼唱，并用左手打节拍；③ 患者和治疗师开始时一起哼唱并打节拍，治疗师在中间停止，患者独立完成后半段；④ 立即复述哼唱。治疗师哼唱两遍之后，患者立即复述哼唱两遍并打节拍；⑤ 回答问题。治疗师针对所学内容向患者提问，如"你刚刚说什么"，让患者尝试说出目标词。

2. 中级阶段

语料是由 4—6 个词组成的短语或句子，包括四个步骤，即初级阶段的步骤①、②、④、⑤，不同的是患者的复述哼唱需在治疗师哼唱一遍后延迟几秒后进行，即延迟复述。

3. 高级阶段

语料是由 6—9 个词组成的短语或句子，包括五个步骤：① 延迟复述。治疗师先单独哼唱一遍，患者几秒后复述。② 引入诵唱（接近正常说话的音调，夸张地表现节奏和重音）。治疗师通过诵唱的方式引入学习内容，并向患者强调，要用正常语调说出而不是唱出所学内容；③ 患者和治疗师一起诵唱，但治疗师逐渐退出，由患者单独诵唱；④ 延迟口语复述。治疗师先诵唱一遍，几秒后患者以同样的方式复述；⑤ 回答问题。治疗师提问六秒后，患者以正常音调回答问题。

（二）结构化语音疗法

结构化语音疗法，又称语音切换－轮替法。当完成某一音位的构音治疗时，对已习得音位相关的语音重复、切换、轮替的语料进行语调节奏和语速训练，对已习得的音位加以巩固，在确保患者的构音清晰度的同时，进一步改善患者的言语流利和节律问题，从而提高患者的言语可懂度。

例如，言语失用症患者在连续语音中存在发音延长、异常停顿等问题，言语流利和节律性差，可按以下步骤进行训练。

语音重复：① 词语重复，如"爸爸""弟弟""哥哥"。② 词组重复，如"抱宝宝""逗弟弟""哥哥高"；句子重复，如"爸爸没抱宝宝""弟弟堆雪人""哥哥在姑姑家"。

语音切换：① 词语切换，如"鞭炮""部门"。② 词组切换，如"奔跑吧"。③ 句子切换，如"鞭炮爆了"。在这基础上还可以进行提高音调、降低音调和音调变化的训练。

语音轮替：基于音位对比，提升音位对间轮替发音的能力。/b-p-m-f/ 切换，如"爸爸买泡芙"；/b-d-g/ 切换，如"斑点狗在打滚"。

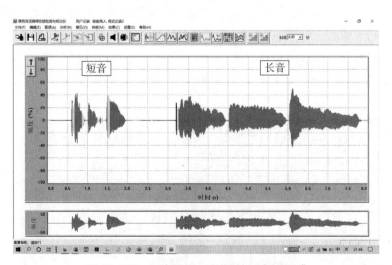

图 12-3-3　语音重复＋音节时长："抱宝宝"

（三）重读治疗法

言语失用症患者存在言语启动困难、说话费力、异常停顿，可采用重读治疗法的能量法和支架法进行字、词、短句的过渡，加强其在连续语音中的发声能力。具体操作方法可参照第八章第二节中"重读治疗"部分。

六、辅助沟通

辅助沟通起源于 20 世纪 70 年代，从英文直译过来即"扩大性与替代性沟通"。当患者的言语使用程度严重到无法使用口语沟通时，通常才建议使用辅助沟通。言语失用症治疗通常注重提高患者功能性言语产出。然而，重度言语失用症患者甚至最基本的交流技能都会受限。在这种情况下，治疗师鼓励患者使用辅助沟通来达到交流目的。辅助技术可以采用从低到高水平的各种技术。比如，患者可通过选择图卡或者文字来表达需要，或者用绘画、书写或肢体动作表达他／她想要表达的内容。辅助沟通有助于患者在任何时候表达他们的需要或者辅助当前表达技能的不足。因此，辅助沟通也可以用于言语失用症康复过程的任何时点。有些患者和家属认为辅助沟通技术会影响正常言语交流的恢复，因此拒绝使用辅助沟通技术。事实上，已有研究报道不同的交流和尝试都可能导致一定程度的言语恢复。患者在言语输出和使用该治疗方法后，均表现出交流效率的提高，在言语质量和数量上都有改善。随着计算机技术的持续发展，辅助沟通技术在言语失用症治疗上的使用有了很大的发展，拉斯克（Lasker）将辅助沟通软件设备运用于家庭练习和网络交流学习，由此扩充了患者练习的时机，增加了练习强度，丰富了交流机会。

辅助沟通训练软件可用于非语言的沟通及沟通训练，采用核心词语为有沟通障碍的康复对象提供康复训练，并可生成个性化版式设计方案，提供针对性的家庭学习资源。它的语言训练内容包含 384 个日常生活中的高频词汇、5 种词组类型、14 种简单句的表达结构，以及各种场景下的简单对话，如图 12-3-4 所示，可在"语音沟通板"下选择词语类型，包含 8 大类：① 名词、动词、数量词；② 水果、点心、饮料、其他；③ 主食、时间、课程、乐器；④ 生活、室内活动、户外活动；⑤ 常用物品、衣物、餐具；⑥ 公共场所、交通、身体；⑦ 天气、动物、昆虫、节目；⑧ 情绪、社交。词语的呈现包括图片和文字、图片、文字三种形式。

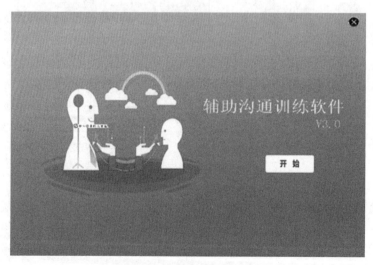

图 12-3-4　辅助沟通训练软件

　　针对程度较严重、无法使用口语的言语失用症患者可使用辅助沟通训练软件按照以下内容进行训练，具体阶段以患者的口语能力情况而定。

（一）表达性沟通训练（组成句子表达需求）

1. 目标

　　患者能够组成句子"我要吃 ××/ 我要喝 ××/ 我要玩 ××"，向治疗师表达需要。

2. 操作步骤

　　介入句子结构：把"我要"的图片放在句式尺（平板辅助沟通的句式尺位于版面的下方）的左侧，并设定好，当患者找到目标物的图片时，治疗师指导其双击（拖拽）该图片放在句式尺"我要"的图片后面，点击句子"我要苹果"（具体物品以目标语料为准），如图 12-3-5 所示。

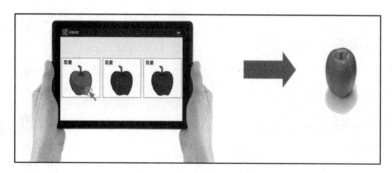

图 12-3-5　辅助沟通提出要求

泛化练习：更换人物、场景等，组成 5—10 个句子。
跳转条件：更换人物、场景等，组成 5—10 个句子，要求 80% 以上的正确率。

（二）回应性沟通训练（回答问题）

1. 目标

　　患者能用沟通板组句"我要 ××"回答治疗师"你要吃 / 喝 / 玩什么"的问题。

2. 操作步骤

　　治疗师指着"我要"图片，问患者"你要吃 / 喝 / 玩什么"，患者在沟通板上组成"我想要 ××"的句式尺，点击句子。

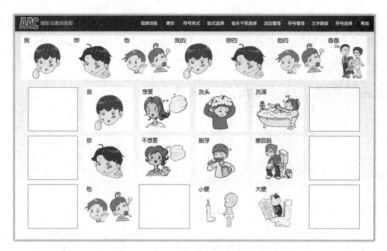

图 12-3-6　AAC 选择内容回答问题

泛化训练：更换人物、场景等，回答 5—10 个问题。

跳转条件：更换人物、场景等，回答 5—10 个问题，要求 80% 以上的正确率。

（三）扩展训练、交流应用

1. 目标

患者能用沟通板组句自主表达 / 回答问题，进行交流，如"我要上厕所 / 睡觉 / 看电视 / 听音乐 / 去便利店购物……"

2. 操作步骤

回答问题：治疗师指着"我要"图片，问患者"你要上厕所吗"，患者在沟通板上组成"我要上厕所"的句式尺，点击句子。

自主表达：当观察到患者有需求时，治疗师要促进患者主动利用沟通板组成句子，并点击，向治疗师表达需求。

泛化练习：变换场景和交流对象泛化练习。

跳转条件：一项任务能在两个及以上的场景和两个以上的交流对象能自主表达时候，以同样的操作步骤更换下一项训练内容，如训练完"我要上厕所"并能很好地完成后，可以换"我要看电视"进行训练，不断累积。

七、系统内易化／重组治疗

患者用较为正常的沟通方式来辅助其口语的表达，如将口语的字词表达与对应的手势加以结合。系统内易化／重组治疗技术（Intersystemic Facilitation ／ Reorganization，简称 IFR）是基于"一个功能完整的系统可以促进功能受损系统的恢复"这一理论提出的。系统内易化／重组治疗技术通过使用肢体动作恢复言语。这个方法包括 Ameri-Ind 姿势编码、指算和拍手三个部分。关于言语失用症的治疗，易化效应被认为得益于提供了传入传出线索。此外，研究者认为重组治疗时肢体姿势的运用可能为组织言语产出提供了支架。

临床上已发展了很多针对言语失用症的治疗方法，具体采用何种方法对患者最为合适，取决于言语失用症的严重程度，以及患者和治疗师的个人偏好。

言语失用症的案例分析

本节以某言语失用症患者的言语功能治疗为例，具体阐述 ICF 框架下运动性言语障碍患者言语功能治疗的实施过程。

一、患者基本信息

患者侯某，32 岁男性，车祸受伤后出现言语功能障碍，电子计算机 X线体层照技术（Computerized Tomegraphy，简称 CT）扫描发现患者左半球后额叶和前顶叶交界处病变。患者口腔运动功能轻度异常，言语费力，语速慢，言语时呼气不稳，存在异常停顿。语言功能方面，能理解较为复杂的对话，表达能力较差。临床诊断为言语失用症和失语症。

表 12-4-1　患者基本信息

医院、康复机构、特殊教育学校、资源中心
患者基本信息
姓　名 ＿侯××＿　出生日期 ＿1988.03.23＿　性别：☑男 □女
检查者 ＿张××＿　评估日期 ＿2019.07.13＿　编号 ＿D08＿
类型：□智障＿＿＿＿　□听障＿＿＿　□脑瘫＿＿＿　□自闭症＿＿＿＿　□发育迟缓＿
☑失语症＿＿＿＿＿　□神经性言语障碍（构音障碍）＿＿＿＿＿＿＿＿
☑言语失用症＿＿＿＿　□其他＿＿＿
主要交流方式：☑口语　□图片　□肢体动作　□基本无交流
听力状况：☑正常 □异常　听力设备：□人工耳蜗 □助听器　补偿效果＿＿＿＿＿＿＿
进食状况：＿无明显异常。＿
言语、语言、认知状况：言语方面，语速慢，言语费力，言语时呼气不稳，存在异常停顿，下颌、唇、舌等构音器官运动费力；语言方面，能理解较为复杂的对话，表达功能较差；认知方面，未见明显异常。
口部触觉感知状况：＿口部触觉未见异常，舌运动轻度受限。＿

二、ICF 言语功能评估结果

根据患者主诉，言语治疗师对患者进行嗓音言语产生功能评估、构音和语音功能评估以掌握患者各项言语功能的损伤程度，为制订科学的治疗计划提供依据。

（一）ICF 嗓音言语产生功能评估结果

经嗓音言语产生功能评估，患者侯某最长声时为 23 s，最大数数能力为 9.1 s，言语基频为 211 Hz，基频震颤为 11.7 次 / 秒，频段能量集中率为 25%，声带接触率为 56.2%，接触率微扰为 4.0%，基微扰为 0.51%，幅度微扰为 5.91%，声门噪声为 -6.6 dB，/i/ 的第二共振峰为 1 873 Hz，/u/ 的第二共振峰为 721 Hz，鼻流量为 32%。言语治疗师将上述结果输入 ICF 转换器内，得出患者 ICF 嗓音言语产生功能评估结果，如表 12-4-2 所示。该患者存在声带振动不规律、粗糙声、嘶哑声、气息声、前位聚焦等嗓音言语产生功能障碍。

表 12-4-2　ICF 嗓音言语产生功能评估表

身体功能：人体系统的生理功能损伤程度			无损伤	轻度损伤	中度损伤	重度损伤	完全损伤	未特指	不适用
			0	1	2	3	4	8	9
b3100	嗓音产生 Production of voice	最长声时 MPT	☑	□	□	□	□	□	□
		最大数数能力 cMCA	☑	□	□	□	□	□	□
		言语基频 F_0	□	□	☑	□	□	□	□
		基频震颤 F_0t	□	□	□	☑	☑	□	□
		频段能量集中率 Ec	□	□	□	□	☑	□	□
		声带接触率 CQ	☑	□	□	□	□	□	□
		接触率微扰 CQP	□	□	☑	□	□	□	□
通过喉及其周围肌肉与呼吸系统配合产生声音的功能。 包括：发声功能，音调、响度功能；可能会出现的障碍：失声、震颤、发声困难。									
信息来源：☑ 病史　□ 问卷调查　☑ 临床检查　□ 医技检查									
问题描述 1. 持续稳定的发声时间为 23 s，正常范围 ≥ 22.5 s；呼吸支持能力、呼吸与发声协调能力正常。 2. 持续、旋转地发 1 或 5 的最长时间为 9.1 s，正常范围 ≥ 8.6 s；呼吸与发声协调能力、言语呼吸控制能力正常。 3. 声带振动频率为 211 次 / 秒 ↑，正常范围 103—153 次 / 秒；音调及音调控制能力存在中度损伤。 4. 基频震颤为 11.7 次 / 秒 ↑，正常范围 2.9—6.2 次 / 秒；声带振动频率呈现重度包络式损伤，存在重度声带神经源性损伤而造成的嗓音障碍。 5. 频段能量集中率为 25% ↓，正常范围 39.2%—51.9%；声带振动时谐波能量衰减过大，发声功能完全损伤。 6. 声带接触率为 56.2%，正常范围 47.6%—71.4%；声门闭合程度正常，嗓音音质良好。 7. 接触率微扰为 4% ↑，正常范围 0%—3.1%；声门闭合中度不规律，声带存在中度的振动失调。 进一步描述 发声功能 1. 嗓音震颤问题建议进行如下治疗： （1）实时反馈治疗，选择如音调实时反馈训练、响度实时反馈训练等治疗方法。									

（2）传统治疗，选择如呼吸放松训练、发声放松训练、喉部按摩法、乐调匹配法、手指按压法等治疗方法。

2. 声门闭合不规律障碍建议进行如下治疗：

（1）实时反馈治疗，选择如清浊音实时反馈训练、音调实时反馈训练、声带接触率反馈训练等治疗方法。

（2）传统治疗，选择如发声放松训练、喉部按摩法、咀嚼法、哈欠－叹息法、用力搬椅法、哼鸣法、吟唱法、掩蔽法、碰撞法等治疗方法。

			0	1	2	3	4	8	9
b3101	噪音音质 Quality of voice	基频微扰 Jitter（粗糙声）	☑	☐	☐	☐	☐	☐	☐
		声门噪声 NNE（气息声）	☐	☐	☑	☐	☐	☐	☐
		幅度微扰 Shimmer（嘶哑声）	☐	☑	☐	☐	☐	☐	☐
		共振峰频率 F_2/i/（后位聚焦）	☐	☐	☑	☐	☐	☐	☐
		共振峰频率 F_2/u/（前位聚焦）	☐	☐	☑	☐	☐	☐	☐
		鼻流量 NL	☑	☐	☐	☐	☐	☐	☐

产生嗓音特征的功能，包括谐波特征、共鸣和其他特征。

包括：谐波高、低功能；鼻音功能亢进和鼻音功能低下、发声困难、声带紧张、嘶哑声或粗糙声、气息声等障碍。

信息来源：☑病史　☐问卷调查　☑临床检查　☐医技检查

问题描述

1. 基频微扰为 0.51%，正常范围 ≤ 0.62%；嗓音音质正常，无粗糙声，无嘶哑声。

2. 声门噪声为 −6.6 dB ↑，正常范围 ≤ −9.6 dB；嗓音音质存在中度损伤，存在中度的气息声或嘶哑声。

3. 幅度微扰为 5.91% ↑，正常范围 ≤ 3.74%；嗓音音质存在轻度损伤，存在轻度的粗糙声或嘶哑声。

4. /i/ 的第二共振峰为 1 873 Hz ↓，正常范围 ≥ 2 151 Hz；舌向前运动能力存在中度损伤，口腔共鸣功能存在中度后位聚焦。

5. /u/ 的第二共振峰为 721 Hz ↑，正常范围 ≤ 703 Hz；舌向后运动能力存在轻度损伤，口腔共鸣功能存在轻度前位聚焦。

6. 鼻流量为 32%，正常范围 ≤ 37.05%；鼻腔共鸣功能正常，无鼻音功能亢进。

进一步描述

发声功能

1. 粗糙声问题建议进行如下治疗：

（1）实时反馈治疗，选择如音调实时反馈训练、响度实时反馈训练、嗓音 Jitter 反馈训练、嗓音 Shimmer 反馈训练等治疗方法。

（2）传统治疗，选择如发声放松训练、音调梯度训练法、响度梯度训练法、吟唱法等治疗方法。

2. 气息声问题建议进行如下治疗：

（1）实时反馈治疗，选择如音调 NNE 实时反馈训练、起音实时反馈训练、响度感知实时反馈训练、嗓音 NNE 反馈训练等治疗方法。

（2）传统治疗，选择如发声放松训练、气泡发音法、半吞咽法、吸入式发音法等治疗方法。 3. 嘶哑声问题建议进行如下治疗： （1）实时反馈治疗，选择如音调实时反馈训练、响度实时反馈训练、嗓音 Jitter 反馈训练、嗓音 Shimmer 反馈训练等治疗方法。 （2）传统治疗，选择如发声放松训练、音调梯度训练法、响度梯度训练法、吟唱法等治疗方法。 4. 后位聚焦问题建议进行如下治疗： 建议进行传统治疗，选择如共鸣放松训练、前位音法、伸舌法等治疗方法。

（二）ICF 构音语音功能评估结果

经构音语音功能评估，患者侯某已掌握 19 个声母、21 对声母音位对，构音清晰度为 89.47%，口部感觉功能得分为 100%，下颌运动功能得分为 97%，唇运动功能得分为 100%，舌运动功能得分为 75%，/pa/ 的浊音时长为 603 ms，/pa/ 的音节时长为 111 ms，/pa/ 的停顿时长为 95 ms，连续语音的音节时长为 45 ms，连续语音的停顿时长为 502 ms，幅度标准差为 10.2 dB，重音音节总时长 1 321 ms，重音出现率 16.0%，/pa/ 的浊音速率为 3.2 个 / 秒，/pa/ 的言语速率为 3.1 个 / 秒，连续语音的构音速率为 1.2 个 / 秒，连续语音的言速率率为 1.4 个 / 秒，言语基频标准差为 25 Hz，言语基频动态范围为 121 Hz，基频突变出现率为 0。言语治疗师将上述结果输入 ICF 转换器内，得出患者 ICF 构音语音功能评估结果，如表 12-4-3 所示。该患者存在构音歪曲、口部运动功能异常、言语流利性异常、语速过慢等构音语音功能障碍。

表 12-4-3 ICF 构音语音功能评估表

身体功能：人体系统的生理功能损伤程度			无损伤	轻度损伤	中度损伤	重度损伤	完全损伤	未特指	不适用
			0	1	2	3	4	8	9
b320	构音功能 Articulation functions	声母音位习得（获得）	□	☑	□	□	□	□	□
		声母音位对比	□	☑	□	□	□	□	□
		构音清晰度	□	☑	□	□	□	□	□
		口部感觉	☑	□	□	□	□	□	□
		下颌运动	☑	□	□	□	□	□	□
		唇运动	☑	□	□	□	□	□	□
		舌运动	□	□	☑	□	□	□	□
	产生言语声的功能。 包括：构音清晰功能，构音音位习得（获得）功能，痉挛型、运动失调型、弛缓型神经性言语障碍，中枢神经损伤的构音障碍。 不包括：语言心智功能（b167）；嗓音功能（b310）。									
	信息来源：☑病史 □问卷调查 ☑临床检查 □医技检查									

问题描述

（1）已掌握声母个数为 19 个 ↓ ，正常是 21 个；声母音位获得能力轻度损伤。

（2）已掌握声母音位对 21 对 ↓ ，正常是 25 对；声母音位对比能力轻度损伤。

（3）构音清晰度为 89.47% ↓ ，正常范围 ≥ 96%；构音语音能力轻度损伤。

（4）口部感觉功能得分为 100%，正常范围 ≥ 96%；患者允许治疗师轻触目标部位，口部感觉无损伤。

（5）下颌运动功能得分为 97%，正常范围 ≥ 96%；运动正常，并有良好的控制能力，下颌运动无损伤。

（6）唇运动功能得分为 100%，正常范围 ≥ 96%；运动正常，并有良好的控制能力，唇运动无损伤。

（7）舌运动功能得分为 75% ↓ ，正常范围 ≥ 96%；存在结构异常，或运动范围未达到正常水平，或无法连续运动，或用其他构音器官的动作代偿或辅助目标动作，舌运动中度损伤。

进一步描述

（1）声母音位获得处于第五阶段，已获得声母有 /b、m、d、h/、/p、t、g、k、n/、/f、j、q、x/、/z、s、r、l/、/c、ch/，受损声母有 /zh/、/sh/。

训练建议：对第五阶段受损的声母音位进行音位诱导、音位获得训练。

① 音位诱导：可借助口部运动治疗方法找到正确的发音部位和发音方式。

② 音位获得：选择模仿复述的方法，并结合言语支持训练，选择停顿起音、音节时长或音调变化的实时视听反馈训练。

（2）已获得声母音位对有 21 对，受损声母音位对有 4 对。

训练建议：对受损的音位对进行音位对比训练。

① 听觉识别：进行受损音位对的听觉识别训练。

② 音位对比：选择模仿复述的方法，并结合重读治疗法中行板节奏一进行视听反馈训练（具体参见构音测量与训练仪）。

（3）颊部触觉反应 4 级，鼻部触觉反应 4 级，唇部触觉反应 4 级，牙龈触觉反应 4 级，硬腭触觉反应 4 级，舌前部触觉反应 4 级，舌中部触觉反应 4 级，舌后部触觉反应 4 级；

（4）自然状态 4 级，咬肌肌力 4 级，向下运动 4 级，向左运动 4 级，向右运动 4 级，前伸运动 4 级，上下连续运动 3 级，左右连续运动 4 级，向上运动 4 级；

（5）自然状态 4 级，流涎 4 级，唇面部肌力 4 级，展唇运动 4 级，圆唇运动 4 级，唇闭合运动 4 级，圆展交替运动 4 级，唇齿接触运动 4 级。

（6）自然状态 4 级，舌肌肌力 4 级，舌尖前伸 4 级，舌尖下舔下颌 4 级，舌尖上舔上唇 4 级，舌尖上舔齿龈 3 级，舌尖左舔嘴角 3 级，舌尖右舔嘴角 2 级，舌尖上舔硬腭 2 级，舌尖前后交替运动 3 级，舌尖左右交替运动 2 级，舌尖上下交替运动 3 级，马蹄形上抬运动 3 级，舌两侧缘上抬运动 3 级，舌前部上抬运动 3 级，舌后部上抬运动 3 级。

				0	1	2	3	4	8	9
b3300	言语流利 Fluency of speech	口腔轮替运动功能	浊音时长	☐	☐	☐	☑	☐	☐	☐
			音节时长	☐	☐	☑	☐	☐	☐	☐
			停顿时长	☐	☐	☑	☐	☐	☐	☐
		连续语音能力	音节时长	☐	☐	☐	☑	☐	☐	☐
			停顿时长	☐	☐	☐	☑	☐	☐	☐

产生流利、无中断的连续言语功能。

包括：言语平滑连接的功能，如口吃、迅吃、不流利；在声音、词语（音节）或部分词语（音节）方面有重复、不规则的言语中断等障碍。

信息来源：☑ 病史　☐ 问卷调查　☑ 临床检查　☐ 医技检查

问题描述

1. /pɑ/ 的浊音时长为 603 ms ↓ ；无意义音节连续重复发音时存在韵母省略或缩短的流利性问题，控制无意义音节连续产生的浊音时长的能力重度损伤。

2. /pɑ/ 的音节时长为 111 ms ↓ ；无意义音节连续重复发音时存在发音缩短的流利性问题，控制无意义音节连续产生的音节时长的能力中度损伤。

3. /pa/ 的停顿时长为 95 ms ↑；无意义音节连续重复发音时存在停顿延长的流利性问题，控制无意义音节连续产生的停顿时长的能力中度损伤。

4. 连续语音的音节时长为 45 ms ↓；连续语音时存在发音缩短的流利性问题，控制连续语音产生的音节时长的能力重度损伤。

5. 连续语音的停顿时长为 502 ms ↑；连续语音时存在停顿延长的流利性问题，控制连续语音产生的停顿时长的能力重度损伤。

			0	1	2	3	4	8	9
b3301	言语节律 Rhythm of speech	幅度标准差	☑	☐	☐	☐	☐	☐	☐
		重音音节总时长	☑	☐	☐	☐	☐	☐	☐
		重音出现率	☐	☑	☐	☐	☐	☐	☐

言语中的节奏和重音模式及其模式调节功能。
包括：如言语节律定型、重复等障碍。

信息来源：☑病史 ☐问卷调查 ☑临床检查 ☐医技检查

问题描述
1. 幅度标准差为 10.2 dB；响度变化的控制能力无损伤。
2. 重音音节总时长为 1 321 ms；重音音节时长的控制能力无损伤。
3. 重音出现率为 16 %；言语节律的重音变化轻度损伤。

				0	1	2	3	4	8	9
b3302	语速 Speed of speech	口腔轮替运动功能	浊音速率	☐	☐	☑	☐	☐	☐	☐
			言语速率	☐	☑	☐	☐	☐	☐	☐
		连续语音能力	构音速率	☐	☐	☐	☑	☐	☐	☐
			言语速率	☐	☐	☐	☑	☐	☐	☐

言语产生速率的功能。
包括：如迟语症和急语症。

信息来源：☑病史 ☐问卷调查 ☑临床检查 ☐医技检查

问题描述
1. /pa/ 的浊音速率为 3.2 个 / 秒 ↓；无意义音节连续重复发音时韵母延长导致语速过慢，浊音速率的控制能力中度损伤。
2. /pa/ 的言语速率为 3.1 个 / 秒 ↓；无意义音节连续重复发音时发音拖延或停顿延长导致语速过慢，言语速率的控制能力轻度损伤。
3. 连续语音的构音速率为 1.2 个 / 秒 ↓；连续语音时发音拖延导致语速过慢，构音速率的控制能力重度损伤。
4. 连续语音的言语速率为 1.4 个 / 秒 ↓；连续语音时发音拖延或停顿拖延，言语速率的控制能力重度损伤。

			0	1	2	3	4	8	9
b3303	语调 Melody of speech	言语基频标准差	☐	☐	☑	☐	☐	☐	☐
		言语基频动态范围	☐	☑	☐	☐	☐	☐	☐
		基频突变出现率	☑	☐	☐	☐	☐	☐	☐

言语中音调模式的调节功能。 包括：言语韵律、语调、言语旋律，如言语平调、音调突变等障碍。	
信息来源：☑ 病史　□ 问卷调查　☑ 临床检查　□ 医技检查	
问题描述 1. 言语基频标准差为 25 Hz↓；语调单一，连续语音语调变化的控制能力中度损伤。 2. 言语基频动态范围为 121Hz↓；语调单一，连续语音语调变化范围的控制能力轻度损伤。 3. 基频突变出现率为 0；连续语音语调控制能力无损伤。	

三、ICF 言语功能治疗计划的制订

该患者的构音功能、言语流利性、言语节律性、语速、语调等多方面均存在一定程度的损伤，如表 12-4-2 与 12-4-3 所示，患者由于构音器官运动受限所致的构音清晰度差、言语流利性异常、语速过慢等异常问题，可选择恰当的治疗内容和方法，优先开展构音功能方面的治疗。

1. 确定训练音位

由构音语音功能评估结果可知，患者受损的声母音位有 /l、c、zh、ch、sh/，可按照声母音位获得难易顺序结合构音部位开展治疗。根据患者的学习和接受能力，确定本阶段（两个月）所需要训练的音位为 /l、c、zh、ch、sh/。

2. 选择训练内容和方法

针对本阶段待训练的声母音位开展音位诱导、音位获得和音位对比训练，根据患者能力选择对应的训练内容，如可根据患者嗓音言语产生功能和言语韵律功能的情况，以及训练需求，在进行音位获得训练时结合停顿起音和音调、响度变化的言语支持训练。口部运动功能治疗主要在进行上述受损音位的音位诱导训练时开展，因此勾选与本阶段待训练的声母音位和主要韵母音位构音所需要的口部运动且精准评估中未达到正常的项目，如声母音位 /z/ 构音需要具备一定的舌肌肌力，而患者的该项评估未达到正常，因此勾选舌运动中的"提高舌肌力"。

3. 确定实施人员和治疗目标

如表 12-4-4 所示，制订治疗计划的过程中还需要确定实施治疗计划的人员，并确立合适的治疗目标。

表 12-4-4　ICF 构音语音治疗计划表

治疗任务 （17项）		治疗方法 （38 种） （音位 6+ 口部 15+ 韵律 17）	康复 医师	护士	言语 治疗 师	特教 教师	初始 值	目标 值	最终 值
构音语音功能									
b320 构音 功能	声母 音位 获得	训练音位：/l、c、zh、ch、sh/ ☑ 音位诱导 ☑ 发音部位 ☑ 发音方式 ☑ 音位获得 ☑ 单音节词 ☑ 双音节词			√		1	0	0
	声母 音位 对比	☑ 三音节词 ☑ 音位对比 ☑ 听说对比 ☑ 言语重读 ☑ 行板节奏一 ☑ 言语支持			√		1	0	0
	构音 清晰 度	☑ 停顿起音 ☑ 音节时长 ☑ 音调、响度变化 ☑ 语音自反馈			√		1	0	0
	舌运 动	□ 提高舌肌力 □ 提高舌尖前伸运动 □ 提高舌尖上舔唇、齿龈、硬腭，舌尖左舔、右舔嘴角运动 □ 提高舌尖左右、前后、上下交替运动 □ 提高马蹄形、舌两侧缘上抬模式 ☑ 提高舌前、后部上抬模式			√		2	0	0

四、言语功能治疗

言语治疗师根据表 12-4-4 所示的治疗计划对患者实施言语功能治疗，下面主要以患者侯某一次个别化康复训练为例，针对患者言语的语速、语调问题进行的语音支持技术——停顿起音训练和结构化语音疗法训练进行介绍。

1. 语音支持技术——停顿起音训练

患者侯某在构音时存在摸索动作，在连续语音中有异常停顿现象，停顿后起音困难，言语流利性较差。针对该问题，言语治疗师进行固定句式"这是壁虎"的停顿起音训练。

听觉刺激：治疗师录音，正常吸气后发音、深吸气后发音"这是壁虎"，对患者进行听觉刺激。

言语治疗：使用言语语言综合训练仪 SLI，患者进行跟读，正常吸气后发音、深吸气后发音。

实时反馈：通过声波图的反馈，判断语音支持训练中停顿起音的康复疗效，并进行实时监控。

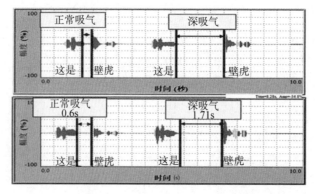

图 12-4-1　"这是壁虎"的治疗师示范（上）与患者模仿（下）发音

2. 结构化语音疗法训练

选择侯某已经习得音位的语音重复、切换、轮替语料进行语调节奏和语速训练，并结合语音支持技术，通过音段音位和超音段音位的结合训练，提高患者的言语可懂度。

（1）语音重复结合音节时长训练。

进行如图 12-4-2 所示的声母 /b/ 的语音重复和音节时长的训练，患者以模仿复述的方式进行训练，选择"爸爸抱宝宝"作为训练语料，先以正常语速发音，再以缓慢的语速发音。

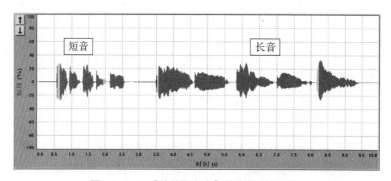

图 12-4-2　"爸爸抱宝宝"的音节时长训练

（2）语音切换结合音调变化训练。

进行如图 12-4-3 所示的声母音位对 /c-ch/ 的语音切换和音调变化的训练，患者以模仿复述的方式进行训练，选择"撤到门侧"作为训练语料，分别进行提高音调、降低音调、变化音调的训练。

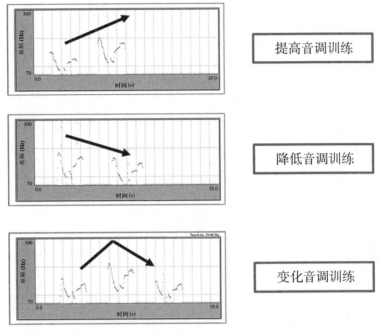

提高音调训练

降低音调训练

变化音调训练

图 12-4-3 "撤到门侧"的音调变化训练

（3）语音轮替结合停顿起音训练。

进行如图 12-4-4 所示的声母音位对 /l-n-d-t/ 的语音轮替和停顿起音的训练，患者以模仿复述的方式进行训练，选择"大龙脑袋疼"作为训练语料，分别进行不同音节间长 / 短停顿的停顿起音训练。

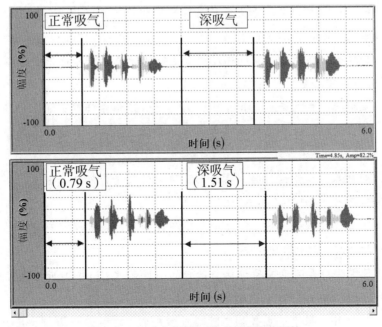

图 12-4-4 "大龙脑袋疼"的停顿起音训练

REFERENCE
主要
参考
文献

一、中文文献

[1] 杜晓新，王蕾，卢红云，等.共鸣障碍评估的原理与方法 [J].中国听力语言康复科学杂志，2011（3）.

[2] 黄昭鸣，言语治疗学 [M].上海：华东师范大学出版社，2017.

[3] Freed D B.运动性言语障碍：诊断与治疗 [M].2 版.陈雅资，译.新北：合记图书出版社，2014.

[4] 高晓慧，万勤，惠芬芬，等.不同语言任务下 4—7 岁听障儿童的言语流畅性特征 [J].中国特殊教育，2015（10）.

[5] 高楠，李峰，徐丽娜，等.舌尖音构音障碍的临床特点及语音训练 [J].中华物理医学与康复杂志，2015，37（11）.

[6] 黄昭鸣，白银婷，罗朝龙.响度梯度训练法矫治听障儿童响度低下障碍的个案研究 [J].中国听力语言康复科学杂志，2010（4）.

[7] 黄昭鸣，朱群怡，卢红云.言语治疗学 [M].上海：华东师范大学出版社，2017.

[8] 黄昭鸣，籍静媛.实时反馈技术在言语矫治中的应用 [J].中国听力语言康复科学杂志，2004（6）：35-39.

[9] 黄昭鸣，刘颖春，白银婷，等.唇运动障碍评估与治疗的个案研究 [J].中国听力语言康复科学杂志，2010（3）：65-67.

[10] 黄昭鸣，沈吉，白银婷，等.下颌运动障碍评估与治疗的个案研究 [J].中国听力语言康复科学杂志，2010（2）：65-67.

[11] 黄昭鸣，范梦嬿.舌运动障碍评估与治疗的个案研究 [J].中国听力语言康复科学杂志，2009（4）：64-68.

[12] 黄昭鸣，施雅丹，张磊.塞音构音障碍个案研究 [J].中国听力语言康复科学杂志，

2009（1）：68-71.

[13] 李胜利.构音障碍的评价与治疗[J].现代康复，2001，5（23）：24-26.

[14] 李胜利，张庆苏，卫冬洁，等.运动性构音障碍言语、声学及疗效的研究[J].中国康复理论与实践，2006（7）：591-592.

[15] 刘艳.普通话的情感语音韵律分析[D].南京：南京师范大学，2011.

[16] 卢红云，黄昭鸣.口部运动治疗学[M].上海：华东师范大学出版社，2010.

[17] 卢红云，曹建国，郭新志.发音器官运动障碍矫治结合构音训练治疗脑瘫儿童言语障碍疗效分析[J].中国康复医学杂志，2004，19（12）：897-899.

[18] 卢红云，黄昭鸣，张蕾，等.下颌元音构音运动定量测量的实验研究[J].中国特殊教育，2011（4）：48-52.

[19] 卢红云，黄昭鸣，白银婷，等.听力正常成年男性单元音构音运动的声学参数研究[J].临床耳鼻咽喉头颈外科杂志，2011，25（9）：406-408.

[20] 罗佳，庄佩耘，张天宇，等.帕金森病患者的言语障碍及励-协夫曼言语治疗的应用[J].听力学及言语疾病杂志，2007，15（6）：502-505.

[21] 吕自愿，李峰，徐丽娜.双唇音构音障碍的临床特点和语音训练[J].中国康复理论与实践，2014（8）：763-766.

[22] 吕自愿，李峰，张艳云，等.儿童舌根音构音障碍的临床特点及康复训练[J].中国儿童保健杂志，2015，23（4）.

[23] 庞子建，李胜利.运动性构音障碍言语、声学、共鸣水平机制及康复疗效研究[J].中国康复理论与实践，2009，15（5）：449-452.

[24] 汪洁，屈亚萍.言语失用症与音位性错语的产生机制及鉴别诊断[J].中国康复医学杂志，2006，21（8）：743-744.

[25] 王勇丽，万勤，潘雪珂，等.学龄期痉挛型脑瘫儿童汉语声韵特征及其与口部运动的相关性[J].中华物理医学与康复杂志，2017，39（2）：105-108.

[26] 袁永学.言语失用的言语特征、评价及机制探讨[J].中国康复理论与实践，2014，20（7）：637-640.

[27] 于国华，吴芬，李俊.综合语言康复治疗对运动性构音障碍的疗效[J].实用临床医学，2015，16（5）：61-64.

[28] 张梓琴.听障儿童言语韵律特征及干预策略研究[D].上海：华东师范大学，2013.

[29] 张奕雯，Lancy Huang，邱卓英，等.基于世界卫生组织国际分类家族构建言语嗓音功能障碍的诊断、评估和康复体系[J].中国康复理论与实践，2020，26（1）：37-44.

[30] 郑静宜.话在心·口难开：运动性言语障碍的理论与实务[M].新北：心理出版社，2013：288.

[31] 郑钦，沈敏，何龙文.口部运动治疗对脑瘫患儿构音障碍的疗效观察[J].中国康复理论与实践，2012，18（4）：360-361.

二、英文文献

[1]　Beukelman R, Mirenda P. Augmentative and alternative communication: Supporting children and adults with complex communication needs[M]. 3rd ed. Baltimore: Paul H. Brookes Publishing Co. 2005.

[2]　Freed D B. Motor speech disorders, diagnosis and treatment[M]. Delmar: Cengage Learning, 2012.

[3]　Darley F L, Aronson A E, Brown J R. Clusters of deviant speech dimensions in the dysarthrias[J]. J Speech Hear Res, 1969, 12（3）.

[4]　Duffy J R. Motor speech disorders: substrates, differential diagnosis, and management[M]. St Louis: Mosby, 1995.

[5]　Guitar B. Stuttering: An integrated approach to its nature and treatment[M]. Lippincott Williams & Wilkins, 2013.

[6]　Shipley K G. McAfee J G. Assessment in speech−languagepathology: A resource manual[M]. 2nd ed. San Diego, CA: Singular, 1998.

[7]　McNeil M R. Clinical management of sensorimotor speech disorders[M]. 2nded.NewYork: Thieme, 2009.

[8]　MyssiorekD. Recurrent laryngeal nerve paralysis: anatomy and etiology[J]. Otolaryngologic Clinics of North America, 2004, 37（1）.

[9]　Patel R, Connaghan K, Franco D, et al. "The Caterpillar"：A Novel Reading Passage for Assessment of Motor Speech Disorders[J]. American Journal of Speech Language Pathology, 2013, 22（1）.

[10]　Threats T T. Use of the ICF for clinical practice in speech−language pathology[J]. International Journal of Speech−Language Pathology, 2008, 10（1−2）.

[11]　Wambaugh J L, Duffy J R, Mcneil M R, et al. Treatment guidelines for acquired apraxia of speech: treatment descriptions and recommendations[J]. Journal of medical speech− language pathology, 2006, 14（2）.

[12]　Wertz R T, Lapointe L L, Rosenbek J C. Apraxia of speech in adults: the disorder and its management[M]. San Diego: Singular Publishing Group, 1991.

附录 1　ICF 嗓音综合检查

单位名称

患者基本信息

姓名 *_____ 出生日期 *_____ 性别：□男 □女

检查者_____ 首评日期 *_____ 编号 *_____

类型：□器质性嗓音疾病_____ □功能性嗓音障碍_____ □神经性嗓音障碍_____

□失语症_____ □神经性言语障碍（构音障碍）_____

□言语失用症_____ □智力障碍_____ □脑瘫_____

□听力障碍_____ □孤独症_____ □其他_____

主要交流方式：□口语 □图片 □肢体动作 □基本无交流

听力状况：□正常 □异常　听力设备：□人工耳蜗 □助听器 补偿效果

进食状况：_____

言语、语言、认知、心理状况：_____

_____

口部触觉感知与运动状况：_____

ICF 功能评估表中"□"的标记以 ☑ 标记为准，其余表格中"□"的标记以☑ 标记为准。

身体功能：人体系统的生理功能损伤程度	无损伤	轻度损伤	中度损伤	重度损伤	完全损伤	未特指	不适用
	0	1	2	3	4	8	9

言语嗓音功能评估
（如果：MPT ≤ 1 秒，或无法测得，b3100 记为 3 或 4 级，可进入呼吸、发声放松训练）

			0	1	2	3	4	8	9
b3100	嗓音产生	最长声时 MPT							
		最大数数能力 cMCA							
		言语基频 F_0							
		声带接触率 CQ							
		接触率微扰 CQP							
b3101	嗓音音质	基频微扰 Jitter（粗糙声）							
		声门噪声 NNE（气息声）							
		幅度微扰 Shimmer（嘶哑声）							

检查结果：□建议进行言语嗓音功能专项评估　□无明显功能损伤

ICF 嗓音功能客观检查（嗓音疾病 C 版）

1. 呼吸功能测量项目：最长声时 MPT、最大数数能力 cMCA（此表采用软件测量，也可采用秒表测量）

深吸气后，尽可能长地发 /ɑ/ 音，即最长声时 MPT。

日期	最大声时 MPT	MPT 状况 （偏小、正常）	实际年龄	是否腹式呼吸

深吸气后，持续说"1"或"5"的最长时间，即最大数数能力。

日期	最大数数能力 cMCA	cMCA 状况 （偏小、正常）	实际年龄	呼吸和发声是否 协调

2. 发声功能测量项目：言语基频 F_0、言语基频标准差 F_0SD、连续语音能力言语速率

（此表尽可能采用软件测量。标准测试：交谈时，询问"姓名及年龄"等；备选：可选取任何语料进行测试，哭声亦可，也可采用电子琴模仿跟唱进行测量）

日期	言语基频 F_0	F_0 状况 （偏低、正常、偏高）	实际年龄	是否音调正常

3. 喉的运动：声学测量项目（基频微扰、幅度微扰、声门噪声）

——尽可能响地发 /æ/ 音，类似英文发音——

日期	基频微扰 Jitter	幅度微扰 Shimmer	声门噪声 NNE	是否嗓音漏气

4. 喉的运动：电声门图测量项目（声带接触率、声带接触率微扰）

——尽可能响地发 /æ/ 音，类似英文发音——

日期	声带接触率 CQ	声带接触率微扰 CQP	是否挤压喉咙	是否声带振动失调

附录 2　神经性言语障碍 Frenchay-ICF 综合检查

单位名称

患者基本信息

姓名 *＿＿＿＿＿＿＿出生日期 *＿＿＿＿＿＿＿性别：□ 男　　□ 女

检查者＿＿＿＿＿＿＿首评日期 *＿＿＿＿＿编号 *＿＿＿＿＿＿＿

类型：□ 器质性嗓音疾病＿＿＿□ 功能性嗓音障碍＿＿＿＿□ 神经性嗓音障碍＿＿＿＿＿

□ 失语症＿＿＿＿＿＿＿＿＿□ 神经性言语障碍（构音障碍）＿＿＿＿＿＿＿＿

□ 言语失用症＿＿＿＿＿＿□ 智力障碍＿＿＿＿＿＿＿□ 脑瘫＿＿＿＿＿＿＿

□ 听力障碍＿＿＿＿＿＿＿□ 孤独症＿＿＿＿＿＿＿□ 其他＿＿＿＿＿＿＿

主要交流方式：□ 口语 □ 图片 □ 肢体动作 □ 基本无交流

听力状况：□ 正常 □ 异常　听力设备：□ 人工耳蜗 □ 助听器　补偿效果＿＿＿＿＿

进食状况：＿＿＿＿＿＿＿＿＿＿＿＿＿＿＿＿＿＿＿＿＿＿＿＿＿＿＿

言语、语言、认知状况：＿＿＿＿＿＿＿＿＿＿＿＿＿＿＿＿＿＿＿＿＿

＿＿＿＿＿＿＿＿＿＿＿＿＿＿＿＿＿＿＿＿＿＿＿＿＿＿＿＿＿＿＿

口部触觉感知与运动状况：＿＿＿＿＿＿＿＿＿＿＿＿＿＿＿＿＿＿＿＿

第一部分　神经性言语障碍 Frenchay 主观检查

（Chinese Frenchay Dysarthria Assessment，华东师大黄昭鸣改良版）

用汉语普通话神经性言语障碍评定进行评测时，首先，治疗师按照表 1 的内容，依据患者的表现选择相应的等级。其次，将所有结果汇总至表 3——ICF 言语语言综合检查汇总表。一般建议在上午评测，完成整个评估流程只需 15—30 分钟。

等级选择方法：在对应的等级 a 级、b 级、c 级、d 级或 e 级旁进行画圈，如某个条目介于两个描述之间，则两者都画一个圆圈。

表 1　神经性言语障碍 Frenchay 主观检查表（CFDA-2）

一、反射	描述等级
1. 咳嗽 提出问题："当你吃饭或喝水时，你咳嗽或呛咳吗？""你清嗓子有困难吗？"	a 级——没有困难。 b 级——偶有困难，咳、呛或有时食物进入气管，患者主诉进食必须小心。 c 级——患者必须特别小心，每日咳呛 1—2 次，清痰可能有困难。 d 级——吃饭或喝水时经常被呛，或有吸入食物的危险。在进餐时间外咳嗽，例如，咽唾液时咳嗽。 e 级——没有咳嗽反射，用鼻饲管进食或在吃饭、喝水、咽唾液时连续咳嗽。

续表

一、反射	描述等级
2. 吞咽 如有可能，亲眼观察患者喝下120ml（半杯）凉水，再吃一块饼干，要求其尽可能快地完成，并询问患者是否吞咽时有困难，记录有关进食的速度及进食种类限制。	注：喝一定量的水，正常时间是4—15 s、平均为8 s。超过15s为异常缓慢。 a级——没有异常。 b级——吞咽有一些困难，吃饭或喝水缓慢。喝水时停顿比平常次数多。 c级——进食明显缓慢，避免一些食物或流质饮食。 d级——患者仅能吞咽经过特殊处理的饮食，例如单一的或绞碎的食物。 e级——患者不能吞咽，须用鼻饲管或经皮内镜下胃造口（PEG）管进食。
3. 流涎 询问患者是否有流涎，并在会话期间观察患者。	a级——没有流涎。 b级——嘴角偶有潮湿，患者可能叙述夜间枕头是湿的（应注意这是以前没有的现象，有些正常人在夜间也可有轻微的流涎），当喝水时轻微流涎。 c级——当倾身向前或精力不集中时流涎，略能控制。 d级——在静止状态下流涎非常明显，但不连续。 e级——持续过度流涎，不能控制。
二、呼吸发声	描述等级
1. 静止状态 根据患者坐时且没有说话时的情况，靠观察做出评价；当评价有困难时，需要向患者提出下列要求：让患者闭嘴深吸气，然后尽可能带有呼吸声地、缓慢地呼出。接着示范，对第二次尝试计分。正常能平稳地呼出且平均用时超过5 s。	a级——没有困难。 b级——吸气或呼气较浅或不平稳。 c级——有明显的吸气或呼气中断，或深吸气时有困难。 d级——吸气或呼气的速度不能控制，可能表现出呼吸短促，比c更加严重。 e级——患者不能完成上述动作，不能独立控制。
2. 言语时 同患者谈话并观察呼吸：问患者在说话时或其他场合下是否有气短。 下面的要求常用来辅助评价：让患者尽可能快地一口气数到20（10秒内），检查者不应注意受检者的发音，只注意完成所需呼吸的次数。正常情况下可以一口气完成，但是对于腭咽闭合不全者很可能被误认为是呼吸控制较差的结果，这时可让患者捏住鼻子来区别。	a级——没有异常。 b级——由于呼吸控制较差，偶尔出现因中断所致的不流利，患者可能申明他偶尔感到必须停下来，做一次外加的呼吸完成这一要求。 c级——因为呼吸控制不良，患者必须说得很快，声音可能逐渐消失，可能需要4次呼吸才能完成这一要求。 d级——在吸气和呼气时都说话，或呼吸非常表浅只能说几个词，不协调，且有明显的可变性。患者需要7次呼吸来完成这一要求。 e级——由于整个呼吸缺乏控制，言语受到严重障碍。可能一次呼吸只能说一个词。
三、喉的运动	描述等级
1. 发声时间和音质 让患者尽可能地说"啊/ɑ/"，评估发声的音质和时长。如果患者的发音持续嘶哑，则评为"e"。只计算嗓音清晰的时间，排除非声带振动产生的声音（如喉部振动、咽部振动）。	a级——患者能清晰地发"啊"15 s。 b级——患者能清晰地发"啊"10 s。 c级——患者能发"啊"5—9 s，发声断续嘶哑或中断。 d级——患者能清晰地发"啊"3—4 s。 e级——患者不能清晰地发"啊"3 s，嗓音持续紧张/停顿或喉音。

三、喉的运动	描述等级
2. 音调（音高） 让患者唱音阶（至少 6 个音符），示范并记录第二次尝试。可以使用音调（音高）的视觉指示，例如：电声门图（larygograph）或类似显示方式，可以使该项目的评估更具有可信度。	a 级——无异常。 b 级——好，但是患者表现出一些困难，嗓音中断或吃力。 c 级——患者能表现 4 个清楚的音调（音高）变化，不均匀地上升。 d 级——音调（音高）变化极小，但能表现出高低音之间的差异。 e 级——音调（音高）无变化。
3. 响度（音量） 让患者从 1 数到 5，逐次增大响度（音量）。以耳语声开始，以非常响亮的声音结束，示范并记录第二次尝试。	a 级——患者能用有控制的方式来改变响度（音量）。 b 级——最小困难，偶尔有数字听起来响度（音量）很相似。 c 级——响度有变化，但是有明显的不均匀改变。 d 级——响度（音量）只有轻微的变化，很难控制。 e 级——响度（音量）无变化，如果患者的音量过大或过小，即使患者的响度（音量）有轻微的变化，也要评为此级。
4. 言语时 注意患者在会话中是否发音清晰，以及音调（音高）和响度（音量）是否适宜。患者应该使用声带来发声，即不会振动咽部等。	a 级——无异常。 b 级——轻微的嘶哑，或偶尔不恰当地运用音调（音高）或响度（音量），只有训练有素的耳朵能注意到这一轻微的改变。 c 级——发声需要努力和专注力，发声变差且无规律。发声调整、清晰度或响度（音量）变化可能存在问题，但患者偶尔能够控制。 d 级——在大多数情况下，发声是无效且不适当的。使用声带清晰发声或调整响度（音量）以适应环境、用语调表示副语言信息方面有困难。 e 级——声音严重异常，可以明显出现两个或全部下面特征，连续嘶哑或挤压嗓子，连续不恰当地运用音调（音高）和响度（音量）。发声对于一般沟通目的是无效的。

四、软腭运动	描述等级
1. 返流 观察并询问患者，食物或饮料是否会从鼻腔里出来。	a 级——没有困难。 b 级——偶尔困难，患者主诉在上个月有一两次咳嗽时偶然出现。 c 级——中度困难，患者诉说一周内发生几次。 d 级——在每次进餐时，至少有一次。 e 级——患者进食流质食物时，接连发生困难。
2. 抬高 让患者发"啊——啊——啊"5 次，在每个"啊"之间有一个充分的停顿，为的是使软腭有时间下降，若软腭在两次发声之间没有下降，则让患者在两次发声之间通过鼻子吸气。向患者示范此任务，并观察患者第二次尝试时的软腭运动。	a 级——软腭运动充分保持对称性和平稳性。 b 级——轻微的不对称，但是运动能完成。 c 级——无法在所有的发音中都抬起软腭，或存在严重不对称。 d 级——软腭仅有一些最小限度的运动。 e 级——软腭无抬高或无内收。
3. 言语时 在会话中出现鼻音和鼻漏气音。可以用下面的要求来帮助评价：让患者说"妹 /mei/、配 /pei/、内 /nei/、贝 /bei/"。聆听是否有音质的变化。临床工作者可将自己的手指放在患者的鼻梁上感觉振动，或在患者鼻子下使用镜子观察雾气，或进行鼻流量测量，这可以使评估更具有可信度。	a 级——共鸣正常，没有鼻漏气音。 b 级——轻微的鼻音过重和不平稳的鼻共鸣或偶然有轻微鼻漏气音。 c 级——中度的鼻音过重或缺乏鼻共鸣，有一些鼻漏气音。 d 级——中到重度的鼻音或缺乏鼻共鸣，或有明显的鼻漏气音。 e 级——言语完全被严重的鼻音或鼻漏气音所掩盖。

五、唇的运动	描述等级
1. 静止状态 当患者不说话时，观察唇的位置。	a 级——没有异常。 b 级——唇轻微下垂或不对称，只有经验丰富的检查者才能观察到。 c 级——唇下垂，但是患者偶尔试图复位，位置可变。 d 级——唇不对称或变形是显而易见的。 e 级——严重不对称，或两侧严重病变，位置几乎不变化。
2. 唇角外展 要求患者做一个夸张的笑。示范并鼓励患者尽量夸张地去尝试唇角外展，观察患者双唇抬高和侧向的运动。	a 级——没有异常。 b 级——轻微不对称，只有经验丰富的检查者才能观察到。 c 级——严重变形，只有一侧唇角抬高。 d 级——患者试图做这一动作，但是外展和抬高两项均在最小范围。 e 级——患者不能在任何一侧抬高唇角，没有唇的外展。
3. 闭唇鼓腮 让患者按要求完成下面的一项或两项动作，以帮助确定闭唇鼓腮时能达到的程度：让患者用气鼓起面颊并坚持 15 s，示范并记录患者所用的秒数，注意是否有气从唇边漏出。若有鼻漏气，治疗师应该用拇指和食指捏住患者的鼻子；让患者清脆地发出 /p/ 音 10 次，并鼓励患者夸张地发这一爆破音，记下所用的秒数并观察发 /p/ 音后闭唇的一致性。	a 级——唇闭合良好，能保持唇闭合 15 s 或用均匀的唇闭合来重复发出 /p/ 音。 b 级——偶尔漏气，或在爆破音的每次发音中唇闭合不一致。 c 级——患者能保持唇闭合 7—10 s，听得到唇闭合，但听起来弱。 d 级——唇闭合很差，唇的一部分闭合丧失，患者能尝试闭合，但不能坚持，听不到发音。 e 级——患者不能保持任何唇闭合。看不见唇闭合动作也听不到患者发音。
4. 交替动作 以在 10 s 内重复发 "/u/、/i/" 10 次的速度来示范，让患者夸张地做动作并试着模仿示范的速度（每秒做一次），但不要和治疗师同时做动作。患者可以不发出声音。记下所用秒数，可以不要求患者发出声音。	a 级——患者能在 10 s 内有节奏地交替做这两个动作，表现出很好的唇收拢和外展。 b 级——患者能在 15 s 内交替做这两个动作，在唇收拢及外展时，可能出现有节奏的颤抖或动作变形。 c 级——患者试图做这两个动作，似是很费力，一个动作可能在正常范围内，但是另一个动作严重变形。 d 级——可辨别出唇形变化，或一个唇形的形成需做 3 次努力。 e 级——患者不可能做任何动作。
5. 言语时 观察会话时唇的动作（运动），重点注意唇在所有发音时的形状。可以跟读以下句子来辅助评估："马平给潘明买了袋菠萝面包。"	a 级——唇动作（运动）在正常范围内。 b 级——唇动作（运动）有些无力或颤抖，偶有漏音。 c 级——唇动作（运动）较差，听得到微弱的声音或爆破音、嘴唇形状有许多遗漏。 d 级——患者有一些唇动作（运动），但听不到发音。 e 级——没有观察到两唇的动作（运动），或双唇音的产生。
六、舌的运动	**描述等级**
1. 静止状态 让患者张开嘴，在静止状态下观察舌 1 分钟，在嘴张开后，舌可能不会立即完全静止；因此，要经过一段时间才能观察到"静止状态"。如果患者保持张嘴有困难，可用压舌板放在其牙齿两边的边缘。	a 级——无异常。 b 级——舌显出偶尔的不随意运动，或最低限度的偏离。 c 级——舌明显偏向一边，或不随意运动明显。 d 级——舌的一侧明显皱缩，或整体成束状。 e 级——舌显出严重的不正常，即舌体小，有沟痕、皱缩或过度肥大。

六、舌的运动	描述等级
2. 伸出 让患者完全伸出舌，并收回5次，嘴巴应处于半闭合位置。以4秒内完成5次完整动作的速度示范，记下所用的秒数。	a 级——舌在正常范围内平稳活动。 b 级——活动慢（4—6 s），其余正常。 c 级——伸舌不规则，或伴随面部怪相，伴有明显的震颤或在6—8 s 内完成。 d 级——患者只能把舌伸出唇，或运动不超过两次，完成时间超过8 s。 e 级——患者不能做这一动作，舌不能伸出唇。
3. 抬高 让患者把舌伸出指向鼻，然后向下伸向下颌，连续5次。在做这一动作时鼓励患者保持张嘴，以6秒内运转5次的速度示范，记录测试时间。运动范围比速度更重要，因此鼓励患者尽可能地伸展舌。	a 级——无异常。 b 级——活动好，但速度慢（8秒内）。 c 级——两方面都能运动，但吃力或不完全。 d 级——只能向单一方向运动，或运动迟钝。 e 级——患者不能完成这一活动，舌不能抬高或下降。
4. 两侧运动 让患者伸舌，从一边到另一边运动5次，在4秒内示范这一要求，记录所用的秒数。运动范围比速度更重要，因此鼓励患者尽可能地伸展舌。	a 级——无异常。 b 级——活动好，但速度慢，需要5—6 s 完成。 c 级——能向两侧运动，但吃力或不完全，可在7—8 s 内完成。 d 级——只能向一侧运动或不能保持，需要9—10 s 完成。 e 级——患者不能做任何运动，或要超过10 s 才可能完成。
5. 交替动作 让患者以尽可能快的速度说"喀 /ka/、他 /ta/"，共10次，以5秒内说10次"喀他"的速度来示范，记录患者完成所需的秒数。	a 级——无困难。 b 级——有一些困难，轻微的不协调，速度稍慢，完成要求需要5—7 s。 c 级——其中一个构音清晰，但另一个音不清晰，需10 s 才能完成。 d 级——舌在位置上有变化，能识别出不同声音。 e 级——舌没有位置上的改变。
6. 言语时 记下舌在会话中的运动，或者跟读下面的句子来辅助判断："陶凯他哥买的那块低糖蛋糕太大了。"	a 级——无异常。 b 级——舌运动轻微不准确，偶尔发错音。 c 级——整体构音位置点正确，但由于缓慢的交替运动使言语吃力，个别辅音省略。 d 级——严重的变形运动，发音固定在同一位置上，舌的运动能力严重改变，元音歪曲，且辅音频繁遗漏。 e 级——舌没有明显的运动。
七、可懂度	描述等级
1. 音位（读词）：下面的词应一个词写在一张卡片上。 （1）包 猫 刀 河 （2）抛 套 高 铐 闹 （3）飞 鸡 七 吸 （4）鹿 紫 四 肉 （5）粗 猪 出 书 方法：以上是5个阶段的卡片，在每个阶段中任选2张卡片，共选出10张卡片，让患者进行朗读或者跟读。为了保证分析结果的准确性，要求患者每个字发音3遍，每个音的发音时间以及音与音之间的间隔时间均约1秒，通过听觉感知来判断患者构音的准确性。	a 级——10个词均正确，构音清晰。 b 级——10个词均正确，但是治疗师必须特别仔细听，并猜测所听到的词。 c 级——7—9个词说得正确。 d 级——5个词说得正确。 e 级——至多2个词说得正确。 进一步建议：若该筛查项目得分不是 a 时，可采用 ICF 构音语音功能评估量表（华东师大黄昭鸣构音52词表）进行进一步的评估。

七、可懂度	描述等级
2. 音位对（读句） C1：鞭炮爆了。　　　　大厅有地毯。 顾客带了钢盔。 C2：琴键上有请柬。　　橙汁在茶桌上。 册子在脆枣旁。 C3：男孩在烤火。　　　伯父没有白发。 C4：夹心糖就在积雪上。　手上有折扇。 C5：赠送比萨。　　　　大娘那有豆奶。 C6：货物在河岸上。　　表妹喜欢斑马。 C7：葡萄在蟠桃旁。　　扑克在瓶口旁。 土块在坦克旁。 C8：被单上有斑点。　　表哥在吃冰棍。 蛋糕在大鼓上。 C9：猪仔在架子上。　　用陈醋炒菜。 上司吃寿司。 C10：李宁喝牛奶。　　　两人看落日。 以上是C1—C10组卡片，在每10组卡片 中任选一句，共10句，让患者进行朗读 或者跟读，通过听觉感知来判断患者句 子构音的准确性。	a级——10个句子均正确，且句子的构音清晰。 b级——10个句子均正确，但治疗师必须特别仔细听，并猜测所听到的词。 c级——7—9个句子说得正确，且7—9个句子的构音清晰。 d级——5个句子说得正确，且5个句子的构音清晰。 e级——至多2个句子说得正确。 进一步建议：若该筛查项目得分不是a时，可采用ICF构音语音功能评估量表（华东师大黄昭鸣构音52词表）进行进一步的评估。
3. 韵律（朗读） 今天老邓逛超市，他走到果蔬区，把香菜、茭白、茴香、姜、香蕉等都买完后，打电话给老张， 问："你孙子过生日要买什么？" "我想买**玩具**。" "**快**来超市吧，这些玩具**打折**呢！" 让患者朗读以上内容，其中内容如下。 "今天老邓逛超市……等都买完后"，可监控**节奏**：① 连续语音中某一片段语速过快；② 连续语音中某一片段语速过慢；③ 词间或音节间有过长的无声停顿；④ 话语有突然不当的无声停顿；⑤ 词语中常带有停顿，词语短促；⑥ 音节拉长时间，拖拉不干脆。） "你孙子过生日要买什么？"可监控**语调**：疑问句在句尾没有表现出明显的上扬，"我想买玩具。"可监控**重音**：① 在该有重音的位置上没有重音，不该有重音的位置却有重音；② 缺少适当的重音或强调模式；③ 在不需重音时却出现重音。	a级——无异常。 b级——韵律轻度异常，重音、语调、节奏仅有一方面损伤，但都能听懂。 c级——韵律中度异常，重音、语调、节奏两方面损伤，能明白其中一半。 d级——韵律重度异常，重音、语调、节奏三方面都损伤，偶尔能听懂。 e级——韵律极重度异常，完全不能理解。 该筛查项目对应ICF言语嗓音、构音语音功能评估中部分参数测量： 主要录音材料（朗读）： 你孙子过生日要买什么？ 我想买**玩具**。 **快**来超市吧，这些玩具**打折**呢！ 主要录音材料说明： 重音（**玩具　快　打折**） 嗓音产生（b3100）：言语基频F_0。 语速（b3302）：连续语音能力言语速率。 语调（b3300）：言语基频标准差。 进一步建议：若该筛查项目得分不是a时，可采用华东师大尹敏敏韵律量表（言语韵律功能评估量表）进行进一步的评估。

续表

七、可懂度	描述等级
4. 言语可懂度（会话） （1）你叫什么名字？ （2）你今年多大了？ （3）你最喜欢吃什么水果？ （4）你休闲娱乐时喜欢做什么？ （5）你的家住在哪里？ （6）你的家里都有谁？ （7）你以前是做什么工作的？ 以上是 7 组问句，随机从中选择 5 组问句。鼓励患者会话，大约持续 5 分钟。	a 级——无异常。 b 级——言语异常，但可理解，偶尔需患者重复。 c 级——言语严重障碍，其中能明白一半，经常重复。 d 级——偶尔能听懂。 e 级——完全听不懂患者的语言。 进一步建议：若该筛查项目得分不是 a 时，可采用华东师大张梓琴可懂度词表（言语可懂度评估量表）进行进一步的评估。

第二部分　ICF 言语功能客观检查（椎体外系 B 版）

表 2　ICF 言语功能客观检查表

身体功能：人体系统的生理功能损伤程度			无损伤	轻度损伤	中度损伤	重度损伤	完全损伤	未特指	不适用
			0	1	2	3	4	8	9
言语嗓音功能评估 （如果：MPT ≤ 1 秒，或无法测得，b3100 记为 3 或 4 级，可进入呼吸、发声放松训练）									
b3100	嗓音产生	最长声时 MPT	☐	☐	☐	☐	☐	☐	☐
		最大数数能力 cMCA	☐	☐	☐	☐	☐	☐	☐
		言语基频 F_0	☐	☐	☐	☐	☐	☐	☐
		声带接触率 CQ	☐	☐	☐	☐	☐	☐	☐
		接触率微扰 CQP	☐	☐	☐	☐	☐	☐	☐
b3101	嗓音音质	基频微扰 Jitter （粗糙声）	☐	☐	☐	☐	☐	☐	☐
		声门噪声 NNE （气息声）	☐	☐	☐	☐	☐	☐	☐
		幅度微扰 Shimmer （嘶哑声）	☐	☐	☐	☐	☐	☐	☐
构音语音功能评估									
b3302	语速	连续语音能力言语速率	☐	☐	☐	☐	☐	☐	☐
b3303	语调	言语基频标准差	☐	☐	☐	☐	☐	☐	☐
检查结果：☐ 建议进行专项评估（○言语嗓音 ○语言 ○构音）☐ 无明显功能损伤									

言语嗓音功能与构音语音功能客观检查表

1. 呼吸功能测量项目

最长声时 MPT、最大数数能力 cMCA（此表采用软件测量，也可采用秒表测量）

患者深吸气后，尽可能长地发 /ɑ/ 音，即最长声时 MPT。

日期	MPT	MPT 状况 （偏小、正常）	实际年龄	是否腹式呼吸

患者深吸气后，持续说"1"或"5"的最长时间，即最大数数能力。

日期	cMCA	cMCA 状况 （偏小、正常）	实际年龄	呼吸和 发声是否协调

2. 发声功能测量项目

言语基频 F_0、言语基频标准差 F_0SD、连续语音能力言语速率［此表采用软件测量，测试材料说明：重音（玩具 快 打折］

朗读：你孙子过生日要买什么？

我想买玩具。

快来超市吧，这些玩具打折呢！

日期	言语基频 F_0	F_0 状况 （↓、正常、↑）	实际年龄	音调是否正常

日期	言语基频标准差 F_0SD（3303 语调）	连续语音能力言语速率（3302 语速）

（语速、语调测量的结果用于在 ICF 构音语音功能评估：3303 语调、3302 语速）

3. 喉的运动

声学测量项目（基频微扰、幅度微扰、声门噪声）

—— 尽可能响地发 /æ/ 音，类似英文发音——

日期	基频微扰 Jitter	幅度微扰 Shimmer	声门噪声 NNE	嗓音是否漏气

4. 喉的运动

电声门图测量项目（声带接触率、声带接触率微扰）

——尽可能响地发 /æ/ 音，类似英文发音 ——

日期	声带接触率 CQ	声带接触率微扰 CQP	是否挤压喉咙	声带振动是否失调

第三部分 神经性言语障碍 Frenchay-ICF 综合检查报告

表3 神经性言语障碍 Frenchay-ICF 综合检查报告

		反射			呼吸发声			喉的运动 ICF言语嗓音功能评估（根据主客观评估进行分析）									软腭运动 鼻音功能评估				唇的运动 ICF构音功能评估					舌的运动						舌的运动			舌的运动 ICF韵律功能评估			言语可懂度评估
		咳嗽	吞咽	流涎	静止状态	言语时	最大数数能力	最长发音时间	言语基频	言语响度	声带接触率	接触率微扰	基频微扰	声门噪声	幅度微扰			静止状态	抬高	反流	言语时	静止状态	唇角外展	闭唇鼓腮	交替动作	言语时	静止状态	伸出	抬高	两侧运动	交替动作	言语时	音位一读词	音位对一读句	朗读	言语速率	言语基频标准差	会话	
a	功能正常						0	0	0	0	0	0	0	0	0																								
b							1	1	1	1	1	1	1	1	1	a-b																							
c	功能异常						2	2	2	2	2	2	2	2	2	b-c																							
d							3	3	3	3	3	3	3	3	3	c-d																							
e							4	4	4	4	4	4	4	4	4	d-e																							

吞咽治疗

续表

	反射	呼吸发声	喉的运动	软腭运动	唇的运动	舌的运动	舌的运动	舌的运动
需要专项评估	□是 □否		□是 □否	□是 □否		□是 □否	□是 □否	□是 □否

填写说明：

1. 综合检查报告有从"a"（功能正常）到"e"（无功能）五个"最符合"的描述等级。这些描述不可能完全符合患者的表现。准确来说，描述结果展示了关于障碍的类型和程度的整体印象，旨在帮助治疗师估计患者在特定领域的表现。

2. 如果患者对某个条目的反应介于两个描述之间，则可以使用中间行（半分）。例如，患者的行为精好于等级 b，但不如等级 c，因此做一个标记。因此，评分表有 9 个不同分值，"e"对应 0，"a"对应 9。

3. 描述结果绘制在综合检查报告上，表的纵轴为等级刻度（a—e），横轴为七个板块及对应条目。将相应列涂黑至对应值，以反映患者在给定任务上的严重程度等级，如"e"对应 0，此栏不涂色；"a"对应 9，此栏涂满色。

4. 需要专项评估：当 Frenchay 中可懂度（音位、音位对）项目检查不是 a 时，应采用 ICF 构音语音（华东师大黄昭鸣构音 52 词表）进行精准评估，ICF 评估。

5. 需要专项评估：当 Frenchay 中可懂度（韵律）项目检查不是 a 时，应采用言语韵律功能评估量表（华东师大尹敏敏韵律量表）进行精准评估。

6. 需要专项评估：当 Frenchay 中可懂度（言语可懂度）项目检查不是 a 时，应采用言语可懂度评估量表（华东师大张梓琴可懂度词表）进行精准评估。

附录 3　ICF 言语语言综合检查

单位名称

患者基本信息

姓名 *＿＿＿＿＿＿　出生日期 *＿＿＿＿＿　性别：□ 男 □ 女

检查者＿＿＿＿＿　首评日期 *＿＿＿＿＿　编号 *＿＿＿＿

类型：□ 器质性嗓音疾病＿＿＿＿　□ 功能性嗓音障碍＿＿＿＿　□ 神经性嗓音障碍＿＿＿＿

□ 失语症＿＿＿＿＿＿　□ 神经性言语障碍（构音障碍）＿＿＿＿

□ 言语失用症＿＿＿＿＿　□ 智力障碍＿＿＿＿＿　□ 脑瘫＿＿＿＿＿

□ 听力障碍＿＿＿＿＿　□ 孤独症＿＿＿＿＿　□ 其他＿＿＿＿＿

主要交流方式：□ 口语 □ 图片 □ 肢体动作 □ 基本无交流

听力状况：□ 正常 □ 异常　听力设备：□ 人工耳蜗 □ 助听器 补偿效果＿＿＿＿

进食状况：＿＿＿＿＿＿＿＿＿＿＿＿＿＿＿＿＿＿＿＿＿＿

言语、语言、认知状况：＿＿＿＿＿＿＿＿＿＿＿＿＿＿＿＿＿

＿＿＿＿＿＿＿＿＿＿＿＿＿＿＿＿＿＿＿＿＿＿＿＿＿＿＿

口部触觉感知与运动状况：＿＿＿＿＿＿＿＿＿＿＿＿＿＿＿＿＿

第一部分　神经性言语障碍 Frenchay 主观检查

（Chinese Frenchay Dysarthria Assessment，华东师大黄昭鸣改良版）

　　用汉语普通话神经性言语障碍评定进行评测时，首先，治疗师按照表 1 的内容，依据患者的表现选择相应的等级。其次，将所有结果汇总至表 3——ICF 言语语言综合检查汇总表。一般建议在上午评测，完成整个评估流程只需 15—30 分钟。

　　等级选择方法：在对应的等级 a 级、b 级、c 级、d 级或 e 级旁进行画圈，如某个条目介于两个描述之间，则两者都画一个圆圈。

表 1　神经性言语障碍 Frenchay 主观检查表（CFDA-2）

一、反射	描述等级
1. 咳嗽 提出问题："当你吃饭或喝水时，你咳嗽或呛咳吗？""你清嗓子有困难吗？"	a 级——没有困难。 b 级——偶有困难，咳、呛或有时食物进入气管，患者主诉进食必须小心。 c 级——患者必须特别小心，每日咳呛 1—2 次，清痰可能有困难。 d 级——吃饭或喝水时经常被呛，或有吸入食物的危险。在进餐时间外呛咳，例如，咽唾液时呛咳。 e 级——没有咳嗽反射，用鼻饲管进食或在吃饭、喝水、咽唾液时连续咳嗽。

一、反射	描述等级
2. 吞咽 如有可能，亲眼观察患者喝下 120 ml（半杯）凉水，再吃一块饼干，要求其尽可能快地完成，并询问患者是否吞咽时有困难，记录有关进食的速度及进食种类限制。	注：喝一定量的水，正常时间是 4—15 s、平均为 8 s。超过 15 s 为异常缓慢。 a 级——没有异常。 b 级——吞咽有一些困难，吃饭或喝水缓慢。喝水时停顿比平常次数多。 c 级——进食明显缓慢，避免一些食物或流质饮食。 d 级——患者仅能吞咽经过特殊处理的饮食，例如单一的或绞碎的食物。 e 级——患者不能吞咽，须用鼻饲管或经皮内镜下胃造口（PEG）管进食。
3. 流涎 询问患者是否有流涎，并在会话期间观察患者。	a 级——没有流涎。 b 级——嘴角偶有潮湿，患者可能叙述夜间枕头是湿的（应注意这是以前没有的现象，有些正常人在夜间也可有轻微的流涎），当喝水时轻微流涎。 c 级——当倾身向前或精力不集中时流涎，略能控制。 d 级——在静止状态下流涎非常明显，但不连续。 e 级——持续过度流涎，不能控制。
二、呼吸发声	描述等级
1. 静止状态 根据患者坐时且没有说话时的情况，靠观察做出评价；当评价有困难时，需要向患者提出下列要求：让患者闭嘴深吸气，然后尽可能带有呼吸声地、缓慢地呼出。接着示范，对第二次尝试计分。正常能平稳地呼出且平均用时超过 5s。	a 级——没有困难。 b 级——吸气或呼气较浅或不平稳。 c 级——有明显的吸气或呼气中断，或深吸气时有困难。 d 级——吸气或呼气的速度不能控制，可能表现出呼吸短促，比 c 更加严重。 e 级——患者不能完成上述动作，不能独立控制。
2. 言语时 同患者谈话并观察呼吸：问患者在说话时或其他场合下是否有气短。 下面的要求常用来辅助评价：让患者尽可能快地一口气数到 20（10 秒内），检查者不应注意受检者的发音，只注意完成所需呼吸的次数。正常情况下可以一口气完成，但是对于腭咽闭合不全者很可能被误认为是呼吸控制较差的结果，这时可让患者捏住鼻子来区别。	a 级——没有异常。 b 级——由于呼吸控制较差，偶尔出现因中断所致的不流利，患者可能申明他偶尔感到必须停下来，做一次外加的呼吸完成这一要求。 c 级——因为呼吸控制不良，患者必须说得很快，声音可能逐渐消失，可能需要 4 次呼吸才能完成这一要求。 d 级——在吸气和呼气时都说话，或呼吸非常表浅只能说几个词，不协调，且有明显的可变性。患者需要 7 次呼吸来完成这一要求。 e 级——由于整个呼吸缺乏控制，言语受到严重障碍。可能一次呼吸只能说一个词。
三、喉的运动	描述等级
1. 发声时间和音质 让患者尽可能地说"啊 /ɑ/"评估发声的音质和时长。如果患者的发音持续嘶哑，则评为"e"。只计算嗓音清晰的时间，排除非声带振动产生的声音（如喉部振动、咽部振动）。	a 级——患者能清晰地发"啊"15 s。 b 级——患者能清晰地发"啊"10 s。 c 级——患者能发"啊"5—9 s—发声断续嘶哑或中断。 d 级——患者能清晰地发"啊"3—4 s。 e 级——患者不能清晰地发"啊"3 s，嗓音持续紧张 / 停顿或喉音。

三、喉的运动	描述等级
2. 音调（音高） 让患者唱音阶（至少6个音符），示范并记录第二次尝试。可以使用音调（音高）的视觉指示，例如：电声门图（larygograph）或类似显示方式，可以使该项目的评估更具有可信度。	a 级——无异常。 b 级——好，但是患者表现出一些困难，嗓音中断或吃力。 c 级——患者能表现4个清楚的音调（音高）变化，不均匀地上升。 d 级——音调（音高）变化极小，但能表现出高低音之间的差异。 e 级——音调（音高）无变化。
3. 响度（音量） 让患者从1数到5，逐次增大响度（音量）。以耳语声开始，以非常响亮的声音结束，示范并记录第二次尝试。	a 级——患者能用有控制的方式来改变响度（音量）。 b 级——最小困难，偶尔有数字听起来响度（音量）很相似。 c 级——响度有变化，但是有明显的不均匀改变。 d 级——响度（音量）只有轻微的变化，很难控制。 e 级——响度（音量）无变化，如果患者的音量过大或过小，即使患者的响度（音量）有轻微的变化，也要评为此级。
4. 言语时 注意患者在会话中是否发音清晰，以及音调（音高）和响度（音量）是否适宜。患者应该使用声带来发声，即不会振动咽部等。	a 级——无异常。 b 级——轻微的嘶哑，或偶尔不恰当地运用音调（音高）或响度（音量），只有训练有素的耳朵能注意到这一轻微的改变。 c 级——发声需要努力和专注力，发声变差且无规律。发声调整、清晰度或响度（音量）变化可能存在问题，但患者偶尔能够控制。 d 级——在大多数情况下，发声是无效且不适当的。使用声带清晰发声或调整响度（音量）以适应环境、用语调表示副语言信息方面有困难。 e 级——声音严重异常，可以明显出现两个或全部下面特征，连续嘶哑或挤压嗓子，连续不恰当地运用音调（音高）和响度（音量）。发声对于一般沟通目的是无效的。
四、软腭运动	描述等级
1. 返流 观察并询问患者，食物或饮料是否会从鼻腔里出来。	a 级——没有困难。 b 级——偶尔困难患者主诉在上个月有一两次咳嗽时偶然出现。 c 级——中度困难，患者诉说一周内发生几次。 d 级——在每次进餐时，至少有一次。 e 级——患者进食流质食物时，接连发生困难。
2. 抬高 让患者发"啊——啊——啊"5次，在每个"啊"之间有一个充分的停顿，为的是使软腭有时间下降，若软腭在两次发声之间没有下降，则让患者在两次发声之间通过鼻子吸气。向患者示范此任务，并观察患者第二次尝试时的软腭运动。	a 级——软腭运动充分保持对称性和平稳性。 b 级——轻微的不对称，但是运动能完成。 c 级——无法在所有的发音中都抬起软腭，或存在严重不对称。 d 级——软腭仅有一些最小限度的运动。 e 级——软腭无抬高或无内收。
3. 言语时 在会话中出现鼻音和鼻漏气音。可以用下面的要求来帮助评价：让患者说"妹 /mei/、配 /pei/、内 /nei/、贝 /bei/"。聆听是否有音质的变化。临床工作者可将自己的手指放在患者的鼻梁上感觉振动、或在患者鼻子下使用镜子观察雾气，或进行鼻流量测量，这可以使评估更具有可信度。	a 级——共鸣正常，没有鼻漏气音。 b 级——轻微的鼻音过重和不平稳的鼻共鸣或偶然有轻微鼻漏气音。 c 级——中度的鼻音过重或缺乏鼻共鸣，有一些鼻漏气音。 d 级——中到重度的鼻音或缺乏鼻共鸣，或有明显的鼻漏气音。 e 级——言语完全被严重的鼻音或鼻漏气音所掩盖。

五、唇的运动	描述等级
1. 静止状态 当患者不说话时，观察唇的位置。	a 级——没有异常。 b 级——唇轻微下垂或不对称，只有经验丰富的检查者才能观察到。 c 级——唇下垂，但是患者偶尔试图复位，位置可变。 d 级——唇不对称或变形是显而易见的。 e 级——严重不对称，或两侧严重病变，位置几乎不变化。
2. 唇角外展 要求患者做一个夸张的笑。示范并鼓励患者尽量夸张地去尝试唇角外展，观察患者双唇抬高和侧向的运动。	a 级——没有异常。 b 级——轻微不对称，只有经验丰富的检查者才能观察到。 c 级——严重变形，只有一侧唇角抬高。 d 级——患者试图做这一动作，但是外展和抬高两项均在最小范围。 e 级——患者不能在任何一侧抬高唇角，没有唇的外展。
3. 闭唇鼓腮 让患者按要求完成下面的一项或两项动作，以帮助确定闭唇鼓腮时能达到的程度：让患者用气鼓起面颊并坚持 15 s，示范并记录患者所用的秒数，注意是否有气从唇边漏出。若有鼻漏气，治疗师应该用拇指和食指捏住患者的鼻子；让患者清脆的发出 /p/ 音 10 次，并鼓励患者夸张地发这一爆破音，记下所用的秒数并观察发 /p/ 音后闭唇的一致性。	a 级——唇闭合良好，能保持唇闭合 15 s 或用均匀的唇闭合来重复发出 /p/ 音。 b 级——偶尔漏气，或在爆破音的每次发音中闭合不一致。 c 级——患者能保持唇闭合 7—10 s，听得到唇闭合，但听起来弱。 d 级——唇闭合很差，唇的一部分闭合丧失，患者能尝试闭合，但不能坚持，听不到发音。 e 级——患者不能保持任何唇闭合。看不见唇闭合动作也听不到患者发音。
4. 交替动作 以在 10 s 内重复发 "/u/、/i/" 10 次的速度来示范，让患者夸张地做动作并试着模仿示范的速度（每秒做一次），但不要和治疗师同时做动作。患者可以不发出声音。记下所用秒数，可以不要求患者发出声音。	a 级——患者能在 10 s 内有节奏地交替做这两个动作，表现出很好的唇收拢和外展。 b 级——患者能在 15 s 内交替做这两个动作，在唇收拢及外展时，可能出现有节奏的颤抖或动作变形。 c 级——患者试图做这两个动作，似是很费力，一个动作可能在正常范围内，但是另一个动作严重变形。 d 级——可辨别出唇形变化，或一个唇形的形成需做 3 次努力。 e 级——患者不可能做任何动作。
5. 言语时 观察会话时唇的动作（运动），重点注意唇在所有发音时的形状。可以跟读以下句子来辅助评估："马平给潘明买了袋菠萝面包。"	a 级——唇动作（运动）在正常范围内。 b 级——唇动作（运动）有些无力或颤抖，偶有漏音。 c 级——唇动作（运动）较差，听得到微弱的声音或爆破音、嘴唇形状有许多遗漏。 d 级——患者有一些唇动作（运动），但听不到发音。 e 级——没有观察到两唇的动作（运动），或双唇音的产生。
六、舌的运动	描述等级
1. 静止状态 让患者张开嘴，在静止状态下观察舌 1 分钟，在嘴张开后，舌可能不会立即完全静止；因此，要经过一段时间才能观察到"静止状态"。如果患者保持张嘴有困难，可用压舌板放在其牙齿两边的边缘。	a 级——无异常。 b 级——舌显出偶尔的不随意运动，或最低限度的偏离。 c 级——舌明显偏向一边，或不随意运动明显。 d 级——舌的一侧明显皱缩，或整体成束状。 e 级——舌显出严重的不正常，即舌体小，有沟痕、皱缩或过度肥大。

续表

六、舌的运动	描述等级
2. 伸出 让患者完全伸出舌，并收回5次，嘴巴应处于半闭合位置。以4秒内完成5次完整动作的速度示范。记下所用的秒数。	a级——舌在正常范围内平稳活动。 b级——活动慢（4—6 s），其余正常。 c级——伸舌不规则，或伴随面部怪相，伴有明显的震颤或在6—8 s完成。 d级——患者只能把舌伸出唇，或运动不超过两次，完成时间超过8 s。 e级——患者不能做这一动作，舌不能伸出唇。
3. 抬高 让患者把舌伸出指向鼻，然后向下伸向下颌，连续5次。在做这一动作时鼓励患者保持张嘴，以6秒内运转5次的速度示范，记录测试时间。运动范围比速度更重要，因此鼓励患者尽可能地伸展舌。	a级——无异常。 b级——活动好，但速度慢（8秒内）。 c级——两方面都能运动，但吃力或不完全。 d级——只能向单一方向运动，或运动迟钝。 e级——患者不能完成这一活动，舌不能抬高或下降。
4. 两侧运动 让患者伸舌，从一边到另一边运动5次，在4秒内示范这一要求，记录所用的秒数。运动范围比速度更重要，因此鼓励患者尽可能地伸展舌。	a级——无异常。 b级——活动好，但速度慢，需要5—6 s完成。 c级——能向两侧运动，但吃力或不完全，可在7—8s内完成。 d级——只能向一侧运动或不能保持，9—10 s完成。 e级——患者不能做任何运动，或要超过10 s才可能完成。
5. 交替动作 让患者以尽可能快的速度说"喀/kɑ/、他/tɑ/"，共10次，以5秒内说10次"喀他"的速度来示范，记录完成所需的秒数。	a级——无困难。 b级——有一些困难，轻微的不协调，速度稍慢，完成要求需要5—7 s。 c级——其中一个构音清晰，但另一个音不清晰，需10 s才能完成。 d级——舌在位置上有变化，能识别出不同声音。 e级——舌没有位置上的改变。
6. 言语时 记下舌在会话中的运动，或者跟读下面的句子来辅助判断："陶凯他哥买的那块低糖蛋糕太大了。"	a级——无异常。 b级——舌运动轻微不准确，偶尔发错音。 c级——整体构音位置点正确，但由于缓慢的交替运动使言语吃力，个别辅音省略。 d级——严重的变形运动，发音固定在同一位置上，舌的运动能力严重改变，元音歪曲，且辅音频繁遗漏。 e级——舌没有明显的运动。
七、可懂度	**描述等级**
1. 音位（读词）：下面的词应一个词写在一张卡片上。 （1）包 猫 刀 河 （2）抛 套 高 铐 闹 （3）飞 鸡 七 吸 （4）鹿 紫 四 肉 （5）粗 猪 出 书 方法：以上是5个阶段的卡片，在每个阶段中任选2张卡片，共选出10张卡片。让患者进行朗读或者跟读的方式，为了保证分析结果的准确性，要求患者每个字发音3遍，每个音的发音时间以及音与音之间的间隔时间均约1秒，通过的听觉感知来判断患者构音的准确性。	a级——10个词均正确，构音清晰。 b级——10个词均正确，但是治疗师必须特别仔细听，并猜测所听到的词。 c级——7—9个词说得正确。 d级——5个词说得正确。 e级——至多2个词说得正确。 进一步建议：若该筛查项目得分不是a时，可采用ICF构音语音功能评估量表（华东师大黄昭鸣构音52词表）进行进一步的评估。

2. 音位对（读句）： C1：鞭炮爆了。　　大厅有地毯。 顾客带了钢盔。 C2：琴键上有请柬。　　橙汁在茶桌上。 册子在脆枣旁。 C3：男孩在烤火。　　伯父没有白发。 C4：夹心糖就在积雪上。　手上有折扇。 C5：赠送比萨。　　大娘那有豆奶。 C6：货物在河岸上。　　表妹喜欢斑马。 C7：葡萄在蟠桃旁。　扑克在瓶口旁。 土块在坦克旁。 C8：被单上有斑点。　　表哥在吃冰棍。 蛋糕在大鼓上。 C9：猪仔在架子上。　　用陈醋炒菜。 上司吃寿司。 C10：李宁喝牛奶。　　两人看落日。 以上是 C1—C10 组卡片，每 10 组卡片中任选一句，共 10 句，让患者进行朗读或者跟读，通过的听觉感知来判断患者句子构音的准确性。	a 级——10 个句子均正确，且句子的构音清晰。 b 级——10 个句子均正确，但治疗师必须特别仔细听，并猜测所听到的词。 c 级——7—9 个句子说得正确，且 7—9 个句子的构音清晰。 d 级——5 个句子说得正确，且 5 个句子的构音清晰。 e 级——至多 2 个句子说得正确。 进一步建议：若该筛查项目得分不是 a 时，可采用 ICF 构音语音功能评估量表（华东师大黄昭鸣构音 52 词表）进行进一步的评估。
3. 韵律（朗读） 今天老邓逛超市，他走到果蔬区，把香菜、茭白、茴香、姜、香蕉等都买完后，打电话给老张， 问："你孙子过生日要买什么？" "我想买**玩具**。" "**快**来超市吧，这些玩具**打折**呢！" 让患者朗读以上内容，其中内容如下。 "今天老邓逛超市……等都买完后"，可监控**节奏**：① 连续语音中某一片段语速过快；② 连续语音中某一片段语速过慢；③ 词间或音节间有过长的无声停顿；④ 话语有突然不当的无声停顿；⑤ 词语中常带有停顿，词语短促；⑥ 音节拉长时间，拖拉不干脆。 "你孙子过生日要买什么？"可监控**语调**：疑问句在句尾没有表现出明显的上扬， "我想买玩具。"可监控**重音**：（① 在该有重音的位置上没有重音，不该有重音的位置却有重音；② 缺少适当的重音或强调模式；③ 在不需重音时却出现重音）	a 级——无异常。 b 级——韵律轻度异常，重音、语调、节奏仅有一方面损伤，但都能听懂。 c 级——韵律中度异常，重音、语调、节奏两方面损伤，能明白其中一半。 d 级——韵律重度异常，重音、语调、节奏三方面都损伤，偶尔能听懂。 e 级——韵律极重度异常，完全不能理解。 该筛查项目对应 ICF 言语嗓音、构音语音功能评估中部分参数测量： 主要录音材料（朗读）： 你孙子过生日要买什么？ 我想买**玩具**。 **快**来超市吧，这些玩具**打折**呢！ 主要录音材料说明： 重音（**玩具　快　打折**） 嗓音产生（b3100）：言语基频 F_0。 语速（b3302）：连续语音能力言语速率。 语调（b3300）：言语基频标准差。 进一步建议：若该筛查项目得分不是 a 时，可采用华东师大尹敏敏韵律量表（言语韵律功能评估量表）进行进一步的评估。
4. 言语可懂度（会话） （1）你叫什么名字？ （2）你今年多大了？ （3）你最喜欢吃什么水果？ （4）你休闲娱乐时喜欢做什么？ （5）你的家住在哪里？ （6）你的家里都有谁？ （7）你以前是做什么工作的？ 以上是 7 组问句，随机从中选择 5 组问句。鼓励患者会话，大约持续 5 分钟。	a 级——无异常。 b 级——言语异常，但可理解，偶尔需患者重复。 c 级——言语严重障碍，能明白其中一半，经常重复。 d 级——偶尔能听懂。 e 级——完全听不懂患者的语言。 进一步建议：若该筛查项目得分不是 a 时，可采用华东师大张梓琴可懂度词表（言语可懂度评估量表）进行进一步的评估。

第二部分 ICF 言语语言功能客观检查（脑损伤 A 版）

表2 ICF 言语语言功能客观检查表

身体功能：人体系统的生理功能损伤程度			无损伤	轻度损伤	中度损伤	重度损伤	完全损伤	未特指	不适用
			0	1	2	3	4	8	9
言语嗓音功能评估									
（如果：MPT ≤ 1秒，或无法测得，b3100 记为 3 或 4 级，可进入呼吸、发声放松训练）									
b3100	嗓音产生	最长声时 MPT	□	□	□	□	□	□	□
		最大数数能力 cMCA	□	□	□	□	□	□	□
		言语基频 F_0	□	□	□	□	□	□	□
		声带接触率 CQ	□	□	□	□	□	□	□
		接触率微扰 CQP	□	□	□	□	□	□	□
b3101	嗓音音质	基频微扰 Jitter（粗糙声）	□	□	□	□	□	□	□
		声门噪声 NNE（气息声）	□	□	□	□	□	□	□
		幅度微扰 Shimmer（嘶哑声）	□	□	□	□	□	□	□
成人语言功能评估（失语症）									
b16700	口语理解	听觉理解	□	□	□	□	□	□	□
b16710	口语表达	词语命名	□	□	□	□	□	□	□
		词语复述	□	□	□	□	□	□	□
		双音节词时长 2cvT	□	□	□	□	□	□	□
		双音节词基频 $2cvF_0$	□	□	□	□	□	□	□
构音语音功能评估									
b3302	语速	连续语音能力言语速率	□	□	□	□	□	□	□
b3303	语调	言语基频标准差	□	□	□	□	□	□	□
检查结果：□ 建议进行专项评估（○言语嗓音 ○语言 ○构音） □ 无明显功能损伤									

一、言语嗓音功能与构音语音功能客观检查表

1. 呼吸功能测量项目

最长声时 MPT、最大数数能力 cMCA（此表采用软件测量，也可采用秒表测量）

患者深吸气后，尽可能长地发 /ɑ/ 音，即最长声时 MPT。

日期	MPT	MPT 状况 （偏小、正常）	实际年龄	是否腹式呼吸

患者深吸气后，持续说"1"或"5"的最长时间，即最大数数能力。

日期	cMCA	cMCA 状况 （偏小、正常）	实际年龄	呼吸和 发声是否协调

2. 发声功能测量项目

言语基频 F_0、言语基频标准差 F_0SD、连续语音能力言语速率［此表采用软件测量，测试材料说明：重音（玩具 快 打折）］

朗读：你孙子过生日要买什么？

我想买玩具。

快来超市吧，这些玩具打折呢！

日期	言语基频 F_0	F_0 状况 （偏小、正常、偏大）	实际年龄	音调是否正常

日期	言语基频标准差 F_0SD（3303 语调）	连续语音能力言语速率（3302 语速）

（语速、语调测量的结果用于在 ICF 构音语音功能评估：3303 语调、3302 语速）

3. 喉的运动

声学测量项目（基频微扰、幅度微扰、声门噪声）

——尽可能响地发 /æ/ 音，类似英文发音——

日期	基频微扰 Jitter	幅度微扰 Shimmer	声门噪声 NNE	嗓音是否漏气

4. 喉的运动

电声门图测量项目（声带接触率、声带接触率微扰）

——尽可能响地发 /æ/ 音，类似英文发音——

日期	声带接触率 CQ	声带接触率微扰 CQP	是否挤压喉咙	声带振动是否 失调

二、成人语言功能检查表

1. 听觉理解能力客观检查（此表直接采用电子图卡进行评估，若某项连续 3 题均回答错误或无反应，可直接结束评估）

听回答					
	口语回答		非口语回答		得分
	是	不是	是	不是	
你叫王芳，是吗？					/3
你今年 28 岁，是吗？					/3
你现在在医院，是吗？					/3
今年是 2000 年，是吗？					/3
夏天很热，是吗？					/3

听选择			
测试内容	得分		得分
铅笔	/1	牙刷	/1
脚	/1	香烟	/1
手表	/1	刀	/1
剪刀	/1	杯子	/1
线	/1	电视机	/1

执行口头指令	
测试内容	得分
指一指门	/3
看一看天花板	/3
指一指窗户，再拍一拍书桌	/6
跺一跺脚，然后摇一摇头	/6
把手放在自己的头上，闭上眼睛，然后点点头	/9
一手握拳，回头看一下后方，然后咳嗽一下	/9

	听回答	听选择	执行口头指令	总分
得分	/15	/5	/36	/56
正确率	％	％	％	％

2. 词语命名能力客观检查（此表直接采用电子图卡进行评估，若某项连续 3 题均回答错误或无反应，结束该项，继续进行下一项评估）

视觉刺激		听觉刺激	
测试内容	得分	测试内容	得分
手	/2	生病的时候一般会去哪里看病？	/2
床	/2	用什么梳头发？	/2
头发	/2	下雨天用什么挡雨？	/2
电池	/2	口渴的时候喝什么？	/2
自行车	/2	如果触犯了法律，会被送去哪儿？	/2

	视觉刺激	听觉刺激	总分
得分	/10	/10	/20
正确率	%	%	%

3. 词语复述能力客观检查（此表直接采用电子图卡进行评估，若单字词能够复述则继续进行双字词评估，否则停止评估，依次类推）

序号	测试内容	得分	序号	测试内容	得分
1	爸	/2	5	玻璃杯	/2
2	猫	/2	6	卫生间	/2
3	毛衣	/2	7	欣欣向荣	/2
4	汽车	/2	8	锦上添花	/2

	单字词	双字词	三字词	四字词	总分
得分	/4	/4	/4	/4	/16
正确率	%	%	%	%	%

4. 言语语言综合能力客观检查（双音节词时长 2cvT、双音节词基频 $2cvF_0$、句子时长、句子基频）

序号	双音节词语	时长（s）	基频（Hz）
1	跳舞		
2	熊猫		
双音节词平均时长、平均基频：			

第三部分 ICF 言语语言综合检查报告

表3 ICF言语语言综合检查报告

	评分	a-b	b-c	c-d	d-e	项目	
反射						咳嗽 / 吞咽 / 流涎	吞咽治疗 □是 □否
呼吸发声	理解					静止状态	
	表达 0 1 2 3 4					最大数数能力 / 最长发音时间	
喉的运动	0 1 2 3 4					最长声时 / 言语音调 / 言语基频 / 言语响度 / 言语	ICF言语嗓音功能评估（根据主客观评估进行分析） □是 □否
语音功能	0 1 2 3 4					声带接触率 / 接触率微扰 / 基频微扰 / 声门噪声 / 幅度微扰 / 听觉理解 / 词语命名 / 词语复述 / 双音节词时长 / 双音节词基频	ICF失语症功能评估 是（ICF≠0）否（不需要语言治疗）
软腭运动						返流 / 抬高 / 言语时	鼻音功能评估 □是 □否
唇的运动						静止状态 / 唇角外展 / 唇闭合鼓腮 / 交替动作 / 言语时	ICF构音功能评估 □是 □否
舌的运动						静止状态 / 伸出 / 两侧运动 / 抬高 / 交替动作 / 言语时	
可懂度	0 1 2 3 4					音位一读词 / 音位对一读句 / 朗读 / 言语速率 / 言语基频标准差 / 会话	ICF韵律功能评估 □是 □否
							言语可懂度评估 □是 □否

功能正常：a b c d 功能异常：e

需要专项评估 □是 □否

填写说明：

1. 报告有从"a"（功能正常）到"e"（无功能）五个"最符合"的描述等级。这些描述不可能完全符合患者的表现。准确来说，描述结果展示了关于障碍的类型和程度的整体印象，旨在帮助治疗师评估计患者在特定领域的表现。

2. 如果患者对某个条目的反应介于两个描述之间，则可以使用中间行（半分）。例如，患者的行为稍好于等级 c，但不如等级 b，则在两者之间做一个标记。因此，评分表有 9 个不同分值，"e"对应 0，"a"对应 9。

3. 描述结果绘制在检查报告上，表的纵轴为等级刻度（a—e），横轴为八个版块及对应条目。将相应列涂黑至对应分值，以反映患者在给定任务上的严重度等级，如"e"对应于 0，此栏不涂色；"a"对应于 9，此栏涂满色。

4. 需要专项评估：当 Frenchay 中可懂度（音位、音位对）项目检查不是 a 时，应采用 ICF 构音语音（华东师大黄昭鸣构音 52 词表）进行精准评估，ICF 评估。

5. 需要专项评估：当 Frenchay 中可懂度（韵律）项目检查不是 a 时，应采用言语韵律功能评估量表（华东师大尹敏敏韵律量表）进行精准评估。

6. 需要专项评估：当 Frenchay 中可懂度（言语可懂度）项目检查不是 a 时，应采用言语可懂度评估量表（华东师大张梓琴等可懂度词表）进行精准评估。

附录 4　言语韵律功能评估量表

（Prosody Assessment of Speech，华东师大尹敏敏）

使用神经性言语障碍言语韵律功能评估工具进行评测时，需让患者朗读含有 110 个字的语音均衡材料《超市篇》，治疗师根据患者言语表现进行 5 级打分：0 级（无损伤），1 级（轻度损伤），2 级（中度损伤），3 级（重度损伤），4 级（完全损伤），将结果填写入《言语韵律功能评估量表》中。

朗读材料：超市篇

> 今天老邓逛超市，到达后惊呆了，竟然赶上店庆，全场五折，太便宜了。他走到果蔬区，把香菜、茭白、茴香、姜、香蕉等都买完后，又去了别的地方转转，给儿子添置不少东西，双手快拿不住了。
>
> 付费后，他打电话给老张，问：
>
> "你孙子过生日要买什么？"
>
> "我想买**玩具**。"
>
> "**快**来超市吧，这些玩具**打折**呢！"

评分指南：

1. 今天老邓逛超市，到达后惊呆了，竟然赶上店庆，全场五折，太便宜了。他走到果蔬区，把香菜、茭白、茴香、姜、香蕉等都买完后，可监控节奏。

对应评估量表序号为：5 连续语音中某一片段语速过快；6 连续语音中某一片段语速过慢；7 词间或音节间有过长的无声停顿；8 话语有突然不当的无声停顿；9 词语中常带有停顿，词语短促；11 音节拉长时间，拖拉不干脆。

2. "我想买**玩具**。""**快**来超市吧，这些玩具**打折**呢！"可监控重音。

对应评估量表序号为：12 在该有重音的位置上没有重音，不该有重音的位置却有重音；13 缺少适当的重音或强调模式；14 在不需重音时却出现重音。

3. "你孙子过生日要买什么？"可监控语调。

对应评估量表序号为：15 疑问句在句尾没有表现出明显的上扬。

表 1　言语韵律功能评估量表

维度	序号		言语感知特征	韵律特征描述	级别
节奏	1	语速	整体语速过快	整体说话语速比一般同龄人快	
	2		整体语速过慢	整体说话语速比一般同龄人慢	
	3		整体语速越来越快	整体话语由开始到结束的速度越来越快	
	4		说话语速变化过大	说话语速忽快忽慢，很不规则	

维度	序号		言语感知特征	韵律特征描述	级别
节奏	5	语速	部分片段语速过快	连续语音中某一片段语速过快	
	6		部分片段语速过慢	连续语音中某一片段语速过慢	
	7	停顿时长	停顿过长	词间或音节间有过长的无声停顿	
	8		停顿不当	话语有突然不当的无声停顿	
	9		言语短而急促	词语中常带有停顿，词语短促	
	10	音节时长	短语过短	短语很短（可能是因为要换气的缘故）。说话者的声音听起来好像他已经没气了。他可能会在一个短语的末尾发出喘息声	
	11		音节拖拉	音节拉长时间，拖拉不干脆	
重音	12	位置上	重音位置不恰当	在该有重音的位置上没有重音，不该有重音的位置却有重音	
	13	程度上	重音减少	缺少适当的重音或强调模式	
	14		重音过度且无对比	在不需重音时却出现重音，例如：（1）单音节词；（2）无重音音节的多音节词	
语调	15	位置上	疑问句	疑问句在句尾没有表现出明显的上扬	
	16		陈述句	陈述句在句尾没有下降	
	17	程度上	疑问句语气不足	没有明显的疑问语气	
	18		陈述句整体语调偏高	说话时语调比同龄人听感上更尖细	
	19		陈述句整体语调偏低	说话时语调比同龄人听感上更低沉	
	20		陈述句整体语调变化单一	说话时语调的变化范围小，音高变化幅度小	
	21		陈述句整体语调变化过度	说话时语调变化范围大，忽高忽低，很不规则	
整体上	22	整体	整体言语韵律怪异	整体上言语韵律表达怪异，不自然	

附录 5　言语可懂度评估量表

（Speech Intelligence Assessment，华东师大张梓琴）

　　该量表包含 30 个词库，每个词库包括 8 个词（见附表）。采用该量表进行言语可懂度评估的具体步骤如下：

　　1.　由一名治疗师 A（或者助理 A）从每个词库中随机抽取一个词作为目标词，组成测试词表（共 30 个词）并记录，要求被试朗读并进行录音。

表 1　测试词表

编号	目标词
1	
2	
3	
4	
5	
6	
7	
8	
9	
10	
11	
12	
13	
14	
15	
16	
17	
18	
19	
20	
21	

编号	目标词
22	
23	
24	
25	
26	
27	
28	
29	
30	

2. 由另一名不知道测试目标词的治疗师 B 来聆听录音，在评估词表中从每个词库的 8 个备选项中勾选出所听到的词（若听不出患者所说的词或备选项中找不到患者所说的词，则勾选最相近的词）。然后由治疗师 A（或者助理 A）对照目标词与康复师 B 所勾选的词是否一致来确定正确与否（一致记为√，不一致记为 ×），最后计算 30 个词的正确率（正确率 %= 正确的个数 /30）。

表 2　评估词表

编号	备选项								正确与否
1	□ 标 biāo	□ 飘 piāo	□ 雕 diāo	□ 挑 tiāo	□ 编 biān	□ 篇 piān	□ 颠 diān	□ 天 tiān	
2	□ 八 bā	□ 趴 pā	□ 它 tā	□ 旮 gā	□ 搬 bān	□ 攀 pān	□ 贪 tān	□ 干 gān	
3	□ 笨 bèn	□ 喷 pèn	□ 裉 kèn	□ 扽 dèn	□ 办 bàn	□ 判 pàn	□ 看 kàn	□ 担 dàn	
4	□ 掰 bāi	□ 拍 pāi	□ 开 kāi	□ 该 gāi	□ 包 bāo	□ 抛 pāo	□ 嵪 kāo	□ 膏 gāo	
5	□ 大 dà	□ 怕 pà	□ 踏 tà	□ 尬 gà	□ 肚 dù	□ 瀑 pù	□ 兔 tù	□ 固 gù	
6	□ 胆 dǎn	□ 坦 tǎn	□ 砍 kǎn	□ 板 bǎn	□ 捣 dǎo	□ 讨 tǎo	□ 考 kǎo	□ 饱 bǎo	
7	□ 短 duǎn	□ 疃 tuǎn	□ 管 guǎn	□ 款 kuǎn	□ 盹 dǔn	□ 畚 tǔn	□ 滚 gǔn	□ 捆 kǔn	
8	□ 盖 gài	□ 派 pài	□ 忾 kài	□ 戴 dài	□ 告 gào	□ 泡 pào	□ 靠 kào	□ 倒 dào	
9	□ 嘎 gǎ	□ 塔 tǎ	□ 卡 kǎ	□ 靶 bǎ	□ 改 gǎi	□ 呔 tǎi	□ 凯 kǎi	□ 摆 bǎi	

编号	备选项							正确与否
10	□闸 zhá	□茬 chá	□啥 shá	□砸 zá	□竹 zhú	□厨 chú	□赎 shú	□足 zú	
11	□毡 zhān	□掺 chān	□山 shān	□三 sān	□针 zhēn	□抻 chēn	□深 shēn	□森 sēn	
12	□这 zhè	□彻 chè	□射 shè	□策 cè	□祝 zhù	□触 chù	□树 shù	□醋 cù	
13	□摘 zhāi	□拆 chāi	□栽 zāi	□腮 sāi	□招 zhāo	□超 chāo	□遭 zāo	□搔 sāo	
14	□再 zài	□菜 cài	□债 zhài	□晒 shài	□赞 zàn	□灿 càn	□站 zhàn	□扇 shàn	
15	□枣 zǎo	□草 cǎo	□扫 sǎo	□找 zhǎo	□攒 zǎn	□惨 cǎn	□伞 sǎn	□展 zhǎn	
16	□钻 zuān	□蹿 cuān	□酸 suān	□穿 chuān	□尊 zūn	□村 cūn	□孙 sūn	□春 chūn	
17	□嘴 zuǐ	□璀 cuǐ	□髓 suǐ	□水 shuǐ	□撙 zǔn	□忖 cǔn	□笋 sǔn	□吮 shǔn	
18	□拔 bá	□伐 fá	□麻 má	□啊 á	□伯 bó	□佛 fó	□磨 mó	□哦 ó	
19	□班 bān	□帆 fān	□嫚 mān	□安 ān	□奔 bēn	□芬 fēn	□闷 mēn	□恩 ēn	
20	□把 bǎ	□法 fǎ	□打 dǎ	□哪 nǎ	□补 bǔ	□抚 fǔ	□赌 dǔ	□弩 nǔ	
21	□鳔 biào	□妙 miào	□掉 diào	□尿 niào	□变 biàn	□面 miàn	□电 diàn	□念 niàn	
22	□懒 lǎn	□染 rǎn	□赧 nǎn	□俺 ǎn	□卵 luǎn	□软 ruǎn	□暖 nuǎn	□碗 wǎn	
23	□乐 lè	□热 rè	□讷 nè	□鳄 è	□录 lù	□入 rù	□怒 nù	□物 wù	
24	□炉 lú	□如 rú	□奴 nú	□读 dú	□萝 luó	□挼 ruó	□挪 nuó	□夺 duó	
25	□科 kē	□喝 hē	□哥 gē	□婀 ē	□哭 kū	□呼 hū	□孤 gū	□乌 wū	
26	□跨 kuà	□画 huà	□卦 guà	□袜 wà	□阔 kuò	□货 huò	□过 guò	□卧 wò	
27	□跬 kuǐ	□毁 huǐ	□轨 guǐ	□尾 wěi	□捆 kǔn	□混 hùn	□滚 gǔn	□稳 wěn	
28	□吉 jí	□骑 qí	□席 xí	□仪 yí	□菊 jú	□渠 qú	□徐 xú	□无 wú	

续表

编号	备选项								正确与否
29	□ 家 jiā	□ 掐 qiā	□ 虾 xiā	□ 押 yā	□ 阶 jiē	□ 切 qiē	□ 歇 xiē	□ 椰 yē	
30	□ 驾 jià	□ 恰 qià	□ 夏 xià	□ 亚 yà	□ 近 jìn	□ 沁 qìn	□ 信 xìn	□ 印 yìn	
正确率									

附表

编号	词库							
1	标 biāo	飘 piāo	雕 diāo	挑 tiāo	编 biān	篇 piān	颠 diān	天 tiān
2	八 bā	趴 pā	它 tā	旮 gā	搬 bān	攀 pān	贪 tān	干 gān
3	笨 bèn	喷 pèn	裉 kèn	扽 dèn	办 bàn	判 pàn	看 kàn	担 dàn
4	瓣 bāi	拍 pāi	开 kāi	该 gāi	包 bāo	抛 pāo	嵪 kāo	膏 gāo
5	大 dà	怕 pà	踏 tà	尬 gà	肚 dù	瀑 pù	兔 tù	固 gù
6	胆 dǎn	坦 tǎn	砍 kǎn	板 bǎn	捣 dǎo	讨 tǎo	考 kǎo	饱 bǎo
7	短 duǎn	疃 tuǎn	管 guǎn	款 kuǎn	盹 dǔn	氽 tǔn	滚 gǔn	捆 kǔn
8	盖 gài	派 pài	忾 kài	戴 dài	告 gào	泡 pào	靠 kào	倒 dào
9	嘎 gǎ	塔 tǎ	卡 kǎ	靶 bǎ	改 gǎi	呔 tǎi	凯 kǎi	摆 bǎi
10	闸 zhá	茬 chá	啥 shá	砸 zá	竹 zhú	厨 chú	赎 shú	足 zú
11	毡 zhān	搀 chān	山 shān	三 sān	针 zhēn	抻 chēn	深 shēn	森 sēn
12	这 zhè	彻 chè	射 shè	策 cè	祝 zhù	触 chù	树 shù	醋 cù
13	摘 zhāi	拆 chāi	栽 zāi	腮 sāi	招 zhāo	超 chāo	遭 zāo	搔 sāo
14	再 zài	菜 cài	债 zhài	晒 shài	赞 zàn	灿 càn	站 zhàn	扇 shàn
15	枣 zǎo	草 cǎo	扫 sǎo	找 zhǎo	攒 zǎn	惨 cǎn	伞 sǎn	展 zhǎn
16	钻 zuān	蹿 cuān	酸 suān	穿 chuān	尊 zūn	村 cūn	孙 sūn	春 chūn
17	嘴 zuǐ	璀 cuǐ	髓 suǐ	水 shuǐ	撙 zǔn	忖 cǔn	笋 sǔn	吮 shǔn
18	拔 bá	伐 fá	麻 má	啊 á	伯 bó	佛 fó	磨 mó	哦 ó
19	班 bān	帆 fān	嫚 mān	安 ān	奔 bēn	芬 fēn	闷 mēn	恩 ēn
20	把 bǎ	法 fǎ	打 dǎ	哪 nǎ	补 bǔ	抚 fǔ	赌 dǔ	弩 nǔ
21	鳔 biào	妙 miào	掉 diào	尿 niào	变 biàn	面 miàn	电 diàn	念 niàn
22	懒 lǎn	染 rǎn	报 nǎn	俺 ǎn	卵 luǎn	软 ruǎn	暖 nuǎn	碗 wǎn
23	乐 lè	热 rè	讷 nè	鳄 è	录 lù	入 rù	怒 nù	物 wù
24	炉 lú	如 rú	奴 nú	读 dú	萝 luó	挼 ruó	挪 nuó	夺 duó

续表

编号	词库							
25	科 kē	喝 hē	哥 gē	婀 ē	哭 kū	呼 hū	孤 gū	乌 wū
26	跨 kuà	画 huà	卦 guà	袜 wà	阔 kuò	货 huò	过 guò	卧 wò
27	跬 kuǐ	毁 huǐ	轨 guǐ	尾 wěi	捆 kǔn	混 hùn	滚 gǔn	稳 wěn
28	吉 jí	骑 qí	席 xí	仪 yí	菊 jú	渠 qú	徐 xú	无 wú
29	家 jiā	掐 qiā	虾 xiā	押 yā	阶 jiē	切 qiē	歇 xiē	椰 yē
30	驾 jià	恰 qià	夏 xià	亚 yà	近 jìn	沁 qìn	信 xìn	印 yìn